U0214868

中文翻译版

约翰·霍普金斯
妇产科手册

Johns Hopkins Handbook of Obstetrics and Gynecology

原　著　Linda M. Szymanski

　　　　Jessica L. Bienstock

译　者　郎景和　邱　琳

科学出版社

北　京

图字：01-2017-7083

内 容 简 介

本书原著由 11 位约翰·霍普金斯医院的妇产科专家结合多年临床经验编写，以条目的形式简明阐述了产科、妇科、妇科肿瘤、生殖内分泌和不孕、妇科泌尿领域的临床必备知识，包含了临床要点、推荐诊断标准、鉴别诊断、治疗建议、适应证、禁忌证、并发症及处理、随访和预防，配有120 余幅图片和 130 余个表格，图文并茂，内容精练实用，适于各级妇产科医师、实习医师阅读参考。

图书在版编目（CIP）数据

约翰·霍普金斯妇产科手册／（美）琳达·M. 西曼斯基（Linda M. zymanski），（美）杰西卡·L. 比安斯托克（Jessica L. Bienstock）著；郎景和，邱琳译. —北京：科学出版社，2020.4
书名原文：Johns Hopkins Handbook of Obstetrics and Gynecology
ISBN 978-7-03-064240-0

Ⅰ.①约⋯　Ⅱ.①琳⋯　②杰⋯　③郎⋯　④邱⋯　Ⅲ.①妇产科病－诊疗－手册　Ⅳ.①R71-62

中国版本图书馆CIP数据核字（2020）第018241号

Johns Hopkins Handbook of Obstetrics and Gynecology
ISBN 978-0-07-177272-3
Copyright © 2016 by McGraw-Hill Education.

责任编辑：郭　颖／责任校对：郭瑞芝
责任印制：赵　博／封面设计：龙　岩

版权所有，违者必究。未经本社许可，数字图书馆不得使用

科 学 出 版 社 出版
北京东黄城根北街 16 号
邮政编码：100717
http://www.sciencep.com

三河市春园印刷有限公司 印刷
科学出版社发行　各地新华书店经销
*

2020 年 4 月第 一 版　开本：850×1168 1/32
2020 年 4 月第一次印刷　印张：12 1/8
字数：345 000
定价：98.00 元
（如有印装质量问题，我社负责调换）

译者序

这是一本优秀的、值得翻译、必须翻译的妇产科手册。

首先，它来自著名的霍普金斯医院。1876年约翰·霍普金斯先生创办大学，1889年以霍普金斯命名的医院开张，随即医院、医学院名誉鹊起，医教双馨。我们所知道的"四大金刚"就有奥斯勒（W. Osler，内科）、霍尔斯菜德（W.S. Holsted，外科）、凯利（W. A. Kelly，妇产科）和威尔奇（W. H. Welch，病理科）。奥斯勒教授被誉为"现代医学之父"，他善于谆谆性待人，如主任骂人如种等这一涉人变身变职，让妇科快乐活动，起蓄怕此叙言！

还有 Kelly 血钳，我们术中常用的止血血钳
就叫 Kelly's forceps。我们说的经典的
多种著名器械手均出于 Kelly's 法。

约翰·霍普金斯医院是历年名院，至今仍
《注释书里面"名佳医院"以真义。

我更愿意译这系列著作为"The
Best Hospital"以海报。没方高、
大、上的没有烘染，只是一种普通呀诊
熟数之脉上。它的意蕴很明显——
尊好此医院、爱好此医生永远面对病人、
靠近病人、关爱病人。

这也是这本手册最好以诠释，最
基本的宗旨。

其实，这是一已有20余年历史的医院
临床手册、或可称为青年医生必读、必
备以挂布。但它又不同于陈规旧律，

乙类修订、更新。始终坚持循证观念、素养内化；始终坚持实事求是、精化实用；始终坚持繁简发展、保持先进。这也是我们在制定临床共识、指南、应用手册等"真正重大问题"上必须遵循的原则。

再者，像我们近年新编出版了大量国外学生力著，已将WHO、FIGO、NCCN等权威机构的发布的指南与共识，专业是做在此上多有效益。但必须一定结合国情民情、结合两情人情，把标准化、专业化、人性化融合于下功夫，才能真正切上绝青。规范、指南是一种建议，而非一种刻求。有体验以感受，或者需经培训获得以为辅之。始终会谨记，"高师始记述以典范，附存之字字诚不典型峥"

"不能单纯以表上的参数和检验报告上的数字下诊断定治疗"。

我们很欣赏原著前言中的一句话"这并不是标准意义上的对疾病进行讨论的百科全书，而是教你如何面对你的病人。"我们亦认为灵与肉的结合才是医学的真谛。永远面对病人，是有温度的、友爱的、融洽的。

这就是这本书翻译完毕我们的一点感受，连同手册一道奉献给诸位同道。

邱音和　邹琳

2020年　于京

☆ ☆ ☆ 原著前言

　　本书最初是 20 年前由一群优秀的高年资住院医师总结书写，旨在用规范、临床常用的诊疗方式培训低年资住院医师，经过多年的整理和总结成型。本书被约翰·霍普金斯的医学生、住院医师、主治医师、助产士、助理医师、护士等广泛使用。每一位新来到我们团队的成员都寻求本手册的帮助。我们推广本手册的宗旨是为使更多的病人能够受益于我们的临床经验，对于读者来说通俗易懂，方便查询。这并不是标准意义上的对疾病进行解读的教科书，而是教你如何面对你的病人。

　　在此，我们要对为本手册做出贡献的不计其数的同道们表示感谢！

Jessica Bienstock, MD, MPH

Linda M. Szymanski, MD, PhD

☆☆☆　原　著　者

产科

Linda M. Szymanski, MD, PhD
Maternal-Fetal Medicine
Department of Gynecology and Obstetrics
Johns Hopkins University School of Medicine
Medical Director of Labor & Delivery,
Johns Hopkins Hospital
Baltimore, Maryland

Maureen Grundy, MD
Clinical Fellow
Maternal-Fetal Medicine
Department of Gynecology and Obstetrics
Johns Hopkins University School of Medicine
Baltimore, Maryland

妇科

Dayna Burrell, MD
Assistant Professor
Department of Gynecology and Obstetrics
Johns Hopkins University School of Medicine
Baltimore, Maryland

Dipa Joshi, MD
Resident Physician
Department of Gynecology and Obstetrics
Johns Hopkins University School of Medicine
Baltimore, Maryland

妇科肿瘤

Kara Long Roche, MD, MSc
Gynecology Service, Department of Surgery
Memorial Sloan Kettering Cancer Center
New York, New York

Diana Cholakian, MD
Resident Physician
Department of Gynecology and Obstetrics
Johns Hopkins University School of Medicine
Baltimore, Maryland

生殖内分泌与不孕
Mindy S. Christianson, MD
Assistant Professor
Reproductive Endocrinology and Infertility
Department of Gynecology and Obstetrics
Johns Hopkins University School of Medicine
Baltimore, Maryland

Irene Woo, MD
Fellow
Reproductive Endocrinology and Infertility
University of Southern California
Los Angeles, California

泌尿妇科
Chi Chiung Grace Chen, MD
Assistant Professor
Female Pelvic Medicine and Reconstructive Surgery
Department of Gynecology and Obstetrics
Johns Hopkins University School of Medicine
Baltimore, Maryland

Jennifer L. Hallock, MD
Fellow
Female Pelvic Medicine & Reconstructive Surgery
Department of Gynecology and Obstetrics
Johns Hopkins University School of Medicine
Baltimore, Maryland

Roxanne Jamshidi, MD, MPH
Assistant Professor
Department of Gynecology and Obstetrics
Johns Hopkins University School of Medicine
Baltimore, Maryland

目 录

第一部分
产　科

一、孕周

1. 人绒毛膜促性腺激素（β-hCG）（mIU/ml）

◆ 由细胞滋养细胞层和合体滋养层产生（主要）。

◆ 92 个氨基酸 α 亚基 [与黄体生成素（LH）、促卵泡激素（FSH）、促甲状腺素（TSH）相同]，145 个氨基酸 β 亚基（hCG 所特有的）。

◆ 血清 / 尿液验孕测试 hCG 为 1 ～ 20mIU/ml 是敏感的（依据实验方法不同而结果不同）。

◆ 着床之后 24h 之内，约末次月经（LMP）之后的 3 周，β-hCG 在母体血清中可测得。敏感的验孕试验在着床后 1 ～ 2d 可为阳性。

◆ 母体的血液峰值约为 100 000mIU/ml（LMP 之后的 60 ～ 80d），之后呈下降趋势，在妊娠 16 周达到最低值，在余下的妊娠期均保持此低水平状态（图 1-1）。

◆ 妊娠结束之后（分娩或流产），6 ～ 70d β-hCG 恢复到不可测出的水平。

◆ 葡萄胎妊娠、肾功能受损使 hCG 清除下降，生理性垂体产生的 hCG 和产生 hCG 的肿瘤（胃肠、卵巢、膀胱、肺）同样出现升高。

2. 超声　表 1-1 为经阴道超声诊断宫内妊娠不能成活的标准。

3. 确定预产期（establishing estimated date of delivery, EDD）

◆ EDD 是在 LMP 第 1 天之后的 280d（假设月经规律，28d 月经周期，排卵在月经周期的第 14 天，回忆准确）。

◆ 妊娠早期（至 13⁺⁶ 周）超声是确立孕周（gestational age, GA）最准确的方式，准确性为 ±（5 ～ 7）d。

☆☆☆☆

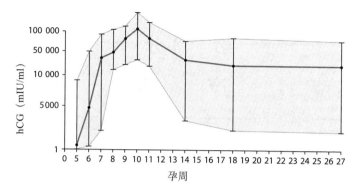

图 1-1 正常妊娠状态女性血清 hCG 的平均浓度 (95% CI)

经许可引自 Cunningham F, Leveno KJ, Bloom SL, et al. Chapter 9. Prenatal care// Cunningham F, Leveno KJ, Bloom SL, et al. eds. Williams Obstetrics. 24th ed. New York, NY: McGraw-Hill, 2013.

表 1-1 经阴道超声诊断的标准

无活性妊娠的诊断标准 *
● CRL ≥ 7mm 且无胎心
● 平均孕囊直径 ≥ 25mm；无胚胎
● 超声提示孕囊无卵黄囊后的 ≥ 2 周无胎心
● 超声提示有孕囊、有卵黄囊后的 ≥ 11d 无胎心

* 如果呈怀疑状态，但是不满足诊断标准，可 7 ～ 10d 后重复进行超声检查；CRL，顶臀长

经许可引自 Doubilet PM, Benson CB, Bourne T, et al. Diagnostic criteria for nonviable pregnancy early in the first trimester. NEJM, 369,15:1443-1451.

◆ 如果为 IVF 妊娠，就要用胚胎的时间及移植的时间来计算 EDD。例如，第 5 天移植，EDD 是移植后的 261d；第 3 天移植，EDD 是移植后的 263d。

◆ 胎儿平均心率 (fetal heart rate, FHR) 在妊娠 6 周时为 90 ～ 110 次 / 分，如果低于 90 次 / 分提示预后不良。

◆ 表 1-2 展示了用 LMP 和超声确定 EDD。

表 1-2　LMP 和超声确定 EDD

LMP 确定的孕周（周）	如果存在差异则通过超声再次确定
≤ 8^{+6}	> 5d
9 ～ 15^{+6}	> 7d
16 ～ 21^{+6}	> 10d
22 ～ 27^{+6}	> 14d
≥ 28	> 21d

引自 ACOG: Method for estimating due date. Committee Opinion no. 611; Obstet Gynecol, 2014, 124: 863-866.

4. 妊娠第一阶段（13^{+6} 周）的超声（译者注：本书使用的妊娠早期为妊娠 14 周之前，我国通常为妊娠 12 周之前）

◆ 是最准确确定 EDD 和核 EDD 的方式。

◆ 头臀长（crown-rump length，CRL）（图 1-2）。

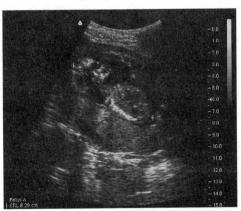

图 1-2　头臀长

经许可引自 Usatine RP, et al. Chapter 4. Pregnancy and birth. In:Usatine RP, et al., eds. The Color Atlas of Family Medicine, 2nd ed. New York, NY: McGraw-Hill, 2013.

● 孕周小于 14 周时应用。

● 准确性为 ±（5 ～ 7）d。

● 应用正中矢状平面。

● 头到臀尾的最长直线。

☆☆☆☆

- 测量 3 次取平均值。
- 如果 CRL > 84mm（相当于 14 周），CRL 的准确性降低，应该使用其他指标。

5. **妊娠第二阶段**（$14 \sim 27^{+6}$ 周）

◆ 确定妊娠时间通常使用双顶径（BPD）、头围（HC）、股骨长（FL）和腹围（AC）（图 1-3）。

◆ 准确性

- $14 \sim 21^{+6}$ 周：$\pm (7 \sim 10)$ d
- $22 \sim 27^{+6}$ 周：$(10 \sim 14)$ d

◆ 指标

（1）双顶径（biparietal diameter，BPD）（图 1-3A）

- 横断面，可见丘脑的平面。
- 丘脑（星号）和透明隔腔（箭头）。

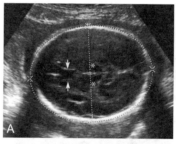
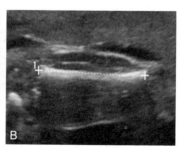
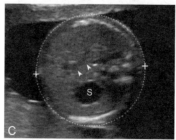

图 1-3　胎儿经线

A. 双顶径，头围；B. 股骨长；C. 腹围

经许可引自 Cunningham F, Leveno KJ, Bloom SL, et al. Chapter 10. Fetal imaging. In: Cunningham F, Leveno KJ, Bloom SL, et al., eds. Williams Obstetrics, 24th ed. New York, NY: McGraw-Hill, 2013.

- 不能见到小脑半球。
- 从外侧边缘测量至对侧内侧边缘。

(2) 头围（head circumference）（图 1-3A）

- 与 BPD 视野一样，测量颅骨的外侧边缘。

(3) 股骨长（femur length，FL）（图 1-3B）

- 平行于轴，测量近端至远端的距离。

(4) 腹围（abdominal circumference，AC）（图 1-3C）

- 标记：胃、脊柱、脐静脉和门静脉连接处（形成"J"形）。依据不同的方法测量，数值变异很大。

6. 妊娠第三阶段（28 周起）

◆ 在此阶段超声是最不可靠的预测孕周的方法，准确性 ±（21～30）d。

◆ 妊娠晚期仅通过超声计算孕周是存在问题的。

◆ 必须与临床情况相结合，因为小胎儿可能发生胎儿生长受限（intrauterine growth restriction，IUGR）。

◆ 如果此次超声为首次超声且 LMP 差异大于 21d，则需要调整 EDD。

◆ 可能需要重复进行超声检查以评估生长情况。

二、产程和分娩

1. 产程 （译者注：本部分产程与国内指南有所差异，请读者作为参考）

(1) 定义

产程分为三个阶段。第一阶段：宫缩开始到宫口开全；第二阶段：宫口开全到胎儿娩出；第三阶段：胎儿娩出至胎盘娩出。

(2) 前人观点（Friedman's work）

- 产程第一阶段

○ 潜伏期：从母体对分娩的感知开始。

○ 潜伏期延长：初产妇＞ 20h，经产妇＞ 14h。

○ 活跃期：宫颈扩张速率迅速增加开始。

- 活跃期异常

○ 延长：宫颈扩张速度初产妇小于 1.2cm/h，经产妇小于 1.5cm/h。

☆ ☆ ☆ ☆

○ 停滞：进展完全停止；宫缩正常且宫口 > 4cm 时，≥ 2h 宫颈无扩张。

◆ 当代观点（表1-3，图1-4）。

• 随着产程进展，宫颈扩张速度逐渐增加。

• 潜伏期和活跃期并无明确转换界限。

表1-3 不同产次产程时间——自然分娩

宫颈扩张（cm）	未产（h）	产1次（h）	产2次（h）
3 ～ 4	1.8 (8.1)	—	—
4 ～ 5	1.3 (6.4)	1.4 (7.3)	1.4 (7.0)
5 ～ 6	0.8 (3.2)	0.8 (3.4)	0.8 (3.4)
6 ～ 7	0.6 (2.2)	0.5 (1.9)	0.5 (1.8)
7 ～ 8	0.5 (1.6)	0.4 (1.3)	0.4 (1.2)
8 ～ 9	0.5 (1.4)	0.3 (1.0)	0.3 (0.9)
9 ～ 10	0.5 (1.8)	0.3 (0.9)	0.3 (0.8)
第二产程（有硬膜外麻醉）	1.1 (3.6)	0.4 (2.0)	0.3 (1.6)
第二产程（无硬膜外麻醉）	0.6 (2.8)	0.2 (1.3)	0.1 (1.1)

注：表中数据为中位数（95%）

经许可引自 Zhang J, Landy HJ, Branch DW, et al.Contemporary patterns of spontaneous labor with normal neonatal outcomes. Obstet Gynecol, 2010, 116(6): 1281- 1287. Copyright © 2010 LIPPINCOTT Williams&Wilkins.

• 宫颈扩张 5 ～ 6cm 之前宫颈扩张速度 < 1cm/h。

• 宫颈扩张至 4 ～ 6cm 时初产妇和经产妇宫颈扩张速度基本一致（比之前的观点慢）。

• 宫颈扩张至 6cm 之后，经产妇的产程更快。

• 活跃期至少要扩张到 6cm 时开始。

• 扩张 6cm 至开全的中位数时间，初产妇为 2.1h，经产妇为 1.5h。

• 注意：这些数据排除了剖宫产和有损害新生儿的情况，只包括了阴道分娩正常新生儿的数据。

• 表 1-3 显示了宫颈扩张 1cm 之后产程进展的情况。

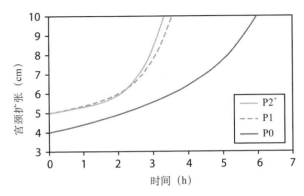

图 1-4　当代产程曲线

不同产次的单胎足月妊娠、阴道分娩、新生儿正常情况下的平均产程图
P0. 未产；P1. 产 1；P2⁺. 产 2 次或更多

经许可引自 Zhang J, Landy H, Branch DW, et al. Contenporary patterns of spontaneous labor with normal neonatel outcomes. Obstet Gynecol, 2010, 116(6): 1281. Copyright©2010 Lippincott Williams&Wilkins.

◆定义（根据当代数据）

● 引产失败：使用缩宫素至少 24h（如可行的情况下配合人工破膜）后未能产生规律宫缩和宫颈变化。

● 第一产程停滞：破膜后宫颈扩张 ≥ 6cm。

○ 宫缩正常情况下，宫颈 ≥ 4h 无变化宫缩 > 200Montevideo unit（MVUS）。

○ 宫缩强度不足情况下，宫颈 ≥ 6h 无变化。

● 第二产程停滞：无进展（胎头下降或旋转）。

○ 硬膜外麻醉初产妇：≥ 4h 无进展。

○ 无硬膜外麻醉初产妇：≥ 3h 无进展。

○ 硬膜外麻醉经产妇：≥ 3h 无进展。

○ 无硬膜外麻醉经产妇：≥ 2h 无进展。

● Bandl 环：产程延长、产程受阻时产生的收缩环或子宫痉挛性狭窄环（constriction ring），与子宫下段变薄相关，在双胎分娩第一个和第二个胎儿分娩之间也可能产生。

◆ ACOG/SMFM（美国妇产科医师学会 / 母胎医学学会）共识的

★☆☆☆

要点[①]

• 第一产程延长与绒毛膜羊膜炎风险增高相关，但是并不作为剖宫产的指征。

• 第二产程的时间与以下因素相关

○ 新生儿结局：结论是有争议的，一些研究显示新生儿结局差（5min 阿普加评分＜7分，新生儿重症监护治疗病房住院，新生儿死亡率增加，新生儿患病率增加）与第二产程时间长无明确关系；但是，另一些人得到了相反结论。

○ 母体结局：第二产程时间长对母体有更多的负面影响，如产褥感染率增加、Ⅲ度或Ⅳ度会阴撕裂、产后出血。而且随着第二产程时间延长自然阴道分娩的可能性降低，第二产程≥3h，只有 1/4 的初产妇和 1/3 的经产妇自然分娩。

• 排除巨大胎儿的前提下使用低位或经出口的手术分娩可能降低剖宫产分娩的风险。

◆ 剖宫产（cesarean delivery，CD）

• 常见的指征：产程停滞（34%）、胎心率（FHR）异常或不确定胎心率（23%）、胎先露异常（17%）、多胎妊娠（7%）、可疑巨大胎儿（4%）。

• 表 1-4 为 ACOG/SMFM 关于避免初次剖宫产的建议。

表 1-4　ACOG/SMFM 关于避免初次剖宫产的建议

建议：安全避免初次剖宫产（primary cesarean delivery，CD）
第一产程
潜伏期延长（初产妇＞20h；经产妇＞14h）并不作为 CD 的指征 宫颈扩张至 6cm 为活跃期的界限 第一产程活跃期停滞且出现以下情况进行 CD：破膜后宫颈扩张≥6cm，宫缩正常情况下 4h 无进展或给予缩宫素 6h 且子宫收缩欠佳、宫颈无变化
第二产程
诊断第二产程停滞之前（如果母体、胎儿状态允许的前提之下）

[①] ACOG/SMFM obstetric care consensus.Safe prevention of the primary cesarean delivery. Obstet Gynecol, 2014, 123: 693-711.

续表

初产妇用力 3h

经产妇用力 2h

如果有进展可以根据个人差异酌情延长时间

如果有硬膜外麻醉可增加 1h

手术阴道分娩（由有经验、经过培训的医师进行）是 CD 的安全
替代方案

手转胎头(如果胎位不正)在进行手术阴道分娩或 CD 之前应进行。
如果胎位不正，在手术助产或 CD 之前应进行手转胎头评估胎位

胎心监护

如果存在胎心率复发性变异减速可进行羊膜腔输液

胎儿头皮刺激可评估胎儿酸碱状态

引产（induction of labor，IOL）

如果孕周＜ 41 周，IOL 通常根据母体、胎儿指征进行

如果孕周≥ 41 周，IOL 通常为了减少 CD 风险、减少围生期发病
率及病死率而进行

如果宫颈不满意可进行促宫颈成熟

在诊断 IOL 失败之前（如果母体和胎儿状况允许）

可允许潜伏期延长（上限为≥ 24h）

破膜后给予缩宫素至少 12 ～ 18h

其他

在妊娠 36 周开始评估胎先露，必要时进行外倒转

可疑巨大胎儿并不常规进行 CD，除非胎儿体重如下：糖尿病患
者≥ 5000g；非糖尿病患者≥ 4500g

对患者进行体重增长教育避免体重增长过多

双胎妊娠，如果胎先露为双头位或头位及非头位，可以进行咨询
尝试进行阴道分娩。CD 并不改善结局

经许可引自 ACOG/SMFM Obstetric Care Consensus No.1:Safe Prevention of the Primary Cesarean Delivery. Obstet Gynecol, 2014, 123:693-711.

2. 分娩的时机

◆ 术语

早期早产：20 ～ 36^{+6} 周。

☆ ☆ ☆ ☆

晚期早产：$34 \sim 36^{+6}$ 周。

早期足月：$37 \sim 38^{+6}$ 周。

足月：$39 \sim 40^{+6}$ 周。

晚期足月：41 周。

过期：≥ 42 周。

◆ 背景及建议

• 医源性晚期早产和早期足月分娩（表 1-5）。

○ 早期足月分娩。

• 没有证据表明妊娠 39 周之前分娩是不合适的。

• 很多研究证实妊娠 $37 \sim 38$ 周分娩的新生儿与妊娠 39 周分娩的新生儿相比患病率和病死率是一致的。

○ 此阶段新生儿出现的不良后果有呼吸窘迫综合征（respiratory distress syndrome，RDS）、住进 NICU 进行治疗；新生儿短暂性呼吸急促；低血糖；呼吸机辅助通气；5min 阿普加评分 < 5 分；肺炎；新生儿死亡。

○ 虽然此阶段发生最大风险的是呼吸系统疾病，但非呼吸系统疾病的发生也有所增加。确定胎儿的肺成熟并不能成为早期无指征分娩的理由。

◆ 对于妊娠 39 周之前存在母体及胎儿并发症的情况，为了减少无指征分娩而对其进行的治疗。

◆ 晚期或过期妊娠

• 过期妊娠（占所有妊娠的 5%）的危险因素：初产妇、初次妊娠为过期妊娠、男性胎儿、母体肥胖、遗传易感因素、胎儿疾病（无脑畸形、胎盘硫酸酯酶缺乏症）。

• 过期妊娠与新生儿的患病率及病死率增加。

○ 新生儿惊厥、胎粪吸入综合征、5min 阿普加评分 < 4 分、NICU 住院治疗。

○ 以下情况风险增加：巨大胎儿（2 倍风险）、手术产及剖宫产、肩难产。

○ 羊水过少情况增加（FHR 异常、胎粪、脐带血 pH < 7）。

○ 与妊娠 40 周相比胎儿死亡率增加倍数。

妊娠 41 周：1.5 倍；妊娠 42 周：1.8 倍；妊娠 43 周：2.9 倍。

☆ ☆ ☆ ☆

● 过期妊娠母体发生以下情况风险增加：严重会阴撕裂、感染、产后出血、剖宫产。

● 随着孕周（GA）增加，剖宫产后阴道试产（trial of labor after cesarean，TOLAC）失败率增加。

● 妊娠 40 周之前：失败率 22.2%。

● 妊娠 41 周之后：失败率 35.4%。

● 管理

○ 胎儿的相关检查：妊娠 41 周开始，没有足够数据来定义合适的检查类型及频率。每周进行 2 次改良生物物理评分（biophysical profiles，BPP）如产前无刺激试验（NST）和羊水指数（AFI）或直接进行 BPP。

○ 人工剥膜减少晚期足月和过期妊娠的发生。

○ 42 周之后行引产。

表 1-5 医源性晚期早产及早期足月分娩

产科情况	分娩时机
前置胎盘	$36 \sim 37^{+6}$ 周
前置胎盘且可疑植入，植入性胎盘，胎盘穿透肌层	$34 \sim 35^{+6}$ 周
古典式剖宫产史	$36 \sim 37^{+6}$ 周
子宫肌瘤剔除术病史	$37 \sim 38^{+6}$ 周
宫内发育迟缓（IUGR）（单胎），不存在其他合并症	$38 \sim 39^{+6}$ 周
IUGR（单胎），羊水少、多普勒超声异常，母体合并症（如先兆子痫、慢性高血压）	$34 \sim 37^{+6}$ 周
羊水偏少	$36 \sim 37^{+6}$ 周
未足月胎膜早破	34 周
母体高血压	
● 慢性高血压，无须药物控制	$38 \sim 39^{+6}$ 周
● 慢性高血压，需要药物控制	$37 \sim 39^{+6}$ 周
● 慢性高血压，难以控制	$36 \sim 37^{+6}$ 周
● 妊娠期高血压	$37 \sim 38^{+6}$ 周
● 先兆子痫（重度）	34 周之后诊断
● 先兆子痫（轻度）	37 周之后诊断

☆☆☆☆

续表

产科情况	分娩时机
母体糖尿病	
● 妊娠前出现、控制好、无合并症	39～40 周
● 妊娠前出现，存在血管并发症	37～39^{+6} 周
● 妊娠前出现，控制欠佳	个体化
● 妊娠期出现，饮食或药物控制好	39～41 周
● 妊娠期出现，控制欠佳	个体化
双胎	
● 双绒双羊	38～38^{+6} 周
● 单绒双羊	34～37^{+6} 周
● 双绒双羊，孤立 IUGR	36～37^{+6} 周
● 双绒双羊，IUGR，多普勒超声异常，母体合并症（如先兆子痫、慢性高血压）	32～34^{+6} 周
● 单绒双羊，孤立 IUGR	32～34^{+6} 周

引自 ACOG Committee Opinion NO.560.Medically indicated late-preterm and early-term deliveries. April 2013. Obstet Gynecol, 2013,121:908-910.

3. 引产 （induction of labor, IOL）

◆虽然经常认为引产增加剖宫产风险，但是引产和剖宫产的关系仍存在争议，证据不足。

◆IOL 和期待治疗相比，两者剖宫产率无差别甚至 IOL 产妇剖宫产率下降。

◆阴道分娩成功的预测因素：多产、宫颈条件好。

◆对于宫颈不成熟的情况可以使用促宫颈成熟的方法以降低剖宫产率。

◆IOL 与潜伏期延长有关。

◆39 周之前不应该行可选择的引产，因其会增加新生儿的患病率和死亡率。

◆足月妊娠（39～40^{+6} 周）应引产还是期待治疗，对此目前仍无共识。

4. 促宫颈成熟

◆并无一个明确的定义区分宫颈条件好或是不好。

☆　☆　☆　☆

◆ Bishop 评分，通常用于预测多产的女性到期自然分娩的可能性（表 1-6）。

● 满意宫颈条件：Bishop 评分＞8 分女性自然发动和引产发动的可能性相同。

● 不满意宫颈条件：Bishop 评分≤6 分。

表 1-6　Bishop 评分系统

评分（分）	宫颈扩张（cm）	宫颈消失（%）	胎头位置 *	宫颈质地	位置
0	未开	0～30	− 3	坚硬	后
1	1～2	40～50	− 2	中等	中
2	3～4	60～70	− 1，0	软	前
3	5～6	80	＋ 1，＋ 2	−	−

* 胎头位置的范围为− 3～3

经许可引自 Bishop EH.Pelvic scoring for elective induction. Obstet Gynecol, 1964,24:266-268.

促宫颈成熟的办法

◆ 药物

● 前列腺素 E_1（PGE_1）——米索前列醇（Cytotec）

○ 对促宫颈成熟和引产都有效果。

○ 最常见的并发症是心动过速（可能合并或不合并胎儿心率变化）。

○ 目标剂量和用药间隔目前并不清楚。

○ 禁忌证：瘢痕子宫。

● 用药

○ 米索前列醇 25μg 放置于阴道后穹。

○ 3～6h 放置 1 次。

○ 特定的情况下可以使用更高剂量（50μg），但是心动过速的风险更高。

○ 也可以用于口服（含服或舌下含服），但是目前证据仍不足。

○ 最后一次使用本药物的 4h 之内不能使用缩宫素。

● PGE_2——地诺前列酮（Cervidil®，Prepidil®）

☆ ★ ☆ ☆

○ Cervidil®：10mg 地诺前列酮，阴道用药后随着时间药效释放，药效存在接近 12h。如果出现心动过速或胎儿心律失常可以取药。取出 30min 后即可使用缩宫素。

○ Prepidil®：宫颈给药，2.5ml 的凝胶中含 0.5mg 的地诺前列酮。6～12h 重复剂量。最大剂量为 24h 1.5mg。末次用药后的 6～12h 不应使用缩宫素。

○ 禁忌证：瘢痕子宫；青光眼、严重肝肾功能不全、哮喘等情况下用药应注意。

◆ 物理方法

○ 直接扩张宫颈。

○ 引起前列腺素释放。

优点：费用低；心动过速风险低；系统性副作用很少。

缺点：感染风险增加；可能破坏低置胎盘；母体不适感。

● 水囊

禁忌证：前置胎盘；前置血管；胎盘低置状态。

步骤：①无菌条件下放置。或在肉眼直视下插入（使用卵圆钳通过宫颈外口）或是用类似放置宫腔压力导管（intrauterine pressure catheter,IUPC）的方法；②向水囊内注入 30～60ml 生理盐水，黏在大腿内侧；③如果出血或者遇到阻力则不再继续；④对于破膜的情况下是否使用水囊，目前并无共识；⑤联合缩宫素与单用球囊引产相比，并不减少开始使用至分娩的时间。

● 渗透扩张器

○ 宫颈扩张棒（昆布条）；吸收水分并且逐步膨胀；12～24h 之后取出；为妊娠早中期设计；并无足够针对足月宫颈成熟的研究数据。

● 其他的方法

○ 剥膜：增加 48h 内自然分娩的可能性。如果 GBS 阳性，目前并无数据支持。

○ 人工破膜：单独应用人工破膜来引产的证据不足，但是联合素缩宫可以缩短至分娩的间隔。

5. 缩宫素引产 / 缩宫素加强宫缩（足月）

◆ 妊娠 20～30 周子宫对缩宫素的反应逐渐增强，妊娠 34 周达平台期，维持至足月，而后伴随着自然分娩子宫敏感性增加。

☆ ☆ ☆ ☆

◆ 使用 3～5min 子宫有反应，在血浆中 40min 之内处于稳定水平。

◆ 很多医疗机构使用自己的剂量和方法

● 低剂量缩宫素方法，每 15～40 分钟增加 1～2mU/min。

● 大剂量缩宫素方法，每 15～40 分钟增加 3～6mU/min。

● 约翰·霍普金斯医院采用的方法是每 15 分钟增加 4mU/min。

● 通常最高剂量为 40mU/min。

● 使用每种方法都可以，目标为达到合适的宫缩。

● 合适的 MVUS：200（Montevideo units，蒙氏单位）蒙氏单位计算方法：10min 内宫缩次数 × 宫缩产生的平均压力；宫缩产生的压力由宫缩峰值压力减去宫内基础压力所得。

三、妊娠中期终止妊娠

◆ 钳刮术（dilation and evacuation，D&E）比 IOL 的并发症少。

◆ D&E 和 IOL 的常见并发症包括出血、宫颈裂伤、妊娠物残留、感染；D&E 时子宫穿孔；IOL 时子宫破裂。

◆ 胎儿畸形、基因异常的完整胎儿更倾向于 IOL。

◆ 额外使用米非司酮（孕激素受体拮抗剂）作用于子宫和宫颈，可缩短娩出时间。

◆ IOL 时给药发生发热、恶心、呕吐、腹泻，可以考虑静脉或硬膜外镇痛。

◆ 表 1-7 展示了妊娠中期 IOL 的用药剂量。

表 1-7　妊娠中期药物引产的用药

	美国妇产科医师学会（ACOG）（最晚至 26 周）	美国计划生育学会（24～28 周）
米非司酮联合米索前列醇	● 口服米非司酮 200mg，24～48h 后用以下其一 ● 米索前列醇 800μg PV，而后每 3 小时一次 400μg PV 或 SL（最多 5 次）[1] ● 米索前列醇 400μg，每 3 小时一次口腔给药（最多 5 次）	● 米非司酮 200mg 或 600mg 口服，之后的 36～48h[3] ○ 每 4 小时米索前列醇[4] 200μg 或 400μg（24h 排出率为 80%～97%，平均娩出时间为 8.5～13.6h）

续表

	美国妇产科医师学会（ACOG）（最晚至 26 周）	美国计划生育学会（24～28 周）
米索前列醇	• 米索前列醇每 3 小时 400μg PV 或 SL[2]（最多 5 次） • 更为有效方式：阴道给药 600～800μg 米索前列醇，而后每 3 小时重复 400μg 米索前列醇（PV 或 SL）	每 4 小时应用一次米索前列醇 [4]100μg 或 200μg PV（24h 娩出率为 84%～100%，平均娩出时间为 10～11h）
缩宫素（如果米索前列醇不能应用）	缩宫素 20～100U 静脉应用，时间大于 3h，而后 1h 不应用缩宫素使其尿液排泄。3h 以上缓慢增加到最大量为 300U[5]	

PV. 经阴道用药；SL. 舌下含服娩出

1. 如果 5 次用药后仍未完全排出，则患者休息 12h 后重新开始周期

2. 对于初产妇阴道用药好于舌下用药

3. 可缩短时间间隔，如 24h

4. 大剂量米索前列醇（单用米索前列醇 400μg 或 600μg 米索前列醇与米非司酮联合应用）为安全的，但是并不明确可以减少娩出时间。大多数研究应用阴道给药的方式

5. 高剂量缩宫素通常不应用，因为妊娠中期子宫对缩宫素反应欠佳

引自 ACOG Second-trimester abortion. Practice Bulletin NO.135,June 2013; Society of Family Planning interruption of nonviable pregnancies of 24-28 weeks' gestation using medical methods. SFP Guideline#20133. Contraception, 2013, 88: 341-349.

1. 高剂量缩宫素用法的举例（可以用于瘢痕子宫的孕妇）

• 14～26 周：缩宫素 200U 加入 500ml 生理盐水，静脉滴注 50ml/h（20U/h）。

  ○ 使用缩宫素之前放置昆布条。

  ○ 长时间大剂量使用会引起水中毒和低钠血症。

  ○ 7～12h 后查电解质。

• 26[+1]～28：缩宫素 200U 加入 500ml 生理盐水，静脉滴注 25ml/h（10U/h）。

☆ ☆ ☆ ☆

2. 胎儿娩出之后

● 如果胎盘未娩出：可以将缩宫素 40U 加入 100ml 生理盐水中，50ml/h 静脉滴注。

● 如果 D&C，预防性使用多西环素（100mg 静脉滴注）或头孢唑林（2g 静脉滴注）抗生素预防。

四、阴道分娩手术助产

◆ 手术助产率呈下降趋势。

◆ 美国的分娩约有 3.6% 为手术助产（胎吸∶产钳为 4∶1）。

◆ 失败率∶产钳 0.4%，胎吸 0.8%。

◆ 适应证∶胎儿（指征不确定的胎儿情况不明）；母体（体力耗竭、第二产程长、母体合并症如心脏病指征）。

◆ 不要使用过胎吸之后转换成产钳，反之亦然，以免使胎儿病死率上升。

◆ 操作之前请确认∶胎位和胎头高度（station and position）；适当的母体麻醉；排空母体膀胱；个体化的新生儿复苏准备。

1. 胎吸助产

● 禁忌证∶孕周小于 34 周，或估计胎儿体重小于 2500g。

● 通常认为∶最多 3 次加压释放（pop-off），拉 3 次，和（或）总给压时间为 15 ～ 30min。但是目前无基于数据的指南。

◆ 应用（图 1-5）

● 在"俯屈点"处放置，吸引杯中心处距离前囟 6cm，后囟 3cm。

● 避免放置于囟门之上。

● 放置后在整个吸引杯周围触诊，确定其之下无母体组织。

● 可考虑宫缩之间将吸引力降低。

● 不要尝试旋转胎头或是摇摆运动。

● 最大负压不应超过 600mmHg。

◆ 胎儿风险（图 1-6）

● 视网膜出血（20% ～ 40%）。

● 表皮擦伤（10%）。

● 头皮血肿（图 1-6 中画线处，大小局限）（14% ～ 16%）。

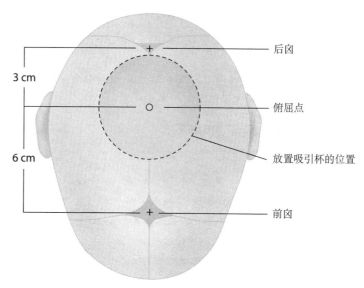

图 1-5　吸引器放置位置

经许可引自 Cunningham F,Leveno KJ, Bloom SL, et al.Chapter 29.Operative vaginal delivery.In: Cunningham F, Leveno KJ, Bloom SL, et al., eds. Williams Obstetrics.24th ed. New York, NY: McGraw-Hill, 2013.

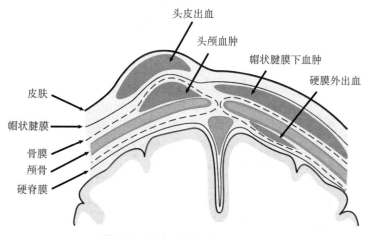

图 1-6　新生儿颅外出血的位置

经许可引自 Rosenberg AA,Grover T.Chapter 2.The newborn infant.In: Hay WW, Jr., Levin MJ, Deterding RR, Abzug MJ,eds.Current Diagnosis and Treatment: Pediatrics.22nd ed.New York, NY: McGraw-Hill, 2013.

◆临床显著胎儿风险

• 帽状腱膜下血肿（2.6%～4.5%），不能被缝合控制的出血。

• 颅内出血（＜0.5%）。

• 头骨骨折（＜0.5%）。

2. 产钳助产

◆应用（图 1-7）

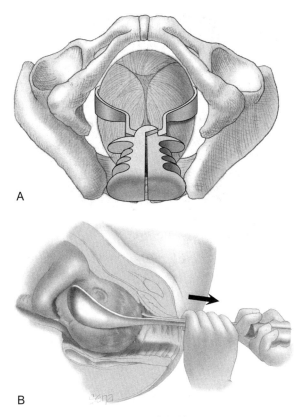

图 1-7 产钳位置

A. 产钳对称放置且左右叶衔接；B. 按箭头方向轻牵引胎头

经许可引自 Cunningham F, Leveno KJ, Bloom SL, et al. Chapter 29. Operative vaginal delivery. In: Cunningham F, Leveno KJ, Bloom SL, et al. eds. Williams Obstetrics. 24th ed. New York, NY: McGraw-Hill, 2013.

☆☆☆☆

- 矢状缝应垂直于产钳两手柄的平面。
- 后囟门应在两手柄中间，并且在两手柄平面的一指宽之上。
- 使用有窗叶片时，两叶的小孔数一致。

◆风险

- 面神经损伤（＜0.5%）。
- 头颅血肿（2%）。
- 颅骨凹陷性骨折。
- 母体：Ⅲ度或Ⅳ度会阴撕裂（13%～44%）。

产钳助产分类（表1-8）

◆经典工具

Elliot 产钳：两叶相互重叠；头部曲线短且更圆滑；对于圆形、颅骨未重叠的胎头效果最好；举例：Tucker-McLane 产钳，Elliot 产钳。

Simpson 产钳：平行、分离的两叶；长且尖细的头部曲线；更适合用于长形头、颅骨重叠的头颅；举例：DeLee 产钳，Irving 产钳。

表1-8　产钳分类（胎位和旋转）

种类	分类
出口	●不分离阴唇在阴道口可见胎儿头皮
	●胎儿颅骨达到盆底
	●矢状缝在前后经线上，ROA，LOA，ROP，LOP
	●胎头在会阴处
	●旋转不超过45°
低位	●胎头位置≥+2cm，不在盆底，且
	●旋转≤45°（LOA 或 ROA 至 OA，或 LOP 或 ROP 至 OP）或者
	●旋转＞45°
中位	●胎头位置在 +2 之上但是胎头衔接
	●胎头位置在 0～+2cm
高位	并未存在于分类当中

注：OA. 枕前位；OP. 枕后位；R. 右侧；L. 左侧

经许可引自 Cunningham F, et al.Chapter 29. Operative Vaginal Delivery. In:Cunningham F,et al. eds. Williams Obstetrics, 24th ed.New York,NY:McGraw-Hill,2013.

五、会阴切开 / 撕裂

1. 会阴撕裂的定义

Ⅰ度：阴道黏膜表面的撕裂，可能延伸到阴道口的皮肤。

Ⅱ度：撕裂包括了阴道黏膜和会阴体，可能延伸到会阴横肌（transverse muscle）并且需要修补。

Ⅲ度：撕裂延伸至会阴体肌肉，可能包括会阴横肌和肛门外括约肌，并不包括直肠黏膜。

Ⅳ度：包括直肠黏膜。

2. 会阴切开

● ACOG 认为：目前可得到的最好数据不支持常规行会阴侧切。但是如果存在一些母体和胎儿的适应证，避免严重母体会阴撕裂或辅助进展不顺利的产程时可以用。

●类型

会阴正中切开：中线处（图 1-8）。

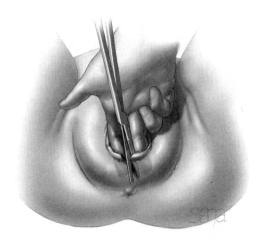

图 1-8　正中切开

图 1-8 和图 1-9 经许可引自 Cunningham F, Leveno KJ, Bloom SL,et al.Chapter 27. Vaginal delivery. In: Cunningham F, Leveno KJ, Bloom SL,et al. eds. Williams Obstetrics.24th ed.New York, NY: McGraw-Hill, 2013.

☆☆☆☆

- 将手指置于胎头和会阴之间，沿着 6 点钟方向切开 2 ～ 3cm。
- 延伸至会阴横肌。
- 容易修复，愈合更好。
- 相比之下更易发生Ⅲ度或Ⅳ度撕裂。

中侧切：与中线成 45°。

- 剪刀朝向 5 点钟方向或 7 点钟方向，剪向同侧坐骨结节。
- 切断的主要肌肉为球海绵体肌。
- 修补相对困难。
- 失血相对较多。
- 疼痛更严重。

3. 撕裂修复

- Ⅲ度及Ⅳ度撕裂裂伤修补可考虑预防性应用抗生素，如果青霉素过敏，可单剂量使用第二代头孢菌素或可用克林霉素。

Ⅲ度裂伤修补（图 1-9）

◆ 端端修补

- 用 Allis 钳钳夹肛门外括约肌的断端肌束。
- 间断缝合肌束的 3 点钟、6 点钟、9 点钟和 12 点钟位置，先缝合下方和后方。
- 常规缝合Ⅱ度裂伤位置。

◆ 重叠修补

- 替代的方法。
- 目前的数据不提示此方法比端 - 端吻合的愈合结局更好。

Ⅳ度裂伤修补（图 1-9）

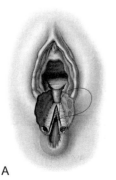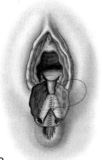

A　　　　　　　　　　B

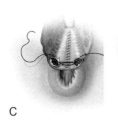 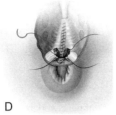 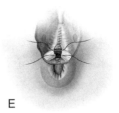

C D E

图 1-9 裂伤修复

A. 邻近肛门直肠黏膜和黏膜下层用 4-0 铬线或 Vicryl 线连续或间断缝合。缝线约至肛门缘处 0.5cm。B. 第 2 层在直肠肌层用 3-0 Vicryl 线连续或间断缝合。此为加强层，包含肛门内括约肌的撕裂端、肛管黏膜下的白色纤维组织及肛门外括约肌（external anal sphincter，EAS）纤维。内括约肌可以侧向收缩。C. 断端对断端缝合 EAS：缝合 EAS 肌肉，用 2-0 或 3-0 Vicryl 在 3 点钟、6 点钟、9 点钟、12 点钟处间断缝合包裹括约肌的结缔组织，共 4～6 针。用 Allis 钳钳夹 EAS 组织。先缝合后方，后缝合下方。D. 缝合 EAS 和下壁。E. 缝合接近 EAS 包裹的前壁和上壁，然后依照Ⅱ度裂伤缝合（未显示）。伤口的尖端用 2-0 或 3-0 Vicryl 做标记，锁边缝合阴道黏膜，在接近处女膜缘时缝合关闭会阴切口，并且应用可吸收线（2-0 或 3-0）缝合会阴切口的筋膜和肌肉，然后皮下连续缝合。最后在处女膜环近端打结

- 确定尖端。
- 应用 4-0 缝线连续或锁边缝合直肠黏膜，不应穿透黏膜层。应用 3-0 缝线连续或间断缝合加固直肠肌层。
- 按上文方法修复Ⅲ度裂伤。

六、剖宫产后阴道分娩

1. 定义

- 试产（trial of labor，TOL）或剖宫产后阴道试产（TOLAC）：前次剖宫产女性计划分娩。
- 剖宫产后阴道分娩（vaginal birth after cesarean，VBAC）：剖宫产后阴道分娩试产成功。
- 不成功的 TOL 或 TOL 失败：TOL 后剖宫产。
- 选择性再次剖宫产：前次或多次剖宫产的女性计划再次剖宫产。

☆☆☆☆

2. 成功率

- 证据显示，与再次剖宫产的女性相比，剖宫产之后阴道试产的女性有 60% ～ 70% 的可能发生相等或更少的母体的病死率。如果成功率小于 60%，TOLAC 的病死率更高。

- 试产的成功率很高（总体 60% ～ 80%）。

- VBAC 数据库：https://mfmunetwork.bsc.gwu.edu/PublicBSC/MFMU/VGBirthCalc/ vagbirth. html。

- 增加成功率的因素

○阴道分娩史。

○自然发动的产程。

○无剖宫产指征：如臀位。

○胎儿体重 < 4000g。

○之前 VBAC 成功，随着每次前次 VBAC 的发生，VBAC 率增加。

无前次：64% VBAC。

CD 前 SVD：83% VBAC。

前次 VBAC：94% VABC。

- 降低成功率的因素

○剖宫产的指征（如第二产程停滞）。

○产妇年龄大。

○非白种人。

○孕周 > 40 周。

○母体肥胖。

○先兆子痫。

○妊娠间隔短。

○新生儿体重大。

○催产或引产。

3. 子宫破裂

- 子宫破裂：子宫全层分离，造成胎儿及母体损害。

- 子宫瘢痕裂开：经常为瘢痕分离，子宫浆膜层完整，通常不造成胎儿及母体损害。

- TOL 女性发生有症状子宫破裂的概率：0.7% ～ 0.8%。表 1-9 显示了前次剖宫产不同子宫切开方式所对应的子宫破裂发生率。

● 低位垂直子宫切开：数据很有限。ACOG 的意见是与低位横切口的发生率类似。NIH 的意见为与低位横切口相比，发生子宫破裂的风险更高。

● 不明确的子宫瘢痕：若临床怀疑前次剖宫产，存在子宫破裂风险。

● 大于一次剖宫产史的妇女。

ACOG：数据有限，但是 2 次剖宫产史的女性尝试试产是合理的。一项大宗研究显示，多次剖宫产史的妇女与单次剖宫产史的妇女相比，子宫破裂的风险并不增加（0.9% vs 0.7%）。另一项研究发现单次剖宫产史的子宫破裂发生率为 0.9%，而 2 次剖宫产史的子宫破裂发生率为 1.8%。

● 引产

缩宫素：可能增加子宫破裂风险（引产的子宫破裂发生率为 1.5%，而自然分娩的为 0.8%）。

米索前列醇：增加破裂风险。

● 子宫单层缝合和 2 层缝合：数据存在争议，研究建议 2 层缝合可能降低子宫破裂的风险。

● 双胎：与单胎的结局一致，并未增加风险。

● 子宫破裂的征象

○ 不明确意义的胎心率情况，减速或心动过缓。

○ 不能触及胎先露。

○ 低血容量。

○ 新发的子宫剧痛。

○ 阴道出血。

4. 混杂因素

● 无证据表明宫腔压力导管（IUPC）比体外监测能更好地预防子宫破裂。

● 如果患者是 TOLAC 和 ECV 外转术（external cephalic version，ECV）合适人选，前次剖宫产史的患者并不禁忌。

● 有效的区域麻醉可以应用且不会掩盖子宫破裂的症状。

● TOLAC 应在有立即急诊分娩条件的机构实行。

☆★☆☆

表 1-9　子宫破裂发生率

前次切口类型	破裂发生率（%）
下段横切口	0.5 ～ 1.0
下段纵切口	0.8 ～ 1.1
古典式切口或"T"形切口	4 ～ 9

七、前置胎盘

1. 定义

- 低置胎盘

　○ 胎盘边缘距离宫颈内口 < 2cm。

　○ 32 周时超声随访。

　○ 如距离宫颈内口 1 ～ 2cm 则可能经阴道分娩。

- 前置胎盘

　○ 胎盘覆盖宫颈内口。

　○ 32 周时超声随访。

　○ 发生率：1/200。

　○ 高危因素：前次剖宫产史，母体年龄，吸烟，多胎，多产，刮宫史。

　○ 妊娠中期 5% 胎盘覆盖宫颈内口；大部分人在宫颈上 1/3 变为子宫下段时正常；胎盘"移行"至正常。

　○ 症状：无痛性阴道出血（大多数为 34 周）。

2. 32 周超声随诊　如果依然为胎盘低置状态，则 36 周再次复查经阴道超声。

八、胎盘粘连

1. 定义　胎盘与子宫肌壁的异常附着，如图 1-10 所示。

- 胎盘粘连（accreta）：通常描述胎盘侵及子宫壁且不能分离。

- 胎盘植入（increta）：植入至子宫肌层。

- 穿透性胎盘（percreta）：植入穿透子宫肌层和浆膜层，也可穿入至邻近器官（如膀胱）。

2. 发生率　3 : 1000。

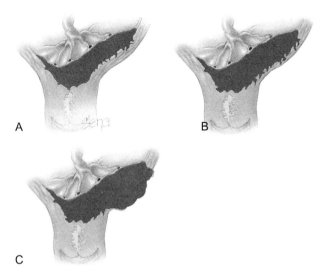

图 1-10　胎盘粘连

A. 胎盘粘连；B. 胎盘植入；C. 穿透性胎盘

经许可引自 Cunningham F, Leveno KJ, Bloom SL, et al. Chapter 41. Obstetrical hemorrhage. In: Cunningham F, Leveno KJ, Bloom SL, et al. eds. Williams Obstetrics. 24th ed. New York, NY: McGraw-Hill, 2013.

3. 高危因素

● 前置胎盘，尤其是前次剖宫产史的患者（表 1-10）。

● 子宫手术史。

表 1-10　前次剖宫产次数及胎盘粘连风险

前次剖宫产次数	粘连风险（%）	
	前置	无前置
1	3.3	0.03
2	11	0.2
3	40	0.1
4	61	0.8
5	67	0.8
≥ 6	67	4.7

引自 Silver RM, Landon MB, Rouse DJ, et al. Maternal morbidity associated with multiple repeat cesarean deliveries. Obstet Gynecol, 2006, 107: 1226; ACOG Committee Opinion #529. Placenta accreta, July, 2012.

☆★☆☆

- 随产次增加发病率增高。

- 母体年龄 > 35 岁。

4. 诊断

- 超声：敏感度 77%，特异度 96%，阳性预测值 65%，阴性预测值 98%。

- MRI：敏感性和特异性与超声相当；可以应用于需要判断是否累及腹腔脏器或附件的情况，或应用于超声诊断不明确的情形。

5. 预后

- 分娩时平均出血量为 3～5L。

- 90% 需要输血治疗。

- 40% 需要 > 10U 的红细胞。

- 约 2/3 需剖宫产后子宫切除。

- 母体病死率高达 7%。

6. 可疑胎盘植入的管理

- 分娩时机应个体化，对分娩时机进行计划，可以减少并发症及出血量。

- 多学科联合，包括妇科手术医师（如妇科肿瘤）。

- 对于未行羊膜腔穿刺（用于胎儿肺成熟检测）的患者择期在 34 周分娩，母体和新生儿结局最优。

- 避免手剥胎盘，原位留置胎盘行子宫切除。

九、B 型溶血性链球菌感染的预防

1. 早发 B 型溶血性链球菌（GBS）感染

◆ 出生后 1 周之内的新生儿感染（迟发 GBS 感染：大于 6d 的婴儿感染）。

◆ 在美国婴儿感染与患病率和病死率相关。

◆ 病死率在早产儿当中更高(≤33 周:20%～30%,足月:2%～3%)。

◆ 新生儿早发 GBS 感染的危险因素。

- GBS 母体生殖道定植（10%～30% 孕妇）。

- 妊娠期任何时候的 GBS 尿路感染（2%～7% 女性），代替大量母体细菌定植（即使阴拭子及直肠拭子为阴性）。

- 分娩孕周 < 37 周。

- 破膜时间长（≥18h）。

- 羊膜腔感染（体温≥38℃）。

○ 母体年龄较小。

○ 黑种人。

○ 严重 GBS 感染胎儿分娩史。

2. GBS 的检测

◆ 孕 35～37 周采集阴拭子（经阴道，阴道下段）和直肠拭子（经肛门括约肌）标本，除非本次妊娠已经发现 GBS 菌尿，或是有严重 GBS 感染胎儿分娩史。

◆ 如为计划剖宫产，应常规于 35～37 周进行 GBS 筛查，因为计划剖宫产之前可能发生产程发动或破膜（rupture of membrane，ROM）。如分娩发动或破膜则应用抗生素。

◆ 5 周之内检查结果有效。

3. 新生儿角度

◆ 分娩前应用合适抗生素≥4h 高度有效，如使用时间略短但≥2h 则起到部分保护作用。

◆ 没有证据提示应用预防性抗生素达 4h 而延长产程。

4. GBS 感染预防性应用抗生素（表 1-11）

表 1-11　GBS 感染预防性应用抗生素

产时预防 GBS 感染的指征	产时无预防 GBS 感染的指征
• 前次分娩婴儿存在 GBS 感染疾病 • 本次妊娠存在 GBS 菌尿 • 本次妊娠筛查 GBS 培养结果阳性 • GBS 情况不明（未进行培养，操作未完成，结果不明确）并且出现以下之一： ○ 37 周前分娩 ○ 破膜≥18h ○ 产时体温≥100.4 ℉（38℃）* ○ 产时 GBS 的核酸扩增试验（NAAT）为阳性[+]	• 前次妊娠 GBS 定植或菌尿，除非本次妊娠为阳性 • 35～37 周培养阴道/直肠 GBS 为阴性，不论是否存在分娩时的危险因素 • 临产前或破膜前进行剖宫产（不论母体的 GBS 或孕周情况）

* 如果怀疑存在羊膜炎，应用对 GBS 有效的广谱抗生素进行 GBS 的治疗，而不只是预防

[+] 核酸扩增试验（nucleic acid amplification test，NAAT）应选择性进行，并不是所有情况下都应用，如果结果阴性，但是存在其他产时危险因素也有预防性应用抗生素的指征

◆ 预防性应用的指征（表 1-11）。

◆ 推荐应用的抗生素（图 1-11）。

产时应用抗生素预防早发 GBS 感染疾病

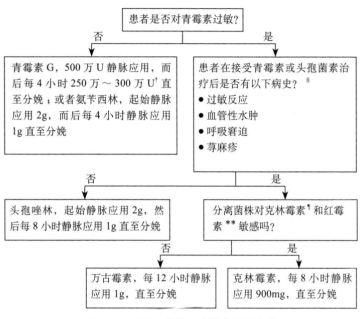

图 1-11　GBS 感染预防性应用抗生素

† 剂量在 250 万～ 300 万 U 均可接受——根据目前可接受的数据来看

§ 如果没有此类反应的病史，则头孢唑林比克林霉素和万古霉素效果更好，因为其在羊膜腔内达到有效浓度。万古霉素和克林霉素在青霉素过敏且高危感染的预防时应用

¶ 如果实验室证据充足，应对青霉素过敏女性且存在高危感染风险者进行克林霉素和红霉素的药敏试验。如果无药敏试验，则更倾向于应用万古霉素

** 红霉素耐药通常与克林霉素耐药相关。如果对红霉素耐药，即便药敏试验提示对克林霉素敏感，很可能对克林霉素诱导耐药。如果对克林霉素敏感，对红霉素耐药，且诱导抗药性为阴性（D-zone testing）则可应用克林霉素

经允许引自 Ogle JW, Anderson MS,Chapter 42. Infections: Bacterial & Spirochetal. In:Hay WW, Jr., Levin MJ, Deterding RR, Abzug MJ,eds. Current Diagnosis & Treatment:Pediatrics.22nd ed. New York, NY: McGraw-Hill, 2013.

☆ ☆ ☆ ☆

推荐应用青霉素,氨苄西林可选择性替代,红霉素(25% ～ 32%)和克林霉素(13% ～ 20%)的耐药逐步增加,不再推荐应用红霉素。

◆ 早产 GBS 感染预防流程图(图 1-12)

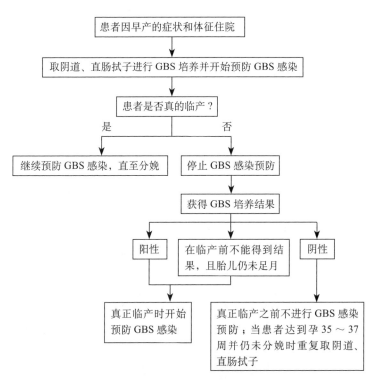

图 1-12　早产 GBS 感染预防流程图

注意:阴性结果 5 周内有效,如果再次住院且前次阴性结果在 4 ～ 5 周之前,则重新进行筛查

如果 PPROM:开始根据指南应用抗生素。如果包含氨苄西林 2g 静脉应用,并每 6 小时 1g 治疗至少 48h,此方案对预防 GBS 感染适合

经允许引自 Ogle JW, Anderson MS. Chapter 42. Infections: Bacterial & Spirochetal. In: Hay WW, Jr., Levin MJ, Deterding RR, Abzug MJ, eds. Current Diagnosis & Treatment: Pediatrics. 22nd ed. New York, NY: McGraw-Hill, 2013.

☆ ☆ ☆ ☆

十、电子胎心监护

定义

◆ 宫缩：每 10 分钟的宫缩数，观察 30min 算平均值。

• 正常：10min ≤ 5 次，计算 30min 平均值。

• 宫缩过频：10min > 5 次宫缩，计算 30min 平均值。

○ 宫缩过频可能与胎心减速有关。

○ 可能是自然产程，也可能与引产相关。

• 过度刺激和宫缩过强术语并不能很好地定义，不应该应用于临床。

◆ 胎心监护图

• 基线：10min 之内的平均胎心率（55 次 / 分左右），排除加速、减速和显著变异（> 25 次 / 分）。胎心率基线必须是 10min 内至少持续 2min 的胎心，但并不是必须持续性的。

○ 正常：110 ～ 160 次 / 分。

○ 胎心过速：> 160 次 / 分，持续 10min 或是更长时间。

○ 胎心过缓：< 110 次 / 分，持续 10min 或是更长时间。

• 变异：胎心率基线振幅和频率的波动。

○ 变异缺失：不能检测胎心率振幅由波峰到波谷的差异。

○ 微小变异：可检测到胎心率振幅由波峰到波谷的差异，但小于 5 次 / 分。

○ 正常变异：胎心率振幅由波峰到波谷的差异为 6 ～ 25 次 / 分。

○ 显著变异：胎心率振幅由波峰到波谷的差异 > 25 次 / 分。

• 加速：胎心率突然增快，从发生至最高点时间 < 30s。

○ 大于或等于 32 周时：胎心加速应高于基线 15 次 / 分，时长 > 15s，但从开始至恢复的时间应 < 2min。

○ 小于 32 周时：胎心加速应高于基线 10 次 / 分，持续时间 > 10s，持续时间 < 2min。

○ 延长加速：加速时间 ≥ 2min，但 < 10min。

○ 如果加速时间 > 10min 则为胎心率基线的变化。

• 减速：与宫缩或其他因素相关的胎心减速。

○ 周期性减速可以是突然的（< 30s）或是缓慢的（> 30s）。

☆ ☆ ☆ ☆

○复发减速为 20min 内＞ 50% 的宫缩后有减速。间歇性减速为 20min 内＜ 50% 的宫缩有减速（图 1-13）。

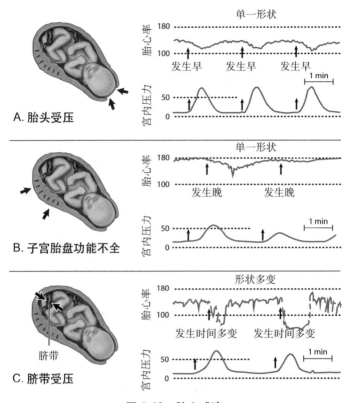

图 1-13 胎心减速

经许可引自 Frölich MA. Chapter 41.Obstetric anesthesia. In:Butterworth JF, IV, Mackey DC, Wasnick JD, eds. Morgan and Mikhail's Clinical Anesthesiology. 5th ed. New York, NY: McGraw-Hill, 2013.

● 早期减速

○与宫缩相关、对称的胎心率缓慢下降和恢复。

○开始减速到胎心率最低点时间≥ 30s。

○减速最低点发生子宫缩最强处。

○减速低于胎心率基线 15 次 / 分。

○绝大多数时候减速的发生、最低点及恢复与宫缩的开始、峰值

☆ ☆ ☆ ☆

和结束相对应。

○ 原因为胎头受压。

● 晚期减速

○ 与宫缩相关、对称的胎心率缓慢的下降和恢复。

○ 胎心率开始下降到最低值时间 ≥ 30s。

○ 减速发生于宫缩之后：最低点发生于宫缩最强之后。

○ 绝大多数时候，减速的发生、最低点和恢复发生晚于宫缩的开始、峰值和结束。

○ 反映了一过性或是慢性子宫胎盘功能不良。

● 变异减速

○ 突然的胎心率减速，从发生到胎心率最低点时间 < 30s。

○ 胎心率的变化 ≥ 15 次 / 分，持续时间 ≥ 15s，但 < 2min。

○ 如果进展为更大的减速且持续时间更长，通常提示将发生胎儿酸中毒。

○ 脐带因素或胎头受压相关，可以发生于任何时间。

○ 如果与宫缩相关，发生的时间、胎心率下降程度和持续时间通常不一致。

● 延长减速

○ 胎心监护明显看到胎心率低于基线水平。

○ 减速 ≥ 15 次 / 分，持续时间 ≥ 2min 且 < 10min。

○ 如果持续时间 ≥ 10min 或更长，则为胎心率基线的变化。

● 正弦波

○ 光滑的正弦波形，波状起伏，每分钟频率为 3 ～ 5 次，持续时间 ≥ 20min。

○ 提示预后不好，胎儿慢性缺氧。

○ 不能描出真实的胎心率基线，而且基线的变异缺失或微小变异。

○ 产程中应用麻醉剂时会出现假性正弦波。

● 胎儿心动过速

○ 可能情况：绒毛膜羊膜炎、肾盂肾炎、其他母体感染、药物引起（特布他林、可卡因、兴奋剂）、甲状腺功能亢进、胎盘早剥、胎儿出血、胎儿快速心律失常。

● 延长减速 / 胎儿心动过缓

○ 可能情况：①母体血压过低（硬膜外麻醉后）；②宫缩过频；③胎盘早剥；④子宫破裂；⑤脐带脱垂 / 受压闭塞；⑥胎儿快速下降；⑦先天性心脏病。

- 微小变异

○ 可能原因：母体原因（阿片类、硫酸镁的应用），胎儿睡眠周期（20 ～ 60min），胎儿酸中毒。

十一、胎心监护的解读

1. 三级系统（three tier system，表 1-12）

表 1-12　胎心监护分类

Ⅰ类监护	基线：110 ～ 160 次 / 分
	基线变异：正常变异
	晚期或变异减速：无
	早期减速：存在或不存在
	加速：存在或不存在
Ⅱ类监护	基线
	• 胎心过缓不伴变异消失
	• 胎心过速
	基线变异
	• 微小变异
	• 变异消失不伴复发减速
	• 显著变异
	加速：胎儿刺激后缺乏有效加速
	周期性或偶发减速
	• 微小或正常变异伴复发变异减速
	• 延长减速，≥ 2min 且 < 10min
	• 正常变异伴复发晚期减速
	• 变异减速伴其他特征，如恢复基线时间延长
Ⅲ类监护	缺乏基线变异伴有以下任意一项
	• 复发晚期减速
	• 复发变异减速
	• 胎儿心动过缓
	正弦波形

☆ ☆ ☆ ☆

2. 不同胎心监护图形的处理

● Ⅰ类监护

○ 可靠监护，期待。

● Ⅱ类监护

○ 评估，持续监护，开始采用合适的矫正方法，重新评估胎心监护图形。

○ 胎心率的有效加速和（或）合适变异，高度提示正常胎儿酸碱平衡情况。

● Ⅲ类监护

○ 不正常：胎儿酸血症风险增加。

○ 与新生儿脑病、大脑性瘫痪 [（cerebral palsy，CP），简称脑瘫]、新生儿酸中毒风险增高相关。

○ 如果宫内复苏方法无效，应该迅速结束分娩。

Ⅱ类及Ⅲ类监护的复苏手段如表 1-13 所示。

表 1-13　Ⅱ类及Ⅲ类监护的复苏手段

目标	相关胎心率异常 [a]	可能的干预手段 [b]
改善胎儿供氧和子宫胎盘血供	● 频发晚期减速 ● 延长减速或胎儿心动过缓 ● 微小变异或变异缺失	● 开始侧卧位 ● 母体吸氧 ● 静脉补液 ● 减少宫缩频率
分步骤减少子宫活动	Ⅱ类监护或Ⅲ类监护伴有心动过速	● 停止使用缩宫素或前列腺素类药物 ● 使用宫缩抑制剂，如特布他林
减轻脐带受压	● 频发变异减速 ● 延长减速或胎心过缓	● 变换母体体位 ● 羊膜腔内输液 ● 脐带脱垂的情况，用手上推胎先露部分同时准备立即分娩

a. 对于异常胎心监护的处理来说，同时评估可能的原因也是非常重要的步骤；b. 同时进行各种干预措施比单独进行一项或一步一步进行各项干预措施更为合适

经许可引自 Cunningham F, et al.Chapter 24. Intrapartum Assessment. In: Cunningham F, et al., eds.Williams Obstetrics, 24th ed. New York, NY: McGraw-Hill, 2013.

3. 混杂因素

• 声震动刺激（vibroacoustic stimulation，VAS）：放置于母体腹部，设置刺激 1 ～ 2s，如果没有引出反应，可以重复 3 次并逐渐延长时长，最高至 3s。如果加速能达到 10 次 / 分并且持续 10s，胎儿头皮血 pH 至少为 7.2。

• 如果胎儿头皮刺激之后能有 15 次 / 分的加速持续 15s，胎儿头皮血 pH 至少为 7.20。

十二、新生儿评估及并发症

1. Apgar 评分（表 1-14）

◆临床上用于评价新生儿和对复苏效果反应的工具。

◆受很多因素影响：母体镇静药物应用、麻醉、先天性畸形、外伤、观察者的变异性、感染、心脏呼吸系统状态等。

◆ 5 分钟 Apgar 评分对生存预后有显著意义。5 分钟 Apgar 评分 0 ～ 3 分与新生儿死亡率相关，但是并不能预知之后的神经系统功能异常。

◆本意并不是用来定义窒息损伤或评价神经系统预后，但是 5 分钟和 10 分钟的低 Apgar 评分与脑瘫（CP）风险增加相关。目前大部分低 Apgar 评分的新生儿不会发展成为 CP。

◆如果 5 分钟 Apgar 评分≥ 7 分，那么说明围生期缺氧缺血在引起新生儿脑部病变中所起作用不大。

表 1-14　Apgar 评分

体征	评分		
	0 分	1 分	2 分
心率	无	＜ 100 次 / 分	≥ 100 次 / 分
呼吸运动	无	哭声弱，呼吸运动弱	哭声大
肌张力	无力	肌张力亢进或低下	主动运动
反射	无反应	低声哭泣或皱眉	哭或正反馈
皮肤颜色	蓝色、苍白	身体发粉、肢端发绀	全身肤色粉色

2. 脐带血气分析

◆脐动脉血代谢性酸中毒推测长期并发症（如新生儿脑病或

☆ ☆ ☆ ☆

CP）的预测作用相对较弱。

◆ 新生儿出生后 1h 动脉血样可以近似于脐动脉血样。

◆ 脐带血气的获得

● 动脉血和静脉血需要同时取样，以保证取到的为动脉血。

● 双钳夹脐带，如果取样延迟 20min 以上，则在冰上储存，解读碱剩余时要注意。

● pH、PO_2、PCO_2 的数值在钳夹的血管中 > 60min 保持不变。

◆ 如果脐动脉血 pH > 7.2 则产程缺氧造成新生儿脑病可能性不大。

◆ 如果脐动脉血 pH < 7.0 或碱剩余 ≥ 12mmol/L，存在新生儿脑部病变，则受到产程缺氧因素影响风险增加。

◆ 碱剩余为 12 ～ 16mmol/L：10% 存在中度到重度并发症。

◆ 碱剩余 > 16mmol/L：40% 存在中度到重度并发症。

◆ 进行性加重的酸血症增加新生儿脑病风险。而即使存在显著酸血症，大多数新生儿神经系统为正常的。

3. 呼吸窘迫综合征（respiratory distress syndrome，RDS）

◆ 本病由缺乏肺表面活性物质引起（由 Ⅱ 型肺泡细胞产生）。肺表面活性物质有增加表面张力，引起小肺泡瓦解，大肺泡膨胀的作用。

◆ 本病是导致早产儿发病率及病死率增高的主要因素。

◆ 发病率（表 1-15）

● 如果为男性或是高加索人则风险增高（与亚洲人、黑种人和西班牙人相比）。

● 剖宫产的发病率较高。

足月选择性剖宫产与 39 周剖宫产相比，发生 RDS 的 OR 值为 37 周 4.2，38 周 2.1。

◆ 产前皮质类固醇类激素的应用减低 RDS 风险，原理为增强肺泡成熟变化（详见 "早产" 部分）。

● 此方法减少 RDS 风险（RR 值 0.66，减少 34% 的 RDS 发生）。

● 此方法减少中到重度的 RDS 发生（RR 值 0.55）。

● 以往的研究表明使用皮质类固醇治疗后分娩的最佳时间窗为分娩前 48h ～ 7d 分娩。

● 用药和分娩时间应最少间隔多久能达到最大效果目前仍在研究。

● 有些研究表明用药数小时后即可看到效果。

☆ ☆ ☆ ☆

表 1-15　不同孕周 RDS 的发生率

孕周（周）	RDS 发生率（%）
$22 \sim 26$	$94 \sim 98$
$27 \sim 28$	$86 \sim 90$
$30 \sim 31$	< 30
34	10.5
35	6.0
36	2.8
37	1.0
$38 \sim 40$	0.3

注：数量取决于研究涉及的样本量

引自 Stoll BJ, Hansen NI, Bell EF, et al. Neonatal outcomes of extremely preterm infants from the nicHD Neonatal Research Network. Pediatrics, 2010, 126: 443-456; the consortium on Safe Labor.Respiratory morbidity in late preterm births. JAMA, 2010, 304: 419-425.

4. 胎儿肺成熟度（fetal lung maturity，FLM）检测

◆ 指征很少。

◆ FLM 检测帮助确定胎儿患有 RDS 的风险，但是 FLM 检测阳性结果不能有效预测其他负面的结局。

◆ 即便 39 周之前 FLM 检测显示肺成熟，39 周之前出生的新生儿与之后出生的新生儿相比，仍存在更多高的不良结局风险。

◆ 由于胎儿或母体状况异常决定应该分娩的情况时，不应进行 FLM 检测。

◆ 目前很多检测在应用：卵磷脂 / 鞘磷脂比值（L/S）、卵磷脂酰甘油（PG）检测、卵磷脂小体计数（lamellar body count）。

十三、胎位不正

1. 臀位（图 1-14，图 1-15）

◆ 发生率

● 发生于 3% ～ 4% 的足月妊娠。

● 随孕周增加发生率降低。

● 孕周较早发生足先露较多，孕周较晚发生单臀先露（frank breech）较多。

☆★☆☆

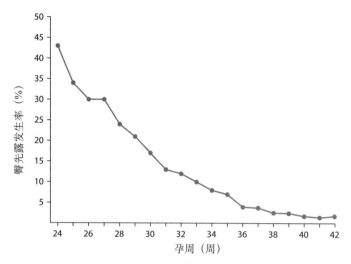

图 1-14　不同孕周的臀先露发生率

图 1-14～图 1-21 经许可引自 Cunningham F，Leveno KJ, Bloom SL, et al. Chapter 28. Breech delivery. In: Cunningham F, Leveno KJ, Bloom SL, et al., eds. Williams Obstetrics. 24th ed. New York, NY:McGraw-Hill,2013.

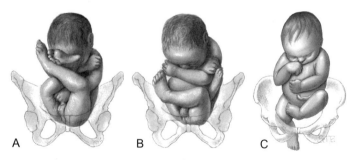

图 1-15　臀先露的分类

A. 单臀先露，双髋关节屈曲，双膝关节伸直；B. 完全臀先露，一侧或双侧膝关节弯曲，双髋关节屈曲；C. 不完全臀先露，一侧或双侧髋关节不弯曲，一侧或双侧的足或膝盖位于臀部以下。足先露是不完全臀先露，足部在臀部以下

◆分娩

• 分娩方式取决于提供医疗服务机构的经验，如果医疗机构有资质和分娩经验而制订了医院特定的流程指南，可以进行足月单胎臀位

☆ ☆ ☆ ☆

阴道助产（ACOG Committee Opinion No. 340, July, 2006）。

◆ 危险因素

● 子宫畸形（双角子宫、子宫纵隔）。

● 占据宫腔的病变（纤维瘤等）。

● 胎盘异常（前置）。

● 多产。

● 羊水异常（羊水过多或过少）。

● 前次臀位分娩。

● 母体盆腔空间狭小。

● 胎儿异常（无脑、脑积水、骶尾部畸胎瘤）。

● 神经系统损伤。

● 脐带过短。

● 宫底胎盘。

◆ 臀位分娩定义

● 自然分娩：没有对胎儿进行牵引等操作，通常发生于早产，不能生存儿的分娩。

● 辅助臀位分娩（部分臀牵引）：是臀位分娩最常见的方式，胎儿自然分娩至脐部，人工助产分娩其余部分（躯体、手臂和头部）。

● 完全臀位牵引术：抓住胎儿足部，牵拉全部胎儿。理想状态下，此方法应该只应用于双胎分娩的第二个胎儿，而单胎分娩时不能应用，因为宫颈并不能充分扩张而使胎头娩出。

◆ 臀位助产

● 尽量保持胎膜未破状态，以此扩张宫颈并且避免脐带脱垂。

● 胎儿脐部未通过会阴时不做牵拉动作。

● Pinard 手法：分娩腿部（脐部到达以后），两个手指沿一侧到达膝盖，然后将膝盖从中线处推开，使之自然屈曲后将胎儿足部拉出阴道（图 1-16）。

● 身体的娩出：双手置于胎儿盆骨位，且不高于盆骨缘，轻轻向下旋转牵引，直到肩胛骨清晰可见（图 1-17）。

● 母体用力辅助。

● Lovsett 手法：过伸或颈后手臂的分娩，将 2 个手指顺肱骨滑入直至摸到肘部，将上臂经胸部延伸直至阴道外。

☆ ☆ ☆ ☆

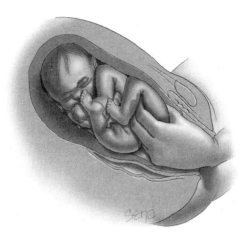

图 1-16　Pinard 手法

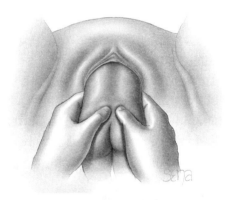

图 1-17　臀位分娩

- Mauriceau-Smellie-Veit 手法：可能需要此方法来帮助娩出胎头。
- 原则为顺着产轴向外牵拉和保持胎头的俯屈（图 1-18）。
- 示指和中指在胎儿上颌骨处。
- 在胎头分娩的过程中，避免身体过伸，以免造成胎儿颈椎压力过大及可能的神经损伤。

◆ 后出胎头

- 可静脉应用硝酸甘油 50 ～ 100μg。
- Dührssen 切开：如图 1-19 所示，用绷带剪在宫颈做 1 ～ 3 个切口，通常位于 2 点钟和 10 点钟位置，有时需要在 6 点钟处增加一个切口。切口可能延伸至子宫下段或阔韧带，可能损伤子宫血管、输尿管和膀胱。

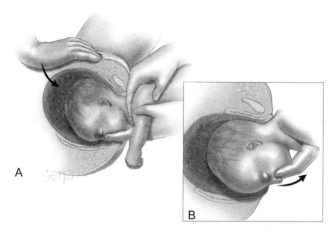

图 1-18　娩出胎头

A. 使用 Mauriceau 法娩出胎头。注意胎头分娩时，助手在耻骨上方施压以保持胎头俯屈；B. 术者需要持续在上颌骨施加向上向外的力

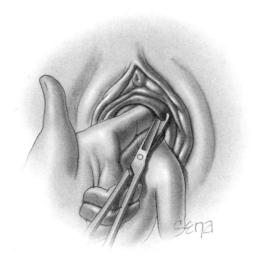

图 1-19　Dührssen 切口

☆☆☆☆☆

- Piper 产钳：为分娩臀位胎头而设计（图 1-20）。

◆ 全臀牵引

- 抓住一只或两只足（最好为两只）（图 1-21）。

- 通过足和踝向外牵引。

- 轻轻向外牵拉，直到髋部分娩完成。

- 应用常规臀位的助产方式助产。

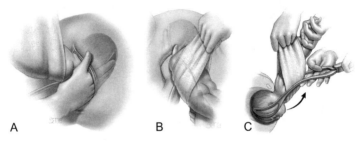

A　　　　　　B　　　　　　C

图 1-20　Piper 产钳

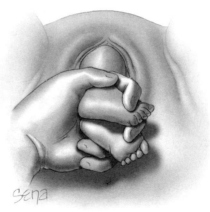

图 1-21　全臀牵引

2. 面先露 / 额先露　与多产、头盆不称、胎儿异常（先天性无脑畸形、颈前部肿物）、巨大胎儿、扁平骨盆、早产和未足月胎膜早破（PPROM）相关。

◆ 面先露

- 活产中发生率为 1/500。

- 大多数发生于颏前位（约 60%）。

- 约 26% 为颏后位。

- 将近 1/3 ～ 1/2 的颏横位和颏后位可能在产程中自动转于颏前位。

- 只有颏前位可能经阴道分娩，颏通过耻骨联合时可以轻微俯屈。

- 除非为极早产情况，持续的颏后位不能经阴道分娩，应行剖宫产（CD）。

◆ 额先露

- 额先露在所有分娩中占 1/1500 ～ 1/500。

- 如果持续存在，除非胎儿很小否则不适合阴道分娩。50% 可自动转为面先露或顶先露，此情况可以在严密监测下观察产程，如果产程无进展则应进行剖宫产。

3. 胎头外倒转术（external cephalic version, ECV）

◆ 臀位近足月孕妇可尝试胎头外倒转术。

◆ **最佳孕周**：通常在 36 周左右进行。ACOG（Practice Bulletin NO.13，2000）建议在 36 周末完成外倒转术。

◆ 应在有剖宫产（CS）条件的机构进行。

◆ 成功率为 35% ～ 86%，平均为 58%。

◆ ＞ 20% 的病例出现短期胎儿心动过缓，但是因为不确定的胎心监护图形而紧急剖宫产的概率低于 1%（1 ：600）。

◆ **抑制宫缩**：操作前 5 ～ 10min 皮下注射特布他林 0.25mg 可增加成功率。

◆ **麻醉**：目前仍存在争议，一项 Meta 分析表明经过局部麻醉后成功率高（59.7% vs 37.6%）。

◆ 操作进行前后应进行无应激试验（NST）。

◆ 没有证据证明 ECV 成功之后应该立即进行引产（induction of labor, IOL）。

◆ **禁忌证**：同阴道分娩的禁忌证（前置胎盘，古典式 CS 史合并胎盘前置）。

◆ **相对禁忌证**：胎膜破裂、羊水过少、已知的子宫或胎儿畸形、未知原因的子宫出血、产程已经发动。

◆ 之前低位横切口剖宫产并不是禁忌证，成功率类似，但是操作过程的安全性相关数据较为局限。

☆ ☆ ☆ ☆

可能与成功概率增加相关：产次、胎盘前壁、横位或斜位、正常羊水量或羊水过多。

可能与成功概率下降有关：胎儿估重低于 2500g、宫颈扩张、胎头位置低（low station）、母体肥胖。

十四、早产

- 早产（preterm labor，PTL）分娩：$20 \sim 36^{+6}$ 周。
- 诊断早产临产：规律宫缩伴有宫颈变化（宫颈扩张或展平）或开始有宫缩出现伴宫颈扩张至少 2cm。
- 临床诊断的早产临产只有不到 10% 在 7d 之内分娩。
- 约 30% 早产可自然缓解。
- 50% 因早产住院的患者可等到足月分娩。

1. 评价　进行无菌内镜检查，并且进行以下化验室检查。

- 胎儿纤维粘连蛋白（fetal fibronectin，fFN）应在所有其他检查之前留取（表 1-16）。

表 1-16　胎儿纤维粘连蛋白（fFN）

fFN 是羊膜细胞外基质的一种主要组成成分，糖蛋白（滋养细胞黏合剂）促进细胞粘连于子宫胎盘和蜕膜胎膜面；如果绒毛膜 / 蜕膜连接面破裂则释放于宫颈阴道分泌物。通常在孕 22 ~ 34 周 fFN 是不常规存在的
方法 • 在一切阴道 / 宫颈取样之前检查，凝胶会干扰结果 • 用阴道窥器 * 进行检查，在阴道后穹处旋转拭子约 10s
以下情况不能进行 • 破膜、中度阴道出血、宫颈扩张大于 3cm • 过去 24h 内有宫颈操作（性交、检查、经阴道超声检查） 宫颈环扎：研究显示如果环扎线位置正确则 fFN 结果有效
有症状女性中有很高的阴性预测值，如果结果为阴性 • 约 99.5% 有症状的早产 7d 以内不会分娩 • 99.2% 在 14d 内都不会分娩

* 目前 FDA 推荐用阴道窥器检查，大多数研究都应用此方法

- 检测是否有未足月胎膜早破（PPROM），如羊水池、析晶形态

试验（ferning test）和硝嗪试验（nitrazine test）。

- GC/CT/GBS，检查滴虫或细菌性阴道病，尿液分析和培养。
- 考虑经阴道测量宫颈长度。
- 如果怀疑胎膜破裂，不要进行指诊检查，肉眼评价宫颈。

2. 抑制宫缩

- 最初目的：延长妊娠时间以应用皮质醇类激素和硫酸镁进行神经保护，或为母体转运提供时间。
- 没有证据表明对改善新生儿的结局有直接效果。
- 通常如果新生儿无可活性则不推荐应用（但是在明确引起早产的事件之后可应用，如腹腔内手术）。
- 通常在孕 34 周之后不推荐应用。
- 如果发生了未足月胎膜早破，排除母体感染的前提下，为了母体转运或应用糖皮质激素（是否应用取决于孕周）可以应用抑制宫缩的药物。
- 抑制宫缩药物的维持（maintenance tocolysis）：目前没有证据支持应用此预防未足月分娩。

◆ 抑制宫缩的药物

- 硝苯地平（心痛定）10～20mg 口服，每4～6 小时1 次。
- 血压 < 90/40mmHg 时不考虑使用。
- 如果应用硫酸镁，同时应用此药时应小心：硝苯地平可能和硫酸镁作用引起肺水肿，和（或）导致严重低血压而引起严重神经血管堵塞。这种药物的相互作用并没有在大型的随机对照试验（RCT）中得到证实。一项 RCT 研究没有发现合用硫酸镁和硝苯地平导致低血压。另一项研究表明硝苯地平与硫酸镁联用并不增加硫酸镁相关的严重不良反应。
- 吲哚美辛（indomethacin）50mg（最大量100mg）单次口服，后每隔4 小时重复口服 25/50mg 持续应用 48～72h。
- 对胎儿的影响：导致动脉导管收缩（与孕周及药物暴露量相关），仅限应用于<孕 32 周的孕妇；可能对胎儿肾脏有影响，如果持续应用超过 72h，考虑超声评估羊水并且评价动脉导管。
- 特布他林（terbutaline）0.25mg SQ，每次应用 15～20min，共3 次。

☆ ☆ ☆ ☆

- ○在早产有宫缩时应用，但是在早产中作用通常不是很有效。
- ○如果母体脉搏＞ 120 次 / 分不考虑应用。
- ○糖尿病（引起高血糖）、心脏病、甲状腺功能亢进时应用应注意。
- ●硫酸镁，单次应用 6g，之后每小时 3 ～ 4g 泵入，保持最低有效浓度。
  - ○治疗浓度：4 ～ 7mEq/L（4.8 ～ 8.4mg/ml）。
  - ○肾功能不全或肾衰竭情况：考虑低剂量应用，即单次 4g，（0.5 ～ 1）g/h 维持。
  - ○如果患者有肾脏病史、尿量少、出现中毒反应，6h 后再次测定血液水平。
  - ○硫酸镁目前已经不作为一线治疗方案应用。
- 3. 产前的皮质类固醇激素的应用（RDS 章节中同样有描述）
  - ◆此方法是改善新生儿结局的最有效治疗方法，降低以下风险。
- ●RDS（RR 0.66）。
- ●颅内出血（RR 0.54）。
- ●坏死性肠炎（RR 0.46）。
- ●死亡（RR 0.69）。
  - ◆妊娠 23 周之前的分娩并不推荐。
  - ◆妊娠 24 ～ 34 周如果 7d 内存在分娩风险则应用，且越早越好。
  - ◆新的数据显示如果预计在妊娠 23 周分娩则应用有效。
  - ◆药物应用至分娩时间＜ 24h 仍可改善新生儿结局。即便分娩前可能不能完成足够疗程也应该应用。
  - ◆缩短用药间隔并不提高效果。
  - ◆可能的母体副作用：暂时性高血糖（用药 12h 后开始出现，并且最多持续 5d）、白细胞增加（30% 用药 24h 之内出现，通常于 3d 内恢复正常）。

产前激素应用
- ●倍他米松 12mg，每 24 小时 1 次，肌内注射，共 2 次，或是
- ●地塞米松 6mg，肌内注射每 12 小时 1 次，一次共 4 次

  - ◆重复激素应用
- ●在 7 ～ 14d 之前接受了足够疗程的激素治疗，但是并未分娩，

目前仍有 34 周前分娩的可能性时，重复应用激素。

●此应用方式可减少呼吸系统并发症，并且无明显副作用。

4.硫酸镁对胎儿神经系统的保护作用（＜孕 32 周）

有 3 项大型、随机、安慰剂对照的临床试验证实早产应用硫酸镁可减少脑病风险（每治疗 63 例孕 32 周之前有分娩风险的患者就能预防 1 例中到重度新生儿脑病），但是目前并无应用方法的推荐。

◆可以按以下方式应用

●单次应用 6g，后持续以 2g/h 治疗 12h。12h 之后如果没有临近分娩，可停用硫酸镁，如果再次存在分娩迹象则重新开始使用。6h 之后要再次应用 6g。

●单次应用 4g，之后持续 1g/h 直至 24h。

●分娩前 24h 内单次应用 4g。

5.早产儿计算（prematurity calculator）

NIH 网站计算预后应用早产儿预测数据库（Extremly Preterm Birth Outcome Data）：http://www. nichd.nih. gov/about/org/der/branches/ppb/programs/epbo/pages/epbo_case.aspx。

6.宫颈环扎

◆宫颈功能不全定义为宫颈不能维持妊娠状态，妊娠中期无明显征兆和症状出现宫缩甚至分娩。

◆妊娠中期的宫颈长度缩短与早产风险增加有关，但是不能诊断宫颈功能不全。

◆宫颈环扎的指征（单胎妊娠）。

●病史

○有一次或多次妊娠中期无痛性宫颈扩张导致妊娠丢失中，前提为并未临产或胎盘早剥。

○之前因妊娠中期无痛性宫颈扩张行过宫颈环扎者。

○应在妊娠 13 ～ 14 周进行。

●体格检查（急诊环扎或补救性环扎）

○妊娠中期无痛性宫颈扩张。

●超声阳性合并早产史（超声提示）

○孕 34 周前自然分娩病史，合并本次妊娠 24 周前宫颈长度短于2.5cm。

☆☆☆☆

7. 应用孕激素预防早产（表1-17，图1-22）

表1-17 孕激素预防早产SMFM推荐

人群	建议
无症状	
• 单胎妊娠且既往无早产（PTB）病史，经阴道超声测宫颈长度不确定或正常	无明显证据证明有效
• 单胎且有早产史	17α-己酸羟孕酮250mg，每周肌内注射，从孕16～20周开始至孕36周*
• 单胎妊娠，无早产史，但孕24周及之前宫颈长度≤2cm	每天阴道应用孕激素凝胶90mg或栓剂200mg，从发现宫颈长度缩短开始直到孕36周
• 多胎妊娠	无证据证明有效
有症状	
• 早产	无证据证明有效
• 未足月胎膜早破	无证据证明有效

* 孕21周之前开始使用17α-己酸羟孕酮为最佳；但是，≤27周之前开始使用也有益。有早产病史的女性阴道内使用100mg孕酮栓剂可减少早产风险，但是用17α-己酸羟孕酮效果更好。如果不能应用17P可以考虑用栓剂

经许可引自SMFM, Berghella V.Progesterone and preterm birth prevention: translating clinical trials data into clinical practice.Am J Obstet Gynecol, 2011, 206: 376-386.

十五、未足月胎膜早破（Preterm Premature Rupture of Membranes，PPROM）

◆ 名词

• 胎膜早破：临产前破水。

• 未足月：孕37周之前。

• 延长（prolonged）：破膜至分娩的时间长，＞24h。

◆ 胎膜早破的女性，15%～25%孕妇破水之前即有感染的临床证据，破水之后的感染概率为15%～20%。发生感染的概率在较早孕周更高。

☆ ☆ ☆ ☆

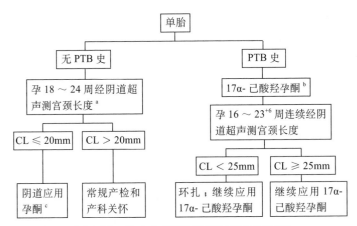

图 1-22 临床应用孕酮预防早产的流程图

a. 如果进行了经阴道超声测量宫颈长度筛查；b. 从妊娠 16～20 周开始应用 17α- 己酸羟孕酮 250mg，每周肌内注射，直至妊娠 36 周；c. 例如诊断宫颈长度短之时开始，每天用 200mg 栓剂或 90mg 凝胶，直至妊娠 36 周

PTB. 早产

经许可引自 Progesterone and preterm birth prevention: translating clinical trials data into clinical practice. Am J Obstet Gynecol, 2012, 206(5): 376-386.

◆ 胎膜早破发生后的危险

● 胎儿早产的并发症。

● RDS，败血症，脑室内出血，坏死性结肠炎，神经系统发育迟缓。

● 感染或脐带事件：未足月胎膜早破（PPROM）后有 1%～2% 发生胎儿死亡。

● 胎盘早剥发生于 2%～5% 的 PPROM 患者。

1. 诊断

● 病史及物理检查。

● 避免阴道检查，除非产程发动或分娩不可避免。

● 无菌窥器检查：检查是否脐带脱垂、宫颈扩张，留取 GBS 培养。

● 羊水池、硝嗪试验阳性，晶析形态试验（ferning present）。

● 超声检查，提示羊水存在，并且评价羊水量（并不能诊断 PPROM）。

● fFN 是敏感指标，但无特异性（如果阴性，提示胎膜完整）。

☆ ☆ ☆ ☆

- 其他检测方法：AmniSure 试验。

- 经腹羊膜腔穿刺并注入蓝色染料（靛胭脂）以判断是否存在 PPROM。

2. 处理

- 妊娠 34 周之前的 PPROM 如果可以，建议期待治疗。

- 严密观察感染、胎盘早剥、胎儿情况及临产征象。

- 妊娠 24 ～ 34 周（有时可以提前至 23 周）的孕妇产前应用皮质醇类激素，并不增加母体或新生儿感染的风险。

- 如果预期分娩时间早于妊娠 32 周，应用硫酸镁进行神经系统保护。

- 抑制宫缩的药物并不常规推荐，一些特殊的情况下为了完成激素治疗的疗程可以应用。

- 应用抗生素。

静脉滴注 48h	氨苄西林 2g，每 6 小时 1 次
	红霉素 250mg，每 6 小时 1 次（如无红霉素，应用 阿奇霉素 500mg 静脉滴注，每日 1 次）
然后	
口服 5d	阿莫西林 250mg 口服，每 8 小时 1 次
	红霉素 250mg 口服，每 6 小时 1 次

- 如果青霉素过敏则单用红霉素。依据指南预防 GBS 感染。

- 如果胎儿情况不好或临床诊断绒毛膜羊膜炎则结束分娩。

- 如果孕周达到 34 周，即使情况稳定也建议结束分娩。

- 通过保守治疗，50% ～ 60% 的 PPROM 产妇在 1 周内分娩。

十六、绒毛膜羊膜炎

- 胎膜的感染。

- 通常本病与延长的胎膜破裂（胎膜破裂后时间长）、产程时间长相关。

- 脐带炎（funisitis）：脐带的炎症。

- 最常见的感染病原体为一部分正常的阴道菌群（拟杆菌、大肠埃希菌、厌氧链球菌和 GBS）。

- 在小孕周的胎膜早破中本病发生率较高。

● 处理：抗生素治疗、结束分娩（并不是剖宫产的指征）。

1. 危险因素

● 产妇年龄小。

● 低社会经济状态。

● 侵入性检测。

● 既往存在下生殖道感染。

● 产程时间长。

● 多次阴道检查。

● 多产次。

2. 临床特点

● 胎儿心动过速。

● 母体发热。

● 子宫张力增加。

● 血常规白细胞计数增加。

● 母体心动过速。

● 阴道分泌物异味。

3. 治疗

氨苄西林：单次 2g 静脉应用，每 6 小时 1 次（如果青霉素过敏可以用克林霉素 600mg 静脉注射，每 8 小时 1 次）
同时应用
庆大霉素：2mg/kg 单次静脉应用，之后 1.5mg/kg 每 8 小时应用 1 次
如果经直肠或口表温度 ≥ 38℃ 则可每 4 ～ 6 小时重复应用泰诺（Tylenol）650mg（如果需要）

十七、产后子宫肌内膜炎 / 子宫内膜炎

1. 诊断

◆ 主要为临床诊断（子宫张力增加合并发热）。

● 单次体温 > 39℃，或是 2 ～ 4h 重复测体温有 2 次 ≥ 38℃。

● 子宫张力增加。

● 排除其他原因引起的发热。

● 可能同时存在：恶露异味、白细胞水平增高，核左移。

☆★☆☆

◆血培养：如果临床特点与子宫内膜炎相一致，没必要重复血培养。血培养应于患者寒战时抽血进行（在体温高峰时抽取）或应用抗生素后仍然存在体温高峰点抽血进行。

◆子宫内膜培养并不必要，因为通常会被阴道或宫颈微生物污染，而且通常子宫内膜炎是一种多重微生物感染的疾病。

2. 治疗　三联静脉应用抗生素治疗直至持续48h无发热。没必要进行口服抗生素治疗。

- 氨苄西林2g，静脉输注，每6小时1次
- 庆大霉素5～7mg/kg，每24小时应用1次（根据实际体重）（或继续每8小时用药）
- 克林霉素600～900mg静脉注射，每8小时1次
  或者
- 甲硝唑（甲硝哒唑）500mg静脉输注，每8小时1次
- 如果青霉素过敏，则只应用庆大霉素/克林霉素或加用万古霉素

十八、产科急症

1. 产后出血（postpartum hemorrhage，PPH）

◆定义

- 早期产后出血/原发：产后24h之内，发生率为4%～6%。
- 晚期产后出血/继发：产后24h至产后6～12周。
- 阴道分娩出血量≥500ml。
- 剖宫产出血量≥1000ml。

◆危险因素（表1-18）

表1-18　产后出血危险因素

前置胎盘、胎盘低置状态	多胎妊娠
可疑胎盘植入或穿透性胎盘	凝血功能障碍
阴道分娩次数＞4次	病态肥胖
绒毛膜羊膜炎	剖宫产或其他子宫手术史
既往产后出血病史	长时间缩宫素应用
估计胎儿体重＞4000g	第二产程延长
巨大子宫息肉	硫酸镁应用

◆ 发病原因（表 1-19）

表 1-19 产后出血发病原因

早期产后出血	晚期产后出血
子宫收缩欠佳	胎盘位置复旧不良
胎盘残留（如胎盘植入）	妊娠物残留
裂伤（宫颈、阴道）	感染
凝血功能障碍	遗传性凝血功能不全
子宫内翻	
子宫破裂	

◆ 处理

● 如果存在高危因素则应提高警惕，第一时间发现并且确定类型。

● 通知麻醉团队。

● 双手配合子宫加压——有力的子宫按摩（图 1-23）。

● 寻求帮助，包括血制品。

● 确保有 2 条有效静脉通路（18 号）。

● 充分应用晶体溶液进行容量复苏。

● 评价引起出血的原因。

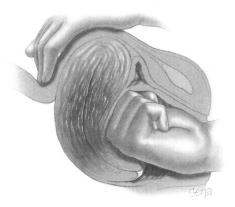

图 1-23 双手按摩子宫法

经许可引自 Cunningham F, Leveno KJ, Bloom SL, et al. Chapter 41. Obstetrical hemorrhage. In: Cunningham F, Leveno KJ, Bloom SL, et al. eds.Williams Obstetrics. 24th ed. New York, NY: McGraw-Hill, 2013.

☆☆☆☆

- 估计出血量——容积法、称重法等（1g=1ml）。
- 随时计算血液丢失量。
- 不要延误转运至手术室进行进一步处理。

◆ 治疗子宫收缩欠佳的药物如表 1-20 所示。

表 1-20　治疗子宫收缩的药物

药物	剂量	注意
缩宫素 （Pitocin）	• 10 ～ 40U/L • 开始时速度为 10ml/min，然后 1 ～ 2ml/min • 如果没有静脉制剂则 10U 肌内注射	不要单次给予大剂量，可能造成子宫收缩过强
• 马来酸甲基麦角新碱 • 半合成麦角生物碱	• 每 2 ～ 4 小时 0.2mg 肌内注射（推荐）或静脉应用（最多用 5 次） • 可以每 6 小时给予 0.2mg 口服附加剂量。最后一次肌内注射或静脉滴注后 4h 之内不要开始口服	• 高血压 • 雷诺现象 • 抑制蛋白酶活性 • 可能导致发热
氨丁三醇 （Hemabate） （15- 甲基 PGF$_{2\alpha}$）	肌内注射 250μg，每 15 ～ 90 分钟 1 次，24h 内应用不要超过 8 次	• 哮喘 • 心脏、肾脏、肝脏疾病 • 也导致恶心、呕吐、腹泻、发热
米索前列醇 （Cytotec）；PGE$_1$	• 直肠应用 800 ～ 1000μg • 600μg 舌下用药	肾脏或心脏疾病

◆ 输血

- 输血基于临床判断，如果需要则开始大量输血流程。
- 红细胞：1U 增加 3% 红细胞。
- 新鲜冷冻血浆（fresh frozen plasma，FFP）：输红细胞 2U 就考虑输血浆。
- 血小板（platelet）：6U 瞬时增加血小板 40 000 ～ 50 000。
- 冷沉淀：10U 增加纤维蛋白原 80 ～ 100mg/dl。

☆ ☆ ☆ ☆

- 考虑以下配比：6：4：1（红细胞：新鲜冷冻血浆：血小板）或4：4：1。

◆ 手术处理

- 子宫填塞：宫腔内球囊如 Bakri 球囊（球囊中注入 300～500ml 生理盐水）宫腔填塞法，宫腔纱条填塞术（纱布可以在 5ml 生理盐水中吸收 5000U 凝血酶），Foley 导管（注入 60～80ml 生理盐水）。

- 止血缝合：子宫动脉结扎（图 1-24）；B-Lynch 加压缝合，用大针和缝线（2 号含铬缝线或是薇乔线）（图 1-25）；腹下动脉（髂内）结扎（减少脉压）。

- 放射介入引导下行动脉栓塞。

- 子宫切除。

2. 子宫内翻

- 子宫底通过宫颈和阴道由内膜面翻出。

- 发病率（在所有分娩中）为 1/20 000～1/2000。

- 分娩胎盘时避免用力牵引脐带。

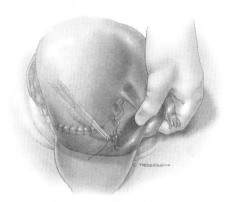

图 1-24 子宫动脉结扎

在子宫下段进行子宫动脉和静脉的结扎，在子宫切口下方的 2～3cm 处。于子宫血管靠中线处 2～3cm 进针穿过肌层至血管侧方穿透阔韧带。子宫下段靠中线处可触及输尿管。如果出血，需要双侧缝扎以减少脉压

图 1-24～图 1-26 经许可引自 Cunningham F, Leveno KJ, Bloom SL, et al. Chapter 41. Obstetrical hemorrhage. In: Cunningham F, Leveno KJ, Bloom SL, et al. eds. Williams Obstetrics. 24th ed. New York, NY: McGraw-Hill, 2013.

☆ ☆ ☆ ☆

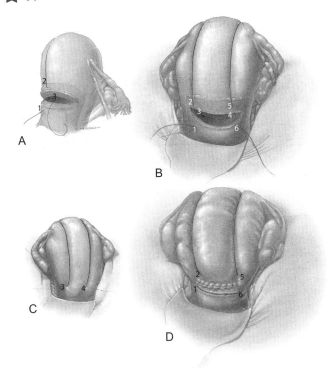

图 1-25　B-Lynch 子宫加压缝合

步骤 1：开始于切口下方，针穿过子宫下段进入子宫腔；步骤 2：针在宫腔内越过切口至切口上方，缝线环绕过宫底至子宫的后表面；步骤 3：针穿透子宫后壁再次进入子宫腔内，缝线在宫腔内由左穿至右方；步骤 4：缝线在子宫腔内穿过子宫后壁，缝线环绕子宫底从子宫后方穿至前方；步骤 5：针从切口上方穿过肌层再次进入子宫腔内；步骤 6：针保持在切口下方且在切口下方穿过 1 点至六点位置穿出，最后以常规方式关闭剖宫产切口

- 必须迅速识别并且处理，可能导致严重出血和母体死亡。

◆ 子宫内翻分度（图 1-26）

Ⅰ度：宫底仍在内膜腔内。

Ⅱ度：宫底超过宫颈口。

Ⅲ度：宫底达或越过阴道口。

Ⅳ度：子宫和阴道全部翻转至外部。

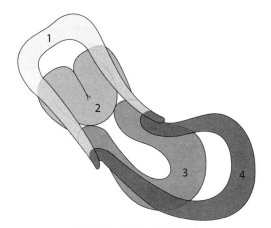

图 1-26　子宫内翻的分度

◆ 处理原则：快速使子宫复位至正常位置，控制出血，预防复发。

◆ 一旦确定内翻，进行处理。

● 停止一切子宫收缩类药物的应用。

● 寻求帮助：护士、产科医师、麻醉师。

● 考虑转移至手术室治疗。

● 建立 2 条快速静脉通路，准备静脉输注，必要时准备血制品。

● 为了最大限度减少出血，不要取出胎盘。

● 尝试徒手还原子宫底至正常位置。

● 如果子宫下段挛缩，静脉给予 50 ～ 100μg 硝酸甘油。

● 考虑使用特布他林或硫酸镁帮助子宫松弛。

● 如果徒手还原失败，则应用外科方法（腹腔镜）进行下一步治疗。

● 如果成功复位，用手在原位保持直至有效子宫收缩建立。

● 重新使用子宫收缩药物。

3. 羊水栓塞

● 妊娠的过敏反应。

● 发生率极低 [（1 ～ 12）：100 000 次分娩]。

● 羊水进入母体循环，继发严重过敏反应、心源性休克、呼吸衰竭、凝血功能障碍。

● 产程、分娩过程中或分娩后立即发生，表现为突发低血压、低氧血症、弥散性血管内凝血（DIC）。

★ ☆ ☆ ☆

- 迅速出现心脑血管系统功能衰竭。
- 母体及病死率极高。

◆ 可能相关因素

- 急产。
- 母体年龄过大。
- 手术产。
- 胎盘前置。
- 胎盘早剥。
- 多产。
- 子痫。

◆ 处理

- 侵入性支持治疗。
- 气管内插管及呼吸机辅助通气。
- 静脉通路。
- 容量支持、血管收缩药物及升压药保持血压。
- 血液制品输入。

4. 母体心搏骤停

◆ 妊娠过程中可能引起心搏骤停的原因

- 肺部原因：肺栓塞、羊水栓塞、哮喘。
- 心脑血管：心肌梗死（MI）、心律失常、脑卒中、先兆子痫／子痫。
- 血液系统：子宫收缩欠佳或异常胎盘导致出血、DIC。
- 感染：败血症。
- 药物引起：药物中毒（硫酸镁中毒）、不正当用药、药物过敏。
- 创伤。

◆ 复苏

- 遵循高级生命支持（ACLS）推荐的用药意见。
- 按照 ACLS 标准流程进行心脏除颤——除颤前去除子宫或胎儿监护。
- 葡萄糖酸钙 1 安瓿。
- 如果妊娠子宫＞ 20 周，子宫可触及并且应向左侧方固定。
- 手放置胸骨位置应更向头侧，以便更有效地按压。
- 心肺复苏开始应进行计时，以便在开始后 4min 有提醒。

☆ ☆ ☆ ☆

● AHA 推荐对产妇复苏满 4min 时应采取剖宫产，并在 5min 内娩出胎儿，抢救可活的新生儿。

● 如果宫底在脐上，可能发生主动脉、腔静脉压迫，不论孕周如何都应进行紧急剖宫产。

● 在复苏过程中较早结束分娩与复苏成功率提高相关。

● 不要将产妇转运到手术室进行剖宫产（CD），时间很重要！

5. 抽搐

◆ 不同诊断：子痫、癫痫、外伤、应用药物、低血糖、电解质紊乱、感染。

◆ 立即评价并且干预

● 支持疗法：开放气道，必要时应用机械通气，评价神经系统、呼吸系统和循环系统状态。

● 开放静脉通道、水化、心电图监测，将患者固定于床上以保证安全。

● 通过家属获得病史。

● 完善实验室指标：血常规，生化检查，尿酸，凝血状态，乳酸脱氢酶（LDH），中毒筛查，尿培养，血糖等。

● 联系麻醉科及神经科。

● 在母体状态稳定之前避免分娩，患者停止抽搐后应重新评价胎儿宫内情况。

◆ 药物选择

● 硫酸镁 4～6g 单次静脉输注，或 5g 分臀肌内注射。

● 劳拉西泮（lorazepam）0.1mg/kg（通常剂量为 4～8g）或地西泮 10mg 静脉应用，给药时间应 > 1min。

● 苯妥英 1000～1500mg（依照体重计算）单次应用，2h 后目标水平在 12～20μg/ml，一旦开始应用，应该每 12 小时监测血药浓度。

6. 败血症

● 妊娠可能发生的生理变化：心率增快，心排血量增加；潮气量增加，CO_2 分压下降；轻度白细胞升高。

● 全身炎症反应综合征（SIRS）（需满足以下至少 2 条）：体温 > 38℃ 或 < 36℃；心率 > 90 次 / 分；呼吸节律 > 20 次 / 分，或者 CO_2 分压 < 32mmHg；白细胞 > 12 000，白细胞 < 4000 或 > 10% 杆状核

☆☆☆☆

细胞。

◆定义

•败血症：感染引起的 SIRS。

•严重败血症：败血症伴有终末器官功能障碍（表 1-21）。

表 1-21　严重败血症伴有终末器官功能衰竭

系统	功能衰竭
神经系统	脑病、精神错乱
肺脏	低氧血症、急性肺损伤、急性呼吸窘迫综合征（ARDS）
心脑血管	低血压
胃肠道	凝血障碍、转氨酶升高、高胆红素血症
肾脏	急性肾损伤、少尿
血液系统	血小板减少
代谢	乳酸酸中毒

◆感染性休克的处理

•进行晶体溶液为主的液体复苏。

•在液体复苏之后依据患者的反应加用升压药，一线为去甲肾上腺素 [0.1μg/（kg·min），维持平均动脉压（MAP）在 65mmHg]。

•血培养，在 45min 内应用抗生素。

•必要时进行影像学检查。

•开始时应用广谱抗生素，待感染证据明确后进行用药调整。

•将可能的感染部位考虑周全，控制感染源。

◆抗生素应用

•革兰阳性菌：万古霉素、达托霉素、利奈唑胺。

•革兰阴性菌：哌拉西林/他唑巴坦，碳氢霉烯。

•巨细胞病毒（CMV）：更昔洛韦。

•真菌：米卡芬净（Micafungin）、卡泊芬净（Caspofungin）、两性霉素 B。

◆败血症治疗策略（如表 1-22 所示）。

☆ ☆ ☆ ☆

表 1-22　败血症治疗策略

3h 内完成

- 检测血液乳酸水平
- 抗生素应用前抽血培养
- 应用广谱抗生素
- 低血压或血液乳酸 ≥ 4mmol/L 时给予 30ml/kg 的晶体液

6h 内完成

- 应用血管升压药（对于初始液体复苏无效的患者）使平均动脉压（MAP）≥ 65mmHg
- 容量复苏后持续性低血压（感染性休克）或初始乳酸 ≥ 4mmol/L(36mg/dl) 的情况应测中心静脉压（CVP）* 和中心静脉血氧饱和度（ScvO$_2$）*
- 如果初始乳酸值即升高则要重新测量乳酸水平

---

* 有效复苏的目标包括 CVP ≥ 8mmHg，ScvO$_2$ ≥ 70%，乳酸恢复正常

经许可引自 Dellinger RP,Levy MM, Rhodes A, et al.Surviving sepsis campaign: international guidelines for management of severe sepsis and septic shock, 2012. Crit Care Med, 2013, 41:580-637.

7. 肩难产

◆ 危险因素

- 巨大儿。
- 孕前糖尿病或妊娠期糖尿病。
- 肩难产分娩史（25% 复发率）。
- 第二产程异常（延长或急产）。
- 母体肥胖。
- 手术阴道分娩。
- 过期妊娠。
- 妊娠期体重过度增加。

◆ 诊断

- 会阴处胎头回缩（Turtle 征）。
- 胎头复位下轻用力下压后前肩分娩失败。

◆ 处理

- 确定肩难产后应告知分娩团队。

☆ ☆ ☆ ☆ ☆

- 寻求帮助（护士、麻醉医师、儿科医师、产科医师）。
- 记录肩难产的时间。
- 指导患者停止用力，并且确保母体位置理想。
- 排空膀胱（如有需要）。
- 可进行会阴切开。
- 手法（McRoberts 法和耻骨联合上加压法，无特殊顺序要求）。
  ○ McRoberts 法：屈大腿法。
  ○ 耻骨联合上加压法：于耻骨联合上加压，使压力作用于胎儿前肩的后部，使胎肩在耻骨下方旋转。不要采用直接向下作用的压力或在宫底处加压。
  ○ 后手臂：将手指塞入后侧手臂至肘部，屈曲胎儿的肘部，使胎儿的上臂顺着前胸牵至阴道（图 1-27）。

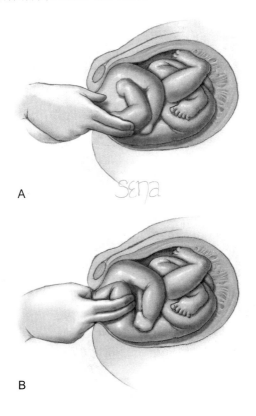

A

B

☆ ☆ ☆ ☆

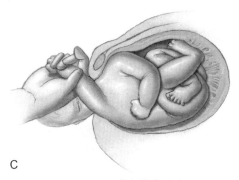

C

图 1-27 肩难产娩出后肩

A. 触及胎儿后肱骨；B. 固定胎儿手臂，保持胎儿肘部屈曲，使胎儿手臂沿前胸滑出；C.（继续）抓住胎儿手部，手臂沿脸部延伸，后侧手臂则沿阴道娩出

经许可引自 Cunningham F, Leveno KJ, Bloom SL, et al. Chapter 27. Vaginal delivery. In: Cunningham F, Leveno KJ, Bloom SL, et al. eds. Williams Obstetrics. 24th ed. New York, NY: McGraw-Hill, 2013.

◦ Rubin 法：将手放置于前肩或后肩之一，使肩部内收，向前旋转至胎儿胸口处（图 1-28）。

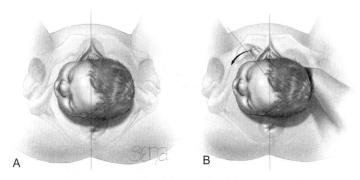

图 1-28 Rubin 法

A. 双肩垂直成一条直线；B. 找到可以更容易触及的胎肩（本图显示为前肩），将其向前向胸壁方向旋转（箭头方向）。通常此操作会引起双肩内收，从而减少双肩之间的直线距离，使前肩活动变为可能

引自 Cunningham F, Leveno KJ, Bloom SL, et al. Chapter 27. Vaginal delivery. In: Cunningham F, Leveno KJ, Bloom SL, et al. eds. Williams Obstetrics. 24th ed. New York, NY: McGraw-Hill, 2013.

☆ ☆ ☆ ☆

○ 旋转胎肩法：把手放置于后肩的前表面，顺时针（如果胎儿面对母体左侧）或逆时针（胎儿面对母体右侧）旋转肩部180°，旋转后后肩变为前肩。可以向相反方向重复此动作放松胎肩。

◆ 不常用的手法

● 断锁骨法：向外牵单侧或双侧锁骨，避免胎儿肺或血管损伤。

● 四肢手法：使产妇位于手和膝与床接触的位置娩出后肩，辅以轻柔向下的压力。

● 耻骨联合切开：避开膀胱和输尿管切开耻骨联合的软骨。

● Zavanelli 法：将胎头放回至盆腔而后行剖宫产。

十九、妊娠母体并发症

高血压疾病

● 高血压：收缩压（BP）≥ 140mmHg，舒张压 ≥ 90mmHg，或同时达到标准。

● 诊断需要至少 2 次间隔 4h 的测量，但是如怀疑严重高血压，则测量可以酌情缩短时间间隔以便及时应用抗高血压药物。

● 产后高血压：先兆子痫（preeclampsia，PEC）可能在产后首次发生，出院后产妇必须注意自身症状（严重头痛、视觉障碍、上腹部疼痛），并且报告给医护人员。

妊娠高血压疾病的分类如表 1-23 所示。

表 1-23　妊娠高血压疾病的分类

妊娠期高血压	● 妊娠 20 周后新发的高血压，无蛋白尿，通常近足月发生
	● 如果产后血压没有恢复到正常，应诊断为慢性高血压
	● 预后通常很好，但是如果血压升高过多，与先兆子痫预后类似
	● 需要加强监护
	● 可能为发生慢性高血压的一个预测因素
慢性高血压	妊娠前即发生的高血压或妊娠 20 周前发生的高血压

☆ ☆ ☆ ☆

续表

慢性高血压合并先兆子痫	• 慢性高血压的孕妇妊娠 20 周以后进展为蛋白尿 • 慢性高血压女性妊娠 20 周之前即发生蛋白尿同时出现以下情况 ○ 血压突然升高或需要加大降压药剂量 ○ 存在其他症状：肝酶升高、血小板降至<100 000/μl、右上腹疼痛、严重头痛、视觉障碍、肺水肿、肾功能不全（血肌酐水平翻倍或增加至≥1.1mg/dl，前提为排除其他肾脏疾病）、蛋白排泄量显著增加
先兆子痫和子痫	• 先兆子痫 ○ 通常妊娠 20 周后发病，近足月发生较多 ○ 新发生的高血压或蛋白尿（经典定义） ○ 有些患者不存在蛋白尿（但是存在其他系统性异常，如血小板减少、肝功能受损、肾功能不全、肺水肿或其他的相关症状） • 子痫 ○ 先兆子痫患者新发的抽搐 ○ 可能发生于产前、产时或产后 ○ 时常发作前存在头痛、反射亢进，但并不是非常常见

引自 ACOG Task Force on Hypertension in Pregnancy, Hypertension in Pregnancy, 2013.

1. 定义

◆先兆子痫（PEC）不合并严重并发症：不再应用"轻度子痫前期"的用词，因为即使不存在严重的并发症，发病率和病死率也显著增加（表 1-24）。

◆合并重度症状的 PEC：满足表 1-25 的任一标准即可诊断。

◆HELLP 综合征：一些特定的实验室发现，提示一种 PEC 亚型。

• 溶血、肝酶升高、血小板降低。

• 鉴别诊断：妊娠急性脂肪肝、胃肠炎、肝炎、阑尾炎、胆囊疾病、特发性血小板减少性紫癜(ITP)、血栓性血小板减少性紫癜(TTP)、狼疮发作、抗磷脂抗体综合征、溶血 - 尿毒综合征。

☆☆☆☆

表 1-24 先兆子痫的诊断标准

血压	• 既往血压正常的妊娠 > 20 周女性,收缩压 ≥ 140mmHg,或者舒张压 ≥ 90mmHg,间隔 > 4h 两次测量满足条件 • 如果增高明显(收缩压 ≥ 160mmHg,或者舒张压 ≥ 110mmHg)诊断可不间隔 4h,以便降血压药物可及时应用
并且	
蛋白尿	• 24h 尿蛋白 ≥ 300mg • 或尿蛋白 / 肌酐 ≥ 0.3 • 或尿蛋白 1+(仅在无其他证据时使用)
或者如果无蛋白尿,新发的高血压伴随新发生的以下情况	
血小板减少症	血小板计数 < 100 000/µl
肾功能不全	血肌酐 ≥ 1.1mg/dl,或超过正常值 2 倍
肝功能不全	肝酶升高至正常值 2 倍
肺水肿	
脑部症状 / 视觉症状	

表 1-25 合并严重症状的先兆子痫

• 收缩压 ≥ 160mmHg,或舒张压 ≥ 110mmHg,卧床休息状态下两次间隔 4h 的测量(不论首次测量出高血压后是否应用降压药物)
• 血小板减少(计数 < 100 000/µl)
• 肝功能损害(肝酶升高大于正常值 2 倍,或是严重右上腹疼痛或上腹痛排除其他原因)
• 肾功能损害(血清肌酐 > 1.1mg/dl 或大于正常值 2 倍,排除其他肾脏疾病)
• 肺水肿
• 新发脑部异常或视觉异常
• 由于蛋白尿与先兆子痫妊娠结局之间无明显关系,> 5g 的蛋白尿已经从重度先兆子痫的诊断标准中去除

注:以上任何一项符合即满足重度

表 1-25 ～ 表 1-28 引自 ACOG Task Force on Hypertension in Pregnancy, Hypertension in Pregnancy, 2013.

●如果血小板水平极低（＜50 000，可考虑应用地塞米松静脉注射，10mg，每12小时1次，直至血小板数量＞100 000。但是目前此用法并未证实可改善预后。

2. 先兆子痫的危险因素（表1-26）

表1-26　先兆子痫的危险因素

初产	家族先兆子痫病史
前次先兆子痫史	妊娠前或妊娠期糖尿病
慢性高血压或慢性肾脏疾病	肥胖
血栓形成倾向病史	系统性红斑狼疮
多胎妊娠	母体高龄（＞40岁）
	体外受精（IVF）妊娠

3. 先兆子痫的预防

有早发先兆子痫病史且在＜妊娠34周分娩，及大于一次的妊娠存在先兆子痫病史的女性，建议在进入早孕后期（late first trimester）开始应用低剂量阿司匹林60～80mg（美国通常应用的低剂量阿司匹林为81mg）。

4. 需要加强监测的情况

●母体：新发生的头痛、视觉障碍、右上腹或上腹部疼痛、水肿、体重迅速增加、20周后新发生的蛋白尿、收缩压升高＞30mmHg或舒张压升高＞15mmHg。

●胎儿：胎儿宫内发育迟缓（IUGR）。

5. 妊娠高血压、先兆子痫、HELLP综合征的管理

◆初始评价

●实验室：CBC、肌酐、肝酶、24h尿蛋白或蛋白/肌酐比。

●母体：评估症状。

●胎儿：超声评价胎儿体重和AFI；NST，如果NST不满意行生物物理评分（BPP）。

◆如果孕周≥37周，分娩。

◆如果孕周≥34周，且伴有重度的情况，分娩。

◆如果孕周＜34周，先兆子痫伴有重度情况，如表1-27所示。

◆如果孕周＜37周，先兆子痫不伴有重度情况。

☆ ☆ ☆ ☆

- 如果孕周 < 34 周，考虑分娩前使用激素。
- 可住院或门诊随诊。
- 每 2 周进行 1 次母体评估。
- 胎儿评估：如果是妊娠高血压，每周行 NST 检查；如果先兆子痫，每周行 2 次 NST。
◆ 卧床休息：妊娠期高血压或是先兆子痫如果无严重情况（表 1-27，表 1-28）则不需要绝对卧床。

表 1-27　妊娠 34 周之前合并重度症状的先兆子痫的管理

初始管理
- 24 ～ 48h 观察是否有分娩迹象
- 分娩前应用激素
- 应用硫酸镁预防子痫
- 如需要则应用降压药物
- 监测母体症状和实验室检查
- 应用超声、胎心监护评价胎儿情况

如果出现以下情况，产妇情况一旦稳定就结束妊娠
- 子痫
- 肺水肿
- DIC
- 难以控制的高血压
- 胎儿宫内死亡，胎儿不可活
- 胎儿情况异常
- 胎盘早剥

如果存在以下情况，应用激素后 48h 结束妊娠
- 孕周 ≥ 33^{+5} 周
- 持续存在症状
- HELLP 综合征 / 部分 HELLP 综合征
- IUGR（< 5%）
- 严重羊水过少
- 脐动脉超声多普勒提示严重舒张末期反流
- 临产 /PPROM
- 肾功能不全

☆ ☆ ☆ ☆

续表

继续观察

- 治疗机构必须有母体和胎儿监护治疗的足够资源（ICU 或 NICU）
- 患者仍未住院治疗
- 进行频繁的母体及胎儿监护（表 1-28）
- 如果需要则应口服抗高血压药物

结束妊娠指征

- 孕周达到 34 周
- 妊娠 34 周之前出现以下母体或胎儿情况

母体情况：复发严重高血压或出现先兆子痫症状，肾功能不全（肌酐＞正常值 2 倍或 ≥ 1.1mg/dl），持续血小板减少或 HELLP 综合征，肺水肿，子痫，可疑胎盘早剥

胎儿情况：严重 IUGR（＜ 5%），持续羊水过少，6h 内 2 次 BPP 评分 ≤ 4 分（满分 10 分），异常的胎儿脐动脉多普勒情况（舒张期末反向血流），NST 合并频发胎心率变异减速或晚期减速

表 1-28　合并重度症状的先兆子痫期待治疗时监测指标

母体监测	胎儿监测
• 生命体征，严格的液体出入量计算，每 8 小时评估症状 • 实验室指标：每日进行血常规检查（包括血小板计数）、肝酶、肌酐检测。如果情况稳定也可隔日复查	• 每日行 NST • 每周 2 次生物物理评分（BPP） • 如果 IUGR 则每 2 周进行胎儿生长情况及脐动脉超声多普勒评估

6. 子痫的预防

◆ 有严重症状的先兆子痫时推荐

硫酸镁应用：静脉滴注，4g 或 6g 单次静脉应用，而后 2g/h 维持；肌内注射，臀部外上侧肌内注射，单次剂量为 5g 分臀肌内注射，维持剂量为每 4 小时 3g 双臀交替肌内注射；治疗浓度，4 ～ 7mEq/L 或 4.8 ～ 8.4mg/dl。

◆ 如果进行剖宫产，则手术过程中继续应用硫酸镁。

☆☆☆☆

◆ 硫酸镁中毒（表 1-29）

硫酸镁中毒的治疗如下。

- 停用硫酸镁，检查血液浓度，根据临床症状进行处理。
- 开放气道，给氧，必要时给予机械通气。
- 用药：静脉应用 1g 葡萄糖酸钙，至少重复 3 次。
- 应用利尿药（呋塞米、甘露醇等）。

◆ 如果不能应用硫酸镁则可用苯妥英（dilantin）或磷苯妥英。

表 1-29　硫酸镁中毒的表现

	血镁离子浓度		
	mmol/L	mEq/L	mg/dl
腱反射消失	3.5 ～ 5	7 ～ 10	8.5 ～ 12
呼吸抑制	5 ～ 6.5	10 ～ 13	12 ～ 16
心脏传导改变	> 7.5	> 15	> 18
心搏骤停	> 12.5	> 25	> 30

7. 高血压的治疗

◆ 高血压治疗：如果收缩压 < 160mmHg 或舒张压 < 110mmHg 则不推荐应用。

◆ 妊娠状态下紧急控制血压药物如表 1-30 所示。

◆ 妊娠期常规口服降压药物如表 1-31 所示。

表 1-30　妊娠期紧急控制血压用药

药物	剂量	注意事项
拉贝洛尔	10 ～ 20mg 静脉应用，然后每 20 ～ 30 分钟应用 20 ～ 80mg，最大应用总量为 300mg，静脉输入速度为 1 ～ 2mg/min	一线用药，发生心率过缓情况较少，副作用较少，但是哮喘、心脏病或充血性心力衰竭者禁用
肼屈嗪	5mg 静脉应用或肌内注射，然后每 20 ～ 40 分钟给予 5 ～ 10mg，静脉应用速度为 0.5 ～ 10.0mg/h	用量过大或过频会引起母体低血压、头痛和胎儿宫内窘迫，此药比其他药物更容易发生以上情况

续表

药物	剂量	注意事项
硝苯地平	10～20mg 口服，如果需要 30min 后重复用药，接下来每 2～6 小时给予 10～20mg	理论上联用硝苯地平和硫酸镁会导致低血压和神经血管阻滞（两者都是钙通道阻滞剂）因此应用时应小心监护

表 1-31　妊娠期常规口服降压药

药物	剂量	注意事项
拉贝洛尔	200～2400mg/d，可分 2 次或 3 次服用	耐受性较好，可能存在支气管紧缩的效果，哮喘和充血性心力衰竭的患者避免应用
硝苯地平	30～120mg/d，为缓释型	不能采用舌下含服
甲基多巴	0.5～3g/d，分 2 次或 3 次服用	儿童安全性数据只截至 7 岁，重度高血压情况下可能效果欠佳
噻嗪类利尿药物	依据具体药物而不同	二线药物

8. 分娩方式

◆分娩方式应根据胎龄、胎位、宫颈情况和母体 - 胎儿状况而决定。

◆如果需要引产，剖宫产率可能随孕周增加而降低。

●＜ 28 周 93%～97%。

●28～32 周 53%～65%。

●32～34 周 31%～38%。

9. 慢性高血压的管理

◆基础评估及实验室检查

●血清肌酐、电解质、肝酶、血小板计数、尿酸、尿蛋白（尿蛋白大于 1+ 时考虑收集 24h 尿样进行检测和检测白蛋白 / 肌酐比）。

☆ ☆ ☆ ☆

- 如果严重高血压超过 4 年则完善心电图（ECG）或超声心动图检查。
- 筛查是否存在继发性高血压情况（持续高血压、低钾血症、心律失常、年龄＜ 35 岁）。

◆ 降压治疗

- 如果持续收缩压 ≥ 160mmHg 或舒张压 ≥ 105mmHg 则推荐应用降压药。
- 维持血压为 120/80 ～ 160/105mmHg。
- 如果有终末期器官损害的证据（慢性肾脏疾病或心脏疾病）则目标血压值应降低，收缩压＜ 140mmHg，舒张压＜ 90mmHg。

10. 其他信息

- 如果诊断为妊娠期高血压、先兆子痫或并发先兆子痫，产后应在医院监测血压至少 72h（或者同等程度的院外检测），且分娩后 7 ～ 10d 后再次监测血压。如果患者出现任何症状随时进行随访。
- 产后新发生的高血压合并头痛、视物模糊或先兆子痫合并重度高血压，应住院应用硫酸镁。
- 产后持续高血压的患者，间隔 4 ～ 6h 两次收缩压 ≥ 150mmHg 或舒张压 ≥ 100mmHg，建议应用降压药物治疗。如血压持续 160/100mmHg 或更高则应在 1h 之内进行治疗。

二十、妊娠期糖尿病

1. 妊娠合并糖尿病（DM）

◆ 分类

- 1 型
- 胰岛素敏感。
- 有严重低血糖或糖尿病酮症酸中毒（DKA）病史。
- 妊娠时有低血糖或 DKA 风险。
- 胰岛素依赖型。
- 2 型
- 胰岛素抵抗。
- 除儿童外可发生于任何年龄。
- 通常在妊娠时需要胰岛素治疗。

○有存在高渗昏迷的风险。

◆胎儿畸形

•妊娠早期随糖化血红蛋白（HbA1c）增加畸形风险增加（表 1-32）HbA1c 应小于 6.0% ～ 6.5%。

表 1-32　HbA1c 与胎儿畸形的关系

HbA1c（%）	畸形风险（%）
< 6	2 ～ 3（与普通人群发病率相一致）
7 ～ 8.9	5 ～ 10
9 ～ 10.9	10 ～ 20
≥ 11	> 20

•畸形种类：心血管系统、肾脏、神经管。右心室双流出道、动脉干、尾部退化综合征发生率较正常高。骶骨发育不全、尾部退化综合征风险为一般人群的 500 倍。

◆妊娠前糖尿病或妊娠 20 周之前诊断妊娠期糖尿病的管理。

•实验室：HbA1c；甲状腺功能检测（TFT）（40%1 型糖尿病存在甲状腺功能异常）。

•眼科检查，心电图检查。

•24h 尿蛋白定量及肌酐清除率（需要血肌酐水平）或者白蛋白 / 肌酐比值。

•超声：妊娠 18 ～ 20 周核对预产期、评估胎儿解剖结构，妊娠 28 ～ 30 周及 36 周评估视胎儿生长情况。

•22 周左右进行胎儿超声心动图检查。

2. **妊娠期糖尿病**（gestational diabetes mellitus，GDM）

◆定义：妊娠期首次发现的糖类不耐受导致的高血糖。

◆分类

A1 型：可饮食控制。

A2 型：需要药物治疗。

•GDM 发生于 6% ～ 7% 的妊娠妇女（发生率取决于调查人群及应用的诊断方法）。

•20% ～ 50% 于 5 ～ 10 年发展成为糖尿病，33% ～ 50% 下次妊娠复发 GDM。

☆☆☆☆

- Meta 分析：如果诊断了 GDM，发展成 2 型糖尿病的风险为 7.4 倍。

- 轻度 GDM 的治疗应关注减少先兆子痫发生率，减少妊娠期高血压和减少胎儿过度生长、肩难产和剖宫产发生。

◆ GDM 的筛查和诊断

早期妊娠，以下情况可诊断糖尿病。

- 快速血糖 ≥ 126mg/dl。

- 或 HbA1c ≥ 6.5%。

- 或随机血糖 ≥ 200mg/dl（应有确认检测）。

如果 GDM 在妊娠 20 周之前诊断，咨询和管理应与 2 型糖尿病一致。

目前，推荐 2 步法。

- 50g 葡萄糖筛查试验（glucose challenge test，GCT）

○ 24 ～ 28 周筛查。

○ 禁食或进食情况均可以进行（但空腹检测更准确）。

○ 诊断阈值为 130 ～ 140mg/dl。敏感度和特异度因不同研究而存在差异，低阈值更敏感，但是有更多假阳性发生。由于没有明确证据支持阈值，ACOG 推荐一致的阈值（130mg/dl、135mg/dl、140mg/dl）如果筛查阳性（依据不同的阈值），接下来进行 3h 葡萄糖耐量试验（glucose tolerance test，GTT）。

诊断试验：3h GTT（100g）。

- 理想状态下，应在 3d 丰富碳水化合物饮食（> 150g/d）、禁食 8h 后检查。

- GDM 诊断标准如表 1-33 所示。

表 1-33　3h GTT 诊断 GDM 的标准　　　单位：mg/dl

	Carpenter-Coustan 标准 *	美国国家糖尿病数据组标准
空腹	< 95	< 105
1h	< 180	< 190
2h	< 155	< 165
3h	< 140	< 145

* 约翰·霍普金斯大学使用

注：两次异常诊断 GDM

☆ ☆ ☆ ☆

GDM 高危患者初次产前检查进行早期 GCT 检查。

● GDM 病史，BMI ≥ 30kg/m²，> 4000g 胎儿分娩史，家族史，既往诊断多囊卵巢综合征（polycystic ovary syndrome, PCOS）。

● 如果血糖筛查正常，妊娠 24 ～ 28 周重复筛查。

● 如果 GCT 异常，进行 3h GTT。

● 如果 GTT 正常，妊娠 24 ～ 28 周重复进行 GTT。

3. 糖尿病及妊娠期糖尿病的管理

● 营养咨询，三餐及加餐控制糖类摄入。

● 每日自行监测血糖 4 ～ 5 次 [空腹、餐后 1h 或 2h，快速测血糖（D-Sticks）± 睡前（QHS）]。

● 妊娠前控制不佳的糖尿病：空腹、餐前及 QHS 直至血糖控制有所改进。之后变为空腹及餐后血糖监测。最多可每日测血糖 8 次（空腹、餐前、餐后、QHS）。

● 如果 1 年控制不佳或感染住院的 DM 患者：空腹、餐前、餐后、QHS 测血糖。

● 1 型糖尿病，特别是依赖胰岛素泵的患者，每日应测血糖 7 ～ 10 次，即使住院也应采用。

● 住院患者的胰岛素用量。

○ 每天进行调节。

○ 如果需要餐前或 QHS 应用矫正大剂量胰岛素（门冬胰岛素或赖脯胰岛素）。

○ 除非血糖高于 180mg/dl，否则应避免餐后应用矫正大剂量胰岛素。

4. 合适的血糖控制目标

空腹：60 ～ 90 或 95mg/dl。

餐前：60 ～ 100mg/dl。

餐后 1h：< 140mg/dl。

餐后 2h：< 120mg/dl。

睡前：< 120mg/dl。

晨 2：00 ～ 6：00：60 ～ 120mg/dl。

5. 注意事项

● 尽量避免因控制血糖而住院，患者通常在家饮食更合理且活动

☆ ☆ ☆ ☆

更多。

- 咳嗽时避免应用常规的惠菲宁（Robitussin），因为其以糖浆作为载体，使用无糖的 Robitussin 或苯佐那酯。
- 特布他林和激素类药物应用于糖尿病患者可能会引起高血糖（有些时候导致严重高血糖）。
- 低血糖的处理：应用胰岛素的患者可以肌内注射 1mg 胰高血糖素并有受过训练的人进行陪伴，随时携带含糖类食物。
- 通常
- 10g 糖升高血糖 30mg/dl。
- 1U 短效胰岛素降血糖 30mg/dl。
- 产前检测和分娩时机（表 1-34）。
- 如果胎儿体重＞ 4500g 应考虑剖宫产以避免臂丛神经损伤。

表 1-34 产前检测和分娩时机选择的推荐

类型	产前检查	分娩时机
A1 型 GDM（GDMA$_1$）	妊娠 40 周之前胎儿风险并未增加，除正常产检外无其他检测要求	同产科指征，无其他额外意见
妊娠前糖尿病及 A2 型 GDM（GDMA$_2$）	妊娠 32 ～ 34 周开始每周 2 次 NST，必要时进行胎儿生物物理评分（BPP），如果合并其他并发症（如神经病变及 IUGR）则从妊娠 28 周开始监护	妊娠 39 ～ 40 周分娩

6. 糖尿病的药物管理

◆ 口服降糖药：饮食控制失败时可选择药物治疗。

- 格列本脲（优降糖）
- 第二代磺酰脲类，刺激有功能的胰岛 β 细胞，增加胰岛素释放。
- 起始剂量：通常睡前 2.5mg 或 2.5mg 每日 2 次。
- 最大剂量为每日 20mg，最低接受剂量为 1.25mg。
- 副作用：低血糖、恶心、胃灼热、过敏性皮肤反应。
- GDM 空腹血糖＞ 110mg/dl 时效果欠佳。
- 二甲双胍（妊娠期应用安全）

☆ ☆ ☆ ☆

○ 双胍类：减少肝脏产生糖原及肠道糖吸收，增加外周糖摄取并增加胰岛素敏感性。

○ 剂量：500mg 每日 1 次或 2 次，最大剂量为每日 2500mg。

○ 副作用：腹泻、胀气、消化不良、恶心 / 呕吐。

○ 胃食管反流病（GERD）是相对禁忌证。

○ 乳酸酸中毒：是罕见的由药物累积产生的代谢合并症，50% 情况为致命。在手术或静脉造影之前暂时停止用药。

◆ 胰岛素

● 剂量应用指南如表 1-35 所示。

● 日常用药剂量分三部分，2/3 在晨起，1/3 在夜间。

● 晨起剂量（早饭前）：2/3 量为中效胰岛素（NPH）；1/3 量为短效胰岛素（赖脯胰岛素或门冬胰岛素）。

○ 夜间剂量通常分为 2 部分，餐前和睡前。

1/2 为短效胰岛素（赖脯胰岛素或门冬胰岛素），餐前。

1/2 作为 NPH 睡前应用，有时为了患者的方便在餐前应用，但是最好在睡前应用。

● 如果持续空腹高血糖且餐后正常，应单用睡前 NPH。

● 如果发生妊娠 35 周后胰岛素需要量减少，特别是妊娠前糖尿病患者，评价胎儿情况，确定是否是胎盘功能不良引起的结果。

表 1-35 胰岛素应用指南

孕周（周）	每日需胰岛素总量
1 ～ 18	0.7U/kg 实际体重
18 ～ 26	0.8U/kg 实际体重
26 ～ 36	0.9U/kg 实际体重
36 ～ 40	1.0U/kg 实际体重

注：通常起始剂量不超过每日 60U 胰岛素

◆ 胰岛素泵

● 开始应用

○ 开始应用 80% 日常胰岛素用量，其中半量胰岛素用于基础量。

○ 同时应用短效胰岛素制剂（赖脯胰岛素和门冬胰岛素）。

☆ ☆ ☆ ☆

- 基础用量
- ○每小时都可以进行调整变化，1 型糖尿病通常为 0.5 ～ 1.5U/h，2 型糖尿病用量更多。
- ○通常用量：妊娠时起始于 3 ～ 4 倍基础用量（设无妊娠状态为 1）MN-4am，4am-8am，8am-4pm，4pm-MN
- Bolus 量
- ○餐前：取决于糖类量（通常妊娠期为 1 ∶ 10，非妊娠期为 1 ∶ 15）。
- ○矫正系数（correction factor，CF）：反映患者对外源性胰岛素的敏感性；公式，1800/ 总胰岛素量；通常妊娠 CF 为 25 ～ 30（非妊娠为 40 ～ 60）；如目前血糖减去目标血糖除 CF（mg/dl）为 1，则加 1U 胰岛素（如 CF 30、目标血糖 120、目前血糖 180，加 2U 胰岛素）。
- 临产及分娩时的胰岛素泵的管理
- ○不要关闭胰岛素泵而应用胰岛素输液，应继续应用胰岛素泵。
- ○平均基础速度取平均值，在分娩或剖宫产时用平均值。
- ○如果发生高血糖，应用胰岛素泵的 Bolus 量，或者应用静脉输注胰岛素，用法取决于急迫程度。
- 产后
- ○减少基础用量的 50% ～ 70%，基于个体情况给予 Bolus 剂量。
- ◆分娩过程中的糖尿病管理
- 对于引产的患者，晚间仍应用 NPH，保留 AM 胰岛素。
- 计划剖宫产前一晚或住院时停止二甲双胍的应用。
- 如果没有应用胰岛素泵，开始胰岛素静脉滴注。胰岛素静脉滴注：100U 胰岛素融入 100ml 生理盐水中（每毫升 1U 胰岛素）。
- ◆产程发动后每小时测血糖：目标血糖 70 ～ 110mg/dl。1 型糖尿病患者如果血糖＞ 60mg/dl，则需要基础胰岛素（至少每小时 0.5U）。

7. 产后管理

- ◆妊娠前糖尿病
- 产后：将分娩前胰岛素用量至少减少一半，或应用妊娠前的剂量。
- 快速测血糖：空腹、饭前及睡前。
- ◆GDM

- 停止口服降糖药或胰岛素。

- 产后 6～12 周：2h 75g GTT 检查，空腹检查。糖尿病、空腹血糖受损及糖耐量受损的诊断标准如表 1-36 所示。

表 1-36　糖尿病、空腹血糖受损、糖耐量受损的诊断标准

测试	糖尿病	空腹血糖受损	糖耐量受损
空腹血糖	空腹血糖 ≥ 126mg/dl	空腹血糖 100～125mg/dl	NA
2h 75g GTT	空腹血糖 ≥ 126mg/dl 或餐后 2h 血糖 ≥ 200mg/dl	空腹血糖 100～125mg/dl	餐后 2h 血糖 140～199mg/dl

8. 糖尿病酮症酸中毒（DKA）（表 1-37）

- 存在于 5%～10% 妊娠前即发生的 1 型糖尿病的患者。

- 症状包括腹痛、恶心、呕吐和感觉障碍。

- 胎儿病死率高达 10%。

◆ DKA 诊断标准

- 随机血糖＞ 200mg/dl。

- 碳酸氢盐＜ 15mmol/L。

- 中度尿酮体

- 动脉血 pH 通常＜ 7.3，阴离子间隙增加。

◆ 初始处理

- 妊娠 24 周以上的孕妇，DKA 解决之前进行持续胎心监护。

- 除非胎儿情况不好，否则不要因为不确定的胎儿情况而分娩，宫内复苏会有更好的围生期结局。

- 开始静脉液体复苏，正常生理盐水 1L 输入 1h，之后重新评估。

- 保持患者禁食（nihil per os, nothing by mouth, NPO）。

- 如患者不能自然排尿则插入 Foley 导尿管。

- ECG 检查。

- 实验室检查

○ 重要实验室检查：动脉血气分析（ABG）、碳酸氢盐、血钠和血钾、全血血糖、肌酐。

○ 其他实验室检查：血常规、血氯、尿培养。

☆ ☆ ☆ ☆

- 高血糖应矫正血钠值（每 100mg/dl 糖增加 1.6mEq 血钠）。
- 持续监测分娩情况（L&D）至少 4h。

表 1-37　ACOG（2012）关于妊娠期糖尿病酮症酸中毒的建议

实验室评估

应用动脉血气分析结果判断酸中毒的分度，每隔 1 ～ 2h 重复测血糖、酮体和电解质水平

胰岛素

- 低剂量静脉应用
- 单次给予剂量：0.2 ～ 0.4U/kg
- 维持剂量：2 ～ 10U/h

液体

- 等张氯化钠溶液
- 最初 12h 内完成 4 ～ 6L 的液体置换
- 第 1 小时内给予 1L
- 2 ～ 4h 500 ～ 1000ml/h
- 80% 液体置换完成后，维持剂量，给予 250ml/h

糖

- 如果血糖水平达到 250mg/dl（14mmol/L）则开始给予 5% 葡萄糖

钾

- 如果初始血钾正常或偏低，给予 15 ～ 20mmol/h 的血钾静脉输注；如果血钾过高，等待降低至正常水平，之后以 20 ～ 30mmol/L 浓度溶液静脉输注

碳酸氢盐

如果 pH < 7.1，向 1L 的 0.45% 正常盐水中，加入 1 安瓿（44mEq）

经许可引自 Chapter 57.Diabetes Mellitus.In：Cunningham F, Leveno KJ, Bloom SL, et al. eds.Williams Obstetrics.24th ed.New York,NY:McGraw-Hill, 2013.

二十一、人类免疫缺陷病毒和妊娠

1. 待产和分娩的要点

- 对于无立即分娩征象的患者，如果近期无检测，则入院立即测

☆ ☆ ☆ ☆

超敏 HIV RNA 病毒载量（viral load, VL）（若 VL < 20 则 4～5 周，若 > 20 则 2 周内），以及 CD4 细胞数。

• 2014 年意见：如果 HIV RNA > 1000copies/ml（或临近分娩无 HIV RNA 数）的患者应给予齐多夫定（Zidovudine）（学名，也被称为 Retrovir、ZDV、AZT）。但是对于正在应用抗病毒治疗（ART）且 HIV RNA 数量≤ 1000copies/ml 的女性，临近分娩时不推荐应用。

• 只有对宫颈扩张不充分且需要迅速分娩的患者可进行人工破膜。

• 避免侵入性监测方式及手术助产阴道分娩，除非存在产科指征。

• 如果产程早期发生了自然破膜，考虑应用缩宫素减少从破水到分娩的时间。

• 应用蛋白酶抑制剂或依法韦仑（Efavirenz）的时候避免应用麦角新碱，会加大血管收缩的作用。

• 如果人类免疫缺陷病毒（HIV）状况不清楚的临产的女性快速 HIV 检测结果阳性，不必等待确认试验结果就应开始静脉使用 ZDV。后续再进行确认试验。

2. 传染

• 传染率如表 1-38 所示。

• 降低传染风险：Landmark 研究（ACTG 076）显示齐多夫定（Zidovudine）于产前、产时和新生儿期应用可以将围生期传染风险由 25.5% 降至 8.3%（67.5% 降低）。齐多夫定单药应用可充分降低围生期传染风险，ART 单药目前被认为是治疗 HIV 感染的次优选择，而且联合用药被认为是治疗 HIV 感染和预防围生期传染的标准治疗方式。

• 抗反转录病毒（ARV）药物通过很多机制降低围生期传染率。如果 VL < 1000copies/ml，则传染风险降低。建议产前、产时和新生儿期联合应用 ARV 来预防传染。

• 所有 HIV 感染的女性都应接受妊娠期预防围生期 ARV 药物应用的咨询，不论她们的 HIV RNA 水平及 CD4 T 淋巴细胞的计数如何。虽然不能监测出 HIV RNA 水平的女性围生期传染风险极低，但是也有报道证实，ART 治疗中 HIV RNA 极低或不能检出母体 HIV RNA 的情况下仍有传染的情况发生。

• http://AIDSinfo.nih.gov 可以获得更多的信息。

☆☆☆☆

表 1-38 传染风险

妊娠期无抗反转录病毒治疗	25% ～ 30%
ZDV 单药应用（产时＋新生儿期）	10%
ZDV 单药应用（产前、产时＋新生儿期）	8.3%
抗反转录病毒治疗（ART）	＜ 2%
ART 治疗且不能检测出病毒载量	＜ 1%

引自 Public Health Service Task Force Recommendations,November, 2007; Connor, et al.Reduction of maternal-infant transmission of human immunodeficiency virus type 1 with zidovudine treatment.Pediatric AIDS clinical trials Group Protocol 076 Study Group.NEJM, 1994, 331:1173-1180;Wade et al. Abbreviated regimens of zidovudine prophylaxis and perinatal transmission of the human immunodeficiency virus. NEJM, 1998, 339:1409-1414.

3. *产前处理建议*

● 获得基础实验室指标：HIV RNA、CD4 细胞计数、血常规、肝肾功能检测。

● 如果 HIV RNA 水平大于阈值（＞ 500cps/ml），在开始应用 ARV 药物之前应进行 ARV 抗药性的基因型分析。

● 应用 ARV 药物治疗后没有达到有效的病毒抑制作用时，重复 ARV 抗药试验评价依从性，来指导、更改药物治疗和用量。

● 如果在妊娠晚期诊断了 HIV 感染，应该即刻开始联合 ART 治疗，不应等待抗药性检测结果。

● 筛查：甲肝、乙肝、丙肝和结核（TB）。

● 进行肺炎疫苗（如果 CD4 ＞ 200cells/μl）及甲肝、乙肝和流感疫苗的接种。

● 根据推荐进行百白破疫苗接种。

● 需要对机会性感染的风险进行评价，以判断是否需要预防，如鸟分枝杆菌复合群（mycobacterium avium complex，MAC）肺病和肺孢子虫病（pneumocystis pneumonia，PCP）。

◆ 抗反转录病毒治疗

● ARV 药物可以治疗患者及减少垂直传播。

● 何时开始抗反转录病毒治疗？

○ 根据 CD4 细胞计数、HIV RNA 水平和母体情况（恶心呕吐）

☆ ☆ ☆ ☆

决定在妊娠早期或延后至 12 周开始治疗。早期开始 ARV 对于减少传染更有效，但是药物的有效率一定结合妊娠早期药物暴露对胎儿可能的影响及妊娠剧吐时依从性下降的风险进行评估。

○ 通常来讲，如果患者应用 ART 开始于妊娠早期，则应该整个妊娠期都应继续应用 ART，评价是否能耐受及有效率。

● 抗病毒药物

○ ART 的联合治疗至少包括以下 3 种药物：双重作用的核苷反转录抑制剂(nucleoside reverse transcriptase inhibitor, NRTI)(主要药物)、非核苷反转录抑制剂 (non- nucleoside reverse transcriptase inhibitor, NNRIT) 或一种 / 多种蛋白酶抑制剂 （protease inhibitor，PI）。

○ 联合 PI 和 ARV 可能增加一定的早产率。但是其对孕妇有益，且减少母婴传播。

◆ 妊娠期的监测

● CD4 细胞计数：开始咨询时开始监测并且每 3 个月重复。

● HIV RNA 水平

○ 于咨询时开始监测。

○ 开始后每 2 ～ 4 周重复，或者改变 ARV 方案时重新检测。

○ 每个月重复直到不可检出，接下来至少 3 个月 1 次。

○ 妊娠 34 ～ 36 周检测以决定分娩方式。

○ 如果为了评价耐药情况，监测应更加频繁。

4. 产时建议

● 2014 年意见：如果 HIV RNA ≥ 1000cps/ml （或者临近分娩 HIV RNA 水平未知）的患者应给予齐多夫定 （ZPV/AZT）。但是对于 HIV RNA ≤ 1000cps/ml，持续在妊娠晚期用药，临近分娩且不考虑耐药的患者不推荐应用 ARV。

● 齐多夫定单次剂量（loading dose）：2mg/kg 静脉应用 1h 以上。

● 接下来以 1mg/（kg•h）的速度持续静脉输注直到分娩。

● 分娩过程当中继续应用 ART，如果治疗方式中包括口服齐多夫定而且 HIV RNA > 1000cps/ml，口服的齐多夫定应在静脉应用齐多夫定时停止。如果计划剖宫产，术前应一小口水送服口服药。

● 避免以下情况发生，除非存在明确产科指征（可能增加传染风险）。

★ ☆ ☆ ☆

○ 人工破膜（artificial rupture of membranes，AROM）。

○ 胎儿头皮电极。

○ 手术分娩：产钳、胎吸及侧切。

● 破膜

○ 破膜后 4h 传染风险增加（双倍风险，如果时间更长则风险更高）。HIV RNA 检测不出及 ART 治疗的患者风险并不清楚。

○ 目前研究：联合 ART 的患者如果 HIV RNA 载量 < 1000cps/ml，破膜后直到 25h 均没有围生期传染风险。而 HIV RNA > 10000cps/ml 是感染的独立危险因子。

○ 如果破膜发生于妊娠 37 周之前，应根据产科实践经验决定分娩时机。如果合适应该应用皮质类激素，因为并无建议 HIV 感染患者不能用激素。如果决定分娩，分娩方式应根据产科指征决定。

5. 剖宫产

● HIV RNA > 1000cps/ml 或是分娩时不确定的情况下推荐剖宫产以减少传染风险（不论患者是否接受 ART 治疗）。

○ HIV RNA > 1000cps/ml 时妊娠 38 周剖宫产。

○ HIV RNA < 1000cps/ml 且有产科原因时妊娠 39 周剖宫产。

● 计划剖宫产 3h 前开始应用静脉齐夫多定，并且持续至脐带结扎时。

● ART 治疗中且 HIV RNA < 1000cps/ml，患者是否需要剖宫产数据不足，由于传染风险很低，不能证明剖宫产可以增加获益。

● 常规围术期预防性抗生素治疗。

● HIV 感染的患者术后并发症较多，主要为感染。

● 如果本来计划剖宫产的患者临产或破膜，破膜后剖宫产是否会降低传染风险并不明确。临床管理应该根据破膜时间、产程进展、HIV RNA 水平、目前的 ART 治疗及其他临床因素决定。如果宫颈扩张很小，产程预估很长时间，开始给予齐夫多定单次剂量（loading dose）并且进行剖宫产来减少破膜的时间，且对于有剖宫产指征的患者（> 1000cps/ml）避免阴道分娩，可阴道分娩的开始应用缩宫素加快产程。

● 如果产程进展很快，孕妇可阴道分娩。

● 如果应进行非择期剖宫产且 HIV RNA ≥ 1000cps/ml，考虑减

☆ ☆ ☆ ☆

少开始静脉应用齐夫多定和分娩的时间差，有专家建议给予 1h 的负荷剂量并且在分娩过程中持续应用。

6. 产后管理意见

● 麦角新碱：如果可能避免患者应用 PI（过度的血管收缩作用）。只在没有其他选择时应用——低剂量，最短时间应用。

● 分娩后是否继续 ART 应用：应咨询 HIV 专家。

● 美国不推荐 HIV 感染的患者进行母乳喂养。

● 口服避孕药与很多 ARV 药物之间存在药物相互作用，见最新围生期 HIV 用药指南。

7. 混杂因素

● 羊膜腔穿刺：应用有效 ART 的女性，无羊膜腔穿刺后围生期传染的报道，但是仍不能排除很小的风险。如果存在羊膜腔穿刺指征，只能在开始有效 ART 治疗后才可进行羊膜腔穿刺。如果可以，控制 HIV RNA 不能检出后再进行。

● 绒毛膜穿刺（chorionic villus sampling，CVS）：一些专家认为 HIV 感染女性进行 CVS 和脐穿刺风险太高，建议有创操作只进行羊膜腔穿刺（但是目前数据很有限）。

● 还可考虑做非侵入性操作，如无创 DNA 检测来减少有创检查操作。

二十二、哮喘

● 妊娠状态哮喘的发病率为 4% ～ 8%。

● 哮喘临床表现为呼吸困难、无痰、喘息样、咳嗽。

● 严重、控制不好的哮喘增加以下风险：胎儿不成熟、IUGR、剖宫产、子痫前期。

1. 妊娠期的肺部变化

● 相对过度通气。

● 每分通气量增加。

● 潮气量增加。

● 呼吸频率稳定，第一秒用力呼吸量（forced expiratory volume in the first second，FEV_1）值稳定。

● 功能潮气量下降（FRC）。

☆ ☆ ☆ ☆

- 深吸气量（inspiratory capacity，IC）减少。
- IC 减少 +FRC 减少 = 肺总容量减少（total lung capacity，TLC）。

2. 急性哮喘的管理

- 病史和身体检查 [包括激发因素（trigger），前次入院的病史，气管内插管或激素应用，目前及前次用药史，基础峰值流量（baseline peak flow）]。
- 记录的峰值流量及血氧饱和度。
- 进行胸部 X 线检查、动脉血气分析（ABG）并且根据临床评价和对初始治疗的反应进行呼吸系统病毒的筛查。
- 根据孕周进行合适的胎儿状况评估。
- 监测患者的症状、氧合情况及峰值流量（peak flow），以便观察患者对药物的反应。
- 氧气补给及静脉补液，出院时给予合理的哮喘用药方案。

3. 用药

- 用药方案与未妊娠者用药方案相同。
  - β$_2$受体激动药：沙丁胺醇定量雾化吸入器或喷雾器（每20分钟1次，3次剂量后如果需要继续治疗则每1～4小时重复1次）。
  - 异丙托溴铵喷雾器：通常与 β$_2$ 受体激动药同时应用。
  - 系统的激素用药：如果初始的喷雾治疗或慢性口服激素治疗无反应则考虑应用。

  严重恶化情况：60～80mg 甲泼尼龙静脉应用。

  口服泼尼松：40～80mg 口服，单次或分2次应用。

  - 辅助疗法

  硫酸镁 2g 静脉应用，时间 > 20min。

  特布他林 0.25mg 每20分钟应用1次，应用3次。

4. 妊娠期妇女哮喘严重程度分类及控制方法　如表1-39所示。

表 1-39　妊娠期妇女哮喘严重程度分类及控制方法

哮喘严重程度	症状发生频率	夜间惊醒	正常活动的干预	FEV 或峰值流量
间歇发作（控制好）	≤2天/周	≤2次/月	无	≥80%

续表

哮喘严重程度	症状发生频率	夜间惊醒	正常活动的干预	FEV 或峰值流量
轻度持续（控制不好）	≥2天/周	>2次/月	轻度受限	≥80%
中度持续（控制不好）	每日出现症状	>1次/周	一些受限	>60%，但<80%
严重持续（控制非常不好）	全天发作	经常	严重受限	≤60%

5. 妊娠妇女哮喘管理的分级治疗 如表 1-40 所示。

表 1-40 妊娠妇女哮喘管理的分级治疗

轻度间歇发作	无须每日用药，如果需要可用沙丁胺醇[*]
轻度持续发作	低剂量吸入型糖皮质激素[+]
中度持续发作	中等剂量吸入糖皮质激素[+] 或低剂量吸入糖皮质激素加长效 β 受体激动剂[**] 或中等剂量吸入糖皮质激素加长效 β 受体激动剂[**]
严重持续发作	大剂量吸入型糖皮质激素加长效 β 受体激动剂

[*] 沙丁胺醇是妊娠期推荐应用的短效吸入型 β_2 受体激动剂。[+] 布地奈德是妊娠期推荐应用的吸入类激素；低剂量，200～600μg/d；中等剂量，600～1200μg/d；大剂量，>1200μg/d

[**] 沙美特罗是妊娠期推荐应用的长效吸入型 β_2 受体激动剂

引自 NAEPP Expert Panel Report.Managing Asthma During Pregnancy: Recommendations for Pharmacologic Treatment-Update 2004. US Department HHS, Bethesda, MD. NIH Publication No. 04-5246, March, 2004.

二十三、妊娠期血栓形成倾向

● 妊娠处于高凝状态。

● 静脉血栓栓塞（venous thromboembolism, VTE）在美国发生率为 1/1600，是妊娠期最易导致其他合并症的疾病。

1. 血栓形成倾向

◆ 高危的遗传性血栓形成倾向

● 抗血栓功能不全。

★ ☆ ☆ ☆

- 因子 V Leiden 纯合子。
- 凝血酶原 G20210A 纯合子。
- 因子 V Leiden 及凝血酶原 G20210A 的双重杂合子。

◆ 低危的遗传性血栓形成倾向

- 因子 V Leiden 杂合子。
- 凝血酶原 G20210A 杂合子。
- 蛋白 C 功能障碍。
- 蛋白 S 功能障碍。

◆ *MTHFR*（methylenetetrahydrofolate reductase，甲基四氢叶酸还原酶）突变

- 纯合子是高同型半胱氨酸血症最常见的原因。
- *MTHFR* 突变本身并不增加 VTE 的风险。
- 高同型半胱氨酸水平是 VTE 的危险因素，对非妊娠妇女的研究表明补充维生素 B 并不能降低 VTE 风险。
- 根据 ACOG 意见：并无足够证据支持检测 *MTHFR* 或空腹同型半胱氨酸水平可以评价血栓形成患者发生 VTE 的情况。

2. 筛查

◆ 目前存在争议。

◆ 常规并不推荐所有妊娠女性都进行血栓形成倾向筛查。

- 以下情况进行筛查

○ 非复发的高危因素（骨折、手术、行动不便）引起的个人 VTE 病史。

○ 一级亲属有高危血栓形成风险或无高危因素时 50 岁之前出现 VTE。

- 既往，如果出现以下情况应做 "3" 中的检查。

○ 妊娠期发生 VTE，分娩后随访。

○ 妊娠 20 周或以后发生的不能解释的胎儿宫内死亡病史（fetal death in utero，FDIU）[1][2]。

○ 早发重度先兆子痫（妊娠 34 周之前）或 HELLP 综合征[1]。

○ 重度胎儿宫内发育迟缓（IUGR）[1]。

○ 胎盘早剥病史[1]。

---

[1] ACOG 不再推荐此情况进行常规筛查，因为无有效证据表示产前预防性抗凝治疗（低分子肝素/普通肝素）可预防复发。

[2] 抗磷脂抗体筛查是合适的。

☆ ☆ ☆ ☆

3. 血栓形成倾向的检查

◆ ACOG 推荐：因子 V Leiden 突变、蛋白 C 活性、抗凝血功能障碍、凝血酶原基因突变 G20210A、蛋白 S 活性。

◆ 其他检查推荐（并不是 ACOG 推荐）

● 血纤溶酶原激活物抑制剂 -1(PAI-1 突变 4G/4G；如果不能获取，测血 PAI-1 活性)。

● *MTHFR* 突变筛查和（或）快速血同型半胱氨酸水平。

● 反复流产的女性应进行抗磷脂抗体综合征（antiphospholipid syndrome，APS）筛查（详见抗磷脂抗体综合征部分）。

4. 妊娠预防血栓形成的用药　如表 1-41 所示。

表 1-41　妊娠预防血栓形成的用药

预防剂量

低分子肝素（low molecular weight heparin，LMWH）

● 依诺肝素钠 40mg，SC，每日 1 次

● 依诺肝素钠 30mg，SC，每日 2 次 *

● 达肝素钠 5000U，SC，每日 1 次

● 亭扎肝素钠 4500U，SC，每日 1 次

普通肝素（unfractionated heparin,UFH）

● UFH 5000U，SC，每 12 小时 1 次（最低剂量）

● UFH 5000 ～ 10 000U，SC，每 12 小时 1 次

○ 妊娠早期（first trimester）：UFH 5000 ～ 7000U，SC，每 12 小时 1 次

○ 妊娠中期（second trimester）：UFH 7500 ～ 10 000U，SC，每 12 小时 1 次

○ 妊娠晚期（third trimester）：UFH 10 000U，SC，每 12 小时 1 次（除非 APTT 延长）

中间剂量

LMWH

● 依诺肝素钠 40mg，SC，每 12 小时 1 次

● 达肝素钠 5000U，SC，每 12 小时 1 次

UFH

● UFH，SC，每 12 小时 1 次

注射后 6h 抗因子 Xa UFH 水平的目标浓度为 0.1 ～ 0.3U/ml

续表

治疗剂量（或应用体重剂量或足量治疗剂量）

LMWH

- 依诺肝素钠 1mg/kg，SC，每 12 小时 1 次
- 依诺肝素钠 1.5mg/kg，SC，每 24 小时 1 次 [+]（并不是 ACOG 意见）
- 达肝素钠 200U/kg，SC，每 24 小时 1 次
- 达肝素钠 100U/kg，SC，每 12 小时 1 次
- 亭扎肝素钠 175U/kg，SC，每 24 小时 1 次
- *每日 2 次用量应用 4h 后抗因子 Xa LMWH 目标水平为 0.6～1.0U/ml（比每日 1 次用法略高）

UFH

UFH 10 000U 或更多，SC，每 12 小时 1 次

*用药 6h 后目标抗因子 Xa UFH 水平为 0.35～0.7U/ml，或应达到活化部分凝血酶时间（APTT）的治疗范围（1.5～2.5）

产后抗凝（产后 4～6 周）

- 预防性 LMWH/UFH 治疗 4～6 周或者
- 华法林治疗目标国际标准化比值（INR）为 2.0～3.0（起初应与 UFH/LMWH 共同治疗直到 INR ≥ 2.0 持续 2d）

SC. 皮下注射

*一些专家建议特殊情况下每日应用 2 次（如 SLE 中的抗磷脂抗体），此建议基于对 LMWH 在妊娠期的药代动力学特征的研究，但是目前对照数据较为缺乏，而且超重的女性用量也应有所不同

+Chunial SD,Bates SM.Venous thromboembolism in pregnancy: Diagnosis,management and prevention.Thromb Haemost, 2009, 101:428-438.

引自 Bates SB,Greer IA,Middlekorp S, et al.VTE, thrombophilia, antithrombotic therapy, and pregnancy. Antithrombotic Therapy and Prevention of Thrombosis, 9th ed: American College of Chest Physicians Evidence-Based Clinical Practice Guidelines.Chest, 2012, 141(2 Suppl): e691S-736S; ACOG.Thromboembolism in pregnancy. Practice Bulletin NO. 138, September 2013, reaffirmed, 2014.

5. 有 VTE 风险的妊娠妇女管理建议

- 不同临床情况的建议如表 1-42 所示。
- 请根据 ACOG 实践指南和 CHEST 指南更新知识。

☆ ☆ ☆ ☆

表 1-42　不同临床情况推荐预防血栓形成的路径

临床情况	产前/产后*
低风险血栓形成倾向，无之前发生的 VTE 事件	产前：监测；产后：监测或如果存在附加危险因素给予预防性应用 LMWH/UFH**
发生过危险因素（活动不便、手术等）相关的 VTE，但目前不存在危险因素，无血栓形成倾向	产前：监测；产后：预防性应用 LMWH/UFH
先前发生 1 次无危险因素相关的 VTE 事件，无血栓形成风险，未进行长期抗凝治疗	产前：预防性应用 LMWH/UFH；产后：预防性应用 LMWH/UFH
发生过 1 次妊娠相关或雌激素相关的 VTE 事件，无血栓形成倾向	产前：预防性应用 LMWH/UFH；产后：预防性应用 LMWH/UFH
未发生过 VTE 事件的高血栓形成风险者	产前：监测或预防性应用 LMWH/UFH；产后：预防性应用 LMWH/UFH
发生过 1 次 VTE 事件并存在血栓形成低风险，并未应用长期抗凝药物	产前：监测、应用预防性剂量或中间剂量 LMWH/UFH；产后：预防性应用 LMWH/UFH 或应用中间剂量的 LMWH/UFH
发生过 1 次 VTE 事件或存在 VTE 病史的一级亲属并且存在血栓形成高风险，并未应用长期抗凝药物	产前：预防性、中间剂量或调整剂量的 LMWH/UFH；产后：应同产前应用相同剂量甚至更大剂量的抗凝药物

* 通常为产后 6 周

** 一级亲属 50 岁之前发生 VTE；肥胖；活动不便时间较长、手术等

引自 ACOG inherited thrombophilias in pregnancy.Practice Bulletin no.138, September, 2013.

6. 妊娠期的抗凝治疗

◆ 局部麻醉相关

☆ ☆ ☆ ☆ ☆

• LMWH 治疗的患者妊娠 36 周左右考虑过渡为皮下注射 UFH（或者即将临产时尽快过渡），由于 UFH 有更短的半衰期。替代方案为停止抗凝治疗且在 24h 之内引产。

• 肝素

预防：无禁忌。

治疗：必须凝血检查正常。

• LMWH

预防：最后一次剂量应距离局部麻醉开始满 12h。

治疗：最后一次剂量应距离局部麻醉开始满 24h。

◆ 拔管后至少 2h 再重新开始抗凝。

◆ 产后

• 阴道分娩后 4 ~ 6h，剖宫产后 6 ~ 12h 开始抗凝治疗。

• 华法林：开始剂量为 5mg，持续 2d，然后根据 INR 进行调整。用药同时应用治疗剂量的 UFH/LMWH 5d，直至 INR 达到治疗范围（2 ~ 3）再持续应用 2d。

• UFH、LMWH、华法林均不影响哺乳。

7. 抗磷脂抗体综合征（antiphospholipid syndrome，APS）

• 自身免疫功能异常，定义为存在临床征象且循环抗磷脂抗体水平达到一定范围（表 1-43）。

• 1% ~ 5% 健康人存在抗磷脂抗体，多数为 IgM 抗体且滴度较低（受年龄、慢性疾病、感染、恶性疾病及特定药物影响）。但持续阳性的情况比较罕见。

表 1-43 APS 悉尼分类标准

临床标准（至少满足一项）

• 血管内血栓形成：一处或多处确定的动脉、静脉或小血管血栓栓塞，可以发生于任何组织或器官

• 病理妊娠

○ 一次或多次不能解释原因的 10 周以上正常形态胎儿的死亡或者

○ 妊娠 34 周之前子痫 / 先兆子痫、胎盘功能不足引起的形态正常胎儿的早产或者

○ 妊娠 10 周之前 3 次或更多不能解释的连续发生的自然流产

续表

实验室标准（至少存在一项，相隔 12 周以上的至少 2 次或更多次）

- 狼疮抗凝物，依据国际血栓和止血学会指南检测 [很多不同的方法可以确定狼疮抗凝物的存在，包括凝血激活酶时间（PTT）、凝血酶原时间（PT）、稀释的 Russell 蛇毒时间（dilute Russell viper venom time, dRVVT）或白陶土凝血时间]
- 抗心磷脂抗体 IgG 或 IgM，表现为中效价或高效价（＞40GPL 或 MPL，或大于第 99 百分位），由标准酶联免疫吸附测定（ELISA）方法检测
- 抗 β_2 糖蛋白 1 抗体 IgG 或 IgM，滴度大于第 99 百分位，由标准 ELISA 方法检测

◆妊娠管理

- 如果 APS 无血栓病史，应该在妊娠期和产后应用预防性抗凝治疗和低剂量阿司匹林治疗。
- 如果 APS 有血栓病史，应该在产前及产后接受全量的抗凝治疗。
- 应进行连续胎儿生长检测（由于存在 IUGR 风险）并且做产前检测。

二十四、妊娠期肝内胆汁淤积症

- 皮肤瘙痒伴有血清胆汁酸升高。
- 发病率：不同研究差异很大，有地理性差异。智利、玻利维亚和斯堪的纳维亚半岛发生率较高。美国发生率为 0.001%～0.32%，洛杉矶的拉丁裔人发病率为 5.6%。
- 病因：多因素影响，遗传、激素、环境因素均起作用。
- 经常发生于妊娠晚期，偶尔发生于妊娠中期（80% 发生＞妊娠 30 周）。
- 多胎妊娠风险增高。
- 皮肤瘙痒

○无皮疹，可能存在由瘙痒引起的表皮脱落。

○起初发生于手掌和足底，扩展至腿部及腹部，夜间加重。

○平均 3 周之后发现实验室结果异常。

☆☆☆☆

○通常分娩后48h可缓解。

- 10%～25%的患者出现黄疸，瘙痒后1～4周可出现。

- 再次妊娠有50%～70%可能性再次发生。

1. 实验室检查

- 胆汁酸

○测量总胆汁酸及分级胆汁酸（fractionated bile acid）。

○推荐测空腹值但是并不作为必需条件。

○诊断：总胆汁酸10～14μmol/L。

○分级胆汁酸：鹅去氧胆酸、脱氧胆酸、胆汁酸比鹅去氧胆酸升高更多（升高比率是最敏感的提示指标，但是无明显的cut-off值）。

- 直接胆红素（20%女性）及碱性磷酸酶可轻度升高。

- 高达60%的患者转氨酶水平正常或中度升高（也许存在延迟，所以临床上应连续观察）。产后2～8周恢复正常。

- 筛查丙肝（丙肝患者患胆汁淤积可能性大）。

- 通常产后4周恢复正常。

2. 并发症

- 与围生期发病率和死亡率增加相关（早产、羊水粪染、产时胎心异常及FDIU）。

- 与总胆汁酸的浓度相关，特别是当浓度＞40μmol/L时。

3. 处理

- 应用抗组胺类药物及经皮润肤剂（羟嗪类药物）。

- 熊去氧胆酸增加胆汁回流在控制瘙痒和实验室异常上非常有效，也可能会降低胎儿风险。

○剂量为8～15mg/（kg·d），每日分2次或3次服用。

○通常起始剂量为300mg每日2次，如果开始治疗1周之后持续存在瘙痒则增加剂量至600mg每日2次。

- 考来烯胺（8～18g/d，分2～4次服用），在轻中度时有效，并不是一线治疗方案。

4. 产前胎儿检查

- 推荐，但是类型、持续时间及频率并无可靠的循证指南提示。

- 可能无法预测胎儿预后不良。

- 诊断后每周行2次NST是合理的。

5. 分娩

- 无推荐意见。

- 通常处理：妊娠 37 ～ 38 周进行分娩，考虑到产科病史、实验室检查等因素综合决定分娩时机。

- 一些建议妊娠 36 周进行羊膜腔穿刺以确定是否有胎粪污染，如果存在则尽快分娩。

二十五、妊娠急性脂肪肝

- 产科急症。

- 妊娠期急性肝衰竭最常见的原因。

- 肝细胞内脂肪浸润。

- 发生率为 1/20 000 ～ 1/7000，通常发生于妊娠晚期。

- 多胎妊娠发生率更高。

- 症状：恶心呕吐（75%）、腹痛、心悸、厌食和黄疸。约 50% 患者有先兆子痫的征象，且不易与 HELLP 综合征相鉴别。

- 可能的实验室指标异常：血液浓缩、轻度到中度血小板减少、低纤维蛋白原血症、肌酐升高、肝酶升高、凝血时间延长、低血糖、白细胞比预期水平升高、LDH 水平升高、胆红素升高、胆酸升高、血氨异常。

- 诊断依靠肝活检，但临床执行较困难。

- 治疗：支持治疗，维持母体情况稳定（如治疗 DIC），分娩胎儿。

- 导致发病可能（肝性脑病、重度凝血功能障碍，肾功能不全），孕妇病死率可能为 4% ～ 7%。

- 分娩后肝功能在 1 周内恢复正常。

- 本病可能与遗传缺陷相关 [脂肪酸线粒体 β 氧化异常、长链羟酰辅酶 A 脱氢酶缺陷（long chain 3-hydroxyacyl CoA dehydrogenase deficiency，LCHAD）]，因此应由儿科医师进行新生儿评估。

二十六、妊娠期甲状腺疾病

- 国际上并不推荐在妊娠前或妊娠早期进行甲状腺疾病筛查。

- 如果存在高危情况应该进行甲状腺疾病筛查。

高危情况：年龄 > 30 岁、家族史、甲状腺肿、已知存在甲状腺

☆ ☆ ☆ ☆

抗体、存在甲状腺功能异常的征兆或症状、存在 1 型糖尿病或其他自身免疫疾病、不孕、流产或早产的病史、头部、颈部放射治疗史或甲状腺手术史。

1. 甲状腺在妊娠期的变化（图 1-29）

- 甲状腺体积增加（10% ～ 15%）。
- 雌激素介导的甲状腺结合球蛋白（TBG）增加 2 ～ 3 倍。
- 甲状腺素（T_4）和三碘甲状腺原氨酸（T_3）产量增加 50%。
- 妊娠 8 ～ 14 周时一过性促甲状腺素（TSH）减少。
- 碘量减少（清除率增加）。
- 母体 T_3 和 T_4 可通过胎盘，TSH 不能通过胎盘。
- TSH 的正常范围与非妊娠期女性相比较低。
- 在妊娠期 TSH 是最准确的甲状腺水平预测值（表 1-44）。
- 甲状腺功能异常的女性应超声监测胎儿生长情况。

2. 胎儿甲状腺

- 妊娠早期，胎儿发育所需的甲状腺素依靠母体提供。
- 妊娠 10 ～ 12 周之后，胎儿开始浓缩碘、合成甲状腺激素。

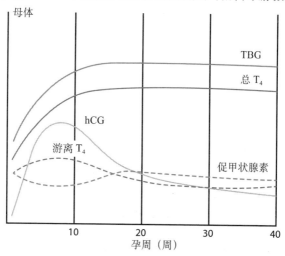

图 1-29　妊娠期母体的变化

经许可引自 Cunningham F, et al. Chapter 4. Maternal Physiology. In：Cunningham F, et al., eds. Williams Obstetrics, 24th ed. New York, NY: McGraw-Hill, 2013.

☆ ☆ ☆ ☆

表 1-44　TSH 在不同妊娠期的正常范围

妊娠期	TSH 范围（mU/L）
妊娠早期	0.1 ～ 2.5
妊娠中期	0.2 ～ 3.0
妊娠晚期	0.3 ～ 3.0

引自美国甲状腺协会关于妊娠和产后甲状腺疾病的意见 .Guidelines of the American Thyroid Association for the diagnosis and management of thyroid disease during pregnancy and postpartum. Thyroid, 2011, 10: 1081-1125.

3. 甲状腺抗体

● 甲状腺过氧化物酶抗体

○ 提示自身免疫性甲状腺疾病。

○ 桥本甲状腺炎、Graves 病时异常。

○ 与流产相关。

● 甲状腺球蛋白抗体（TgAb）：甲状腺癌、桥本甲状腺炎时异常。

● TSH 受体抗体（TRAb）

○ 与 Graves 病相关。

○ 包括甲状腺刺激免疫球蛋白（TSI）及甲状腺素阻断免疫球蛋白（TBII）。

○ 如果有甲状腺功能亢进症状应该检测。

○ 用于检测抗甲状腺治疗的有效性。

4. 甲状腺功能低下

● 最常见的病因：桥本甲状腺炎，通常有甲状腺过氧化物酶（TPO）抗体异常。

● 症状和体征：疲劳、怕冷、便秘、皮肤干燥、不明原因的体重增加、发丝变细、心率慢和抑郁。

● 不治疗的风险

○ 胎儿早产，低出生体重，新生儿呼吸窘迫综合征，妊娠期高血压。

○ 显著胎儿智力减低，影响先天发育。

◆ 治疗

● 左甲状腺素为治疗首选。

○ 如果新发妊娠和甲状腺功能减低，每 4 ～ 6 孕周增加 25% ～ 30% 剂量，可增加每日剂量或，使患者每周额外服用 2 片药物（9 片

☆ ☆ ☆ ☆

vs 7 片）。

○ 通常起始剂量为 $100 \sim 150\mu g/d$，可以按以下方式进行调整。

如果 TSH $5 \sim 10mIU/ml$：每天增加 $25 \sim 50\mu g$；如果 TSH $10 \sim 20mIU/ml$：需要 $50 \sim 75\mu g$ 每日；如果 TSH $> 20mIU/ml$，需要增加 $75 \sim 100\mu g$ 每日。

- 铁剂会影响吸收，服用时间应间隔 $> 4h$。
- 妊娠前半期每 4 周检测 TSH 水平，而后每 $4 \sim 6$ 周监测 1 次。
- 分娩之后减量至妊娠前水平，产后 6 周查 TSH 水平。

5. 甲状腺功能亢进

◆ 症状和体征：怕热、疲劳、焦虑、多汗、心率过快，可能合并甲状腺肿、眼球凸出。

◆ 诊断

TSH：低或测不出。

游离 T_3：升高。

游离 T_4：升高。

TSI 在 Graves 病时存在，有模仿 TSH 刺激甲状腺细胞的作用。

◆ 甲状腺功能亢进的种类

- 一过性甲状腺功能亢进（妊娠甲状腺功能亢进）

○ 与 β-hCG 升高相关（多胎妊娠或葡萄胎）。

○ 只存在于妊娠前半周期。

○ fT_4 升高、TSH 降低或测不出，甲状腺自身免疫消失。

对于妊娠剧吐（存在 5% 体重下降，脱水，尿酮体阳性）及有高甲状腺素临床表现的女性测 TSH 和 fT_4。fT_3 升高并不常见。

○ 不需要治疗：β-hCG 下降至正常后 fT_4 水平恢复正常。

- Graves 病：最常见的原因（$80\% \sim 85\%$）。

○ 自身免疫疾病，存在激活 TSH 受体的抗体。

○ 治疗：每 $2 \sim 4$ 周监测 fT_4，按需要调整剂量，使用维持 fT_4 在正常高限的最低可能剂量。剂量稳定后每 $4 \sim 6$ 周监测 fT_4。

◆ 甲状腺功能亢进用药

- 硫脲类：丙硫氧嘧啶（PTU）或甲巯咪唑（MMI）。

○ 两种药物最严重的副作用是粒细胞缺乏。

○ PTU 和 MMI 的有效性相同。

☆ ☆ ☆ ☆

○ 根据临床判断调整选择用药。

○ 如果用药由 PTU 改为 MMI，2 周内复查甲状腺功能（TFT）。

○ 10mg MMI=100 ～ 150mg PTU

PTU：推荐用于妊娠早期；起始剂量，50 ～ 100mg，每 8 小时 1 次；肝脏损伤风险，监测肝功能（LFT）。

MMI：妊娠早期结束后转用 MMI；传统起始剂量为 5 ～ 15mg/d；罕见并发症包括先天性皮肤缺损症，以及"高甲巯咪唑胚胎病"（鼻孔、食管闭锁；面部形成不良）；服药的顺应性好。

• β 受体阻滞剂（根据症状）：普萘洛尔（心得安）20 ～ 40mg，每 6 ～ 8 小时应用，通常 2 ～ 6 周停药。

◆ 并发症

• 先兆子痫（PEC）最常见。

• 胎儿 / 新生儿：可能甲状腺毒症或甲状腺功能减退。

• 如果控制不好，与流产、早产（PTL）、IUGR/ 低新生儿出生体重、FDIU 有关。

• 如果治疗过度，可导致胎儿异源性甲状腺功能减低。

6. 甲状腺危象

◆ 通常在有刺激事件时发生（感染、临产、分娩、手术）。

◆ 症状和体征：发热、发热引起的心动过速、中枢神经系统症状（激动、混乱、谵妄、昏迷）、胃肠系统症状（呕吐、腹泻）、心功能不全。

◆ 治疗

• 稳定患者状态（气道、循环）。

• 给予 PTU 600 ～ 800mg 口服，接下来每 4 ～ 6 小时给予 150 ～ 200mg 重复（如果不能应用 PTU 可以应用 MMI）。

• 1 ～ 2h 之后，给予以下之一。

○ 碘化钾，每 8 小时口服 2 ～ 5 滴。

○ 碘化钠，每 8 小时 0.5 ～ 1.0g 静脉输注。

○ 浓碘溶液（Lugol solution），每 6 小时 8 滴。

○ 碳酸锂，每 6 小时口服 300mg。

• 地塞米松 2mg 静脉应用或肌内注射，每 6 小时 1 次，一共用 4 次（或氢化可的松 100mg，每 8 小时静脉应用）。

★ ☆ ☆ ☆

● 普萘洛尔（心得安）20 ～ 80mg 口服，每 4 ～ 6 小时 1 次。或者 1 ～ 2mg 静脉应用，每 5 分钟 1 次，总量 6mg，接下来每 4 小时静脉应用 1 ～ 10mg。

● 如果需要每 6 ～ 8 小时口服应用 30 ～ 60mg 苯巴比妥（用于不安定状态）。

二十七、妊娠合并系统性红斑狼疮

● 妊娠时系统性红斑狼疮（systemic lupus erythematosus, SLE）活动状态是结局不良的有力预测因子。

● 恶化或活动"flares"：多种多样，发生率为 25% ～ 65%，大多数为轻度至中度。

● 通常，如果存在以下情况妊娠结局好。

○ 妊娠前狼疮稳定至少 6 个月。

○ 无活跃的肾脏受累或狼疮性肾病病史。

○ 无基础高血压。

○ 合并先兆子痫（PEC）并无进展。

○ 并无证据证明抗磷脂抗体活性。

○ 未停用羟氯喹。

● SLE 患者以下风险升高：妊娠丢失、早产、胎儿宫内发育迟缓（IUGR）、先兆子痫（PEC, 16% ～ 30% SLE 合并妊娠存在 PEC, 3 ～ 5 倍高风险）。

1. 新生儿狼疮综合征

● 被动从母体获得抗体，抗 SSA（Ro）抗体、抗 SSB（La）抗体。

● 皮疹，血液系统及肝脏异常。

● 生后 6 ～ 8 个月消退。

● 胎儿先天性心脏传导阻滞（congenital heart block, CHB）

○ 传导系统的永久损伤。

○ 胎儿病死率较高（15% ～ 30%）。

○ 如果抗 Ro 抗体和抗 La 抗体存在则风险增高，初次妊娠合并抗 Ro 抗体阳性的女性有 2% 的可能发生（接下来妊娠发生率升高至 16% ～ 20%）。

○ 大多数在妊娠 18 ～ 24 周进展。

○如果抗 Ro 抗体和（或）抗 La 抗体存在，应该酌情增加胎儿监护。但是没有关于监护的种类和频率的共识。在约翰·霍普金斯医院(JHH)从妊娠 16 周开始每周检测 M 型超声心动图直至分娩。

○如果有 CHB 的证据则每日应用地塞米松 4mg。

2. 产前监测

● 初始实验室检查：补体（C3、C4、CH50），抗 DS-DNA，抗心磷脂抗体，Russel 蝰蛇毒时间（RVVT）测定狼疮抗凝物，抗 Ro(SSA) 抗体，抗 La（SSB）抗体，24h 尿蛋白、钙、肌酐清除率、尿蛋白/肌酐比值。

● 产前随访：妊娠 20 周开始每 2 周 1 次，妊娠 28 之后每周 1 次，完善胎儿心脏超声（如果抗 Ro 抗体或抗 La 抗体阳性）。

● 胎儿生长状况监测每 3 ～ 4 周 1 次。

● 妊娠 26 ～ 28 周开始行 NST 和（或）BPP 检查，根据情况进行。

● 鉴别狼疮活动和先兆子痫（PEC）很困难。

○ 评价狼疮发作：补体（C3、C4、CH50）、抗 DS-DNA。

○ 疾病活动：补体降低（正常妊娠和先兆子痫情况下为升高状态），抗 DS-DNA 滴度增加，激素治疗有效。

3. 其他注意点

● 如果存在抗磷脂抗体

○ 妊娠合并症及自然流产风险增加。

○ 存在于 25% ～ 30% 妊娠合并 SLE 的患者中，但是并不是所有都满足 APS 的诊断标准。

○ 增加先兆子痫、胎儿宫内发育迟缓、早产风险。

○ 推荐应用低剂量阿司匹林。

● 如果诊断 APS，需要应用低剂量阿司匹林联合预防性肝素治疗（如应用 LMWH，需要应用阿司匹林每日 2 次，通常为 30mg，每日 2 次）。

4. 常见用药

● 激素：甲泼尼龙/泼尼松，疾病发作时短期应用。如果长期应用，分娩时应接受应激剂量（stress dose）。

● 羟氯喹（硫酸羟氯喹片）：所有 SLE 妊娠妇女都应继续用药。

● 抗高血压药物。

☆☆☆☆

- 硫唑嘌呤（免疫抑制药）。

二十八、贫血

1. 美国疾病控制与预防中心（CDC）定义

- 妊娠早期及妊娠晚期血红蛋白（HGB）小于 11g/dl。
- 妊娠中期血红蛋白小于 10.5g/dl。

2. 平均细胞体积（MCV）

- 如果为小细胞性贫血（MCV < 80fl），需要进行铁相关检查及血红蛋白电泳检查，血清铁蛋白降低（与铁储存量平行）是铁不足的最敏感指标。水平低于 10～15μg/L 确定缺铁性贫血。
- 如果为大细胞性贫血（MCV > 100fl），检查叶酸及维生素 B_{12} 是否缺乏。
- CDC 及美国妇产科医师学会（ACOG）目前推荐每日应用 30mg 铁预防贫血，如果已经发生了贫血，每日应用 60～120mg 铁。不同制剂如表 1-45 所示。

表 1-45　铁制剂与铁含量

铁制剂	铁含量
口服	
富马酸亚铁 325mg	106mg
硫酸亚铁 325mg	65mg
葡萄糖酸亚铁 325mg	34～38mg
静脉	
右旋糖酐铁 *	50mg/ml
葡萄糖酸亚铁	12.5mg/ml
蔗糖铁	20mg/ml

* 过敏发生率为 1%，其他制剂发生率较低

二十九、镰状细胞疾病

1. 并发症

- 流产、胎儿宫内发育迟缓、死胎、先兆子痫、早产。
- 感染风险增加（泌尿系统——肾盂肾炎、呼吸系统——肺炎；

可能有更多风险。

- 急性胸腔综合征（acute chest syndrome）
  ○ 新发生的发热、呼吸系统症状。
  ○ 约 15% 需要辅助通气支持，3% 的病死率。
  ○ 25%～ 50% 为同种异体免疫，原因为输血史。

2. 产前随访建议

- 疫苗：B 型流感嗜血杆菌、脑膜炎球菌、肺炎球菌。
- 对胎儿父亲进行血红蛋白电泳检查。
- 单次尿蛋白 / 肌酐比值——基础值。
- 胎儿超声心动图筛查肺动脉高压情况。
- 每个妊娠期进行尿培养。
- 住院后进行 DVT 预防。

3. 用药

- 增加叶酸用量，目前无共识，根据 ACOG 意见为 4mg/d。
- 考虑妊娠早期后使用低剂量阿司匹林预防先兆子痫。
- 妊娠期持续预防性应用青霉素。
- 如果铁缺乏应进行铁剂补充，检查铁蛋白水平。

4. 胎儿监测

- 妊娠 32 周开始产前监测。
- 妊娠晚期进行生长情况监测，根据疾病进展程度可适当增加频率。

三十、多胎妊娠

1. 双胎的分类

- 异卵双胎
  ○ 来自于两个不同卵子的受精（"异卵双生"）。
  ○ 自然发生双胎中占 2/3。
  ○ 93% 辅助生殖双胎妊娠为异卵双胎。
  ○ 双绒双羊（胎盘可能是融合的，也可能是分开的）。
- 单卵双胎
  ○ 一个卵子受精分裂成 2 个（"完全相同的"）。
  ○ 自然发生双胎中占 1/3。

☆☆☆☆

○分裂的时间决定了胎盘和羊膜囊的情况。

○可能为双绒双羊（15%～25%）、单绒双羊（75%）、单绒单羊（1%～2%）或联体双胎。

2. 多胎妊娠的发病率及病死率

● 双胎和三胎的平均分娩时间为妊娠 35.3 周和妊娠 31.9 周。

● 双胎的平均体重为 2336g，三胎为 1660g。

3. 多胎妊娠的并发症

● 早产：超过 50% 的双胎妊娠为早产分娩。

● 妊娠期糖尿病

○ 3%～6% 的双胎妊娠发生妊娠期糖尿病，22%～39% 的三胎妊娠发生妊娠期糖尿病。

● 高血压／先兆子痫

○ 高血压并发症：双胎 12.7%，三胎 20%。

○ 先兆子痫在双胎的发生是单胎的 2.6 倍。

○ 双胎发生先兆子痫更早，而且更严重。

● 剧吐、贫血、出血、剖宫产、产后抑郁、急性脂肪肝、VTE 的发生风险均增高。

4. 混杂因素

● 胎儿纤维粘连蛋白（fFN）：多胎妊娠时可以应用。

● 预防性宫颈环扎：没有证据表明能够延长孕周或改善多胎妊娠的结局。

● 黄体酮：不能有效地减少双胎的早产。

5. 绒毛膜性

● 临床上很重要，因为单绒毛膜和双绒毛膜妊娠的围生期发病率、病死率有很大区别。

● 妊娠早期诊断效果最好（妊娠 10～14 周）。

● 单绒毛膜

○ 一个胎盘，由薄膜分开，分隔在到达底部时相聚形成"T"形。如果隔上缺乏绒毛膜，则隔显得非常薄（仅有 2 层），很难看到，可能导致误诊为单绒单羊双胎。

○ 单绒双羊的超声表现如图 1-30 所示。

● 双绒毛膜

☆ ☆ ☆ ☆

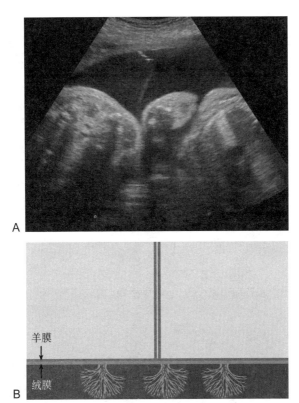

图 1-30 单绒双羊

经许可引自 Cunningham F, Leveno KJ, Bloom SL, et al. Chapter 45. Multifetal pregnancy. In: Cunningham F, Leveno KJ, Bloom SL, et al., eds. Williams Obstetrics. 24th ed. New York, NY: McGraw-Hill, 2013.

○双绒毛膜双胎存在双峰征（Lambda 征），存在厚绒毛分隔。

○双绒毛膜双胎的超声表现如图 1-31 所示。

6. 单绒毛膜双胎的风险

●围生期死亡及不良事件发生率较双绒毛膜高 3 ~ 5 倍。

●先天性心脏病风险增加（约为 9 倍，风险 4% ~ 5%，正常为 0.5%）。

●双胎之一死亡：存活的胎儿有 40% ~ 50% 死亡或神经系统不良事件风险。

★☆☆☆

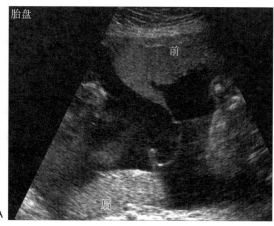

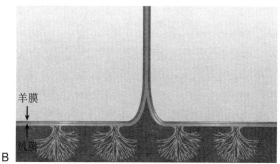

图 1-31　双绒双羊

引自 Cunningham F, et al. Chapter 45. Multifetal pregnancy. In: Cunningham F, et al., eds. Williams Obstetrics, 24th ed. New York, NY: McGraw-Hill, 2013.

- 因为胎盘大小的不一致引起选择性胎儿宫内发育迟缓。
- 双胎反向动脉灌注序列（twin reversed arterial perfusion sequence，TRAP）突然出现的血流改变影响发育，一个胎儿可能死亡，存活胎儿可能继续向死亡胎儿输血（存在于 1% 单绒毛膜双胎）。
- 双胎贫血红细胞增多序列征（twin anemia polycythemia sequence，TAPS）：3% ～ 5% 单绒毛膜双胎可能发生，无羊水异常时双胎的血红蛋白水平并不平行。
- 双胎输血综合征（TTTS）：10% ～ 15% 单绒毛膜双胎发生。

☆ ☆ ☆ ☆

7. 多胎妊娠的管理

- 所有的双胎：妊娠 10 ～ 14 周做超声检查以确定绒毛膜性。
- 双绒毛膜
  - 妊娠 18 ～ 20 周：胎儿结构超声。
  - 生长情况：每 3 ～ 4 周评估。
  - 妊娠 36 周：考虑产前检查（如果需要也可提前）。
- 单绒毛膜
  - 妊娠 11 ～ 14 周进行最初风险分级（评估最初的不一致性）。
  - 妊娠 16 周：开始 TTTS 检查，每 2 周进行 1 次。
  - 妊娠 18 ～ 20 周：结构性超声。
  - 妊娠 22 周：胎儿超声心动图。
  - 生长情况：每 2 ～ 4 周评价 1 次。
  - 妊娠 32 ～ 34 周：考虑开始产前检查（如果需要可适当提前）。
- 单羊膜囊
  - 同单绒毛膜。
  - 从妊娠 26 ～ 28 周开始入院增加胎儿监护。
- 铁剂补充
  - 与单胎相比发生铁不足的风险高 2.4 ～ 4 倍。
  - 每日服用 60 ～ 120mg 的铁（硫酸亚铁 325mg 含铁 65mg）。
  - 每日至少补充叶酸 1mg。
- 分娩时机如表 1-46 所示。

表 1-46　分娩时机

单绒单羊	
● 无并发症	32 ～ 34 周
单绒双羊	
● 无并发症	34 ～ 37^{+6} 周
● 胎儿宫内发育迟缓	32 ～ 34^{+6} 周
双绒双羊	
● 无并发症	38 ～ 38^{+6} 周
● 胎儿宫内发育迟缓	36 ～ 37^{+6} 周
● 胎儿宫内发育迟缓合并多普勒超声异常、高血压等	32 ～ 34^{+6} 周

☆ ☆ ☆ ☆

三十一、妊娠恶心和呕吐

- 妊娠剧吐：临床诊断，严重呕吐伴体重下降（通常 > 5% 妊娠前体重），尿酮体阳性，电解质紊乱。

- 维生素 B_1 的补充（100mg，每日静脉应用，2～3d），推荐呕吐超过 3 周的女性应用，以预防 Wernicke 脑病。

- 饮食改变

  ○ 少量多次进餐，吃清淡的食物，避免辛辣和富于脂肪的食物。

  ○ 避免有强烈味道的食物。

  ○ 每日避免空腹服用妊娠期维生素，而是晚上同零食一起服用。

  ○ 症状改善之前避免应用铁剂。

- 补充 / 替代治疗

  ○ 中药补充（姜 250mg 口服，每日 4 次）。

  ○ 于手腕内关穴处进行针灸或针压法，在双侧手腕处内关穴给予持续压力。

- 妊娠恶心呕吐的药物治疗如表 1-47 和表 1-48 所示。

表 1-47　妊娠恶心和呕吐的用药

药物	剂量
一线口服用药	
维生素 B_6（Pyridoxine）	25mg，口服用药，每日 3 次
维生素 B_6+ 多西拉敏（Diclegis）空腹服用，避免挤碎	10/10mg，最大量为每日 4 片。起始剂量为睡前 2 片，如果症状持续，第 2 日睡前服用 2 片且次日清晨服用 1 片，第 3 天睡前接着服用 2 片。如果症状持续未控制，次日清晨继续服用 1 片，且下午服用 1 片，睡前服用 2 片。一种辅助睡眠药物 Unisom：25mg，也存在多西拉敏
如果恶心呕吐持续存在则可加用抗组胺药	
苯海拉明（Benadryl）	25～50mg 口服或静脉应用，每 4～6 小时 1 次
美克洛嗪（Antivert）	25mg 口服，4～6 小时 1 次

续表

药物	剂量
仍然持续	
异丙嗪（Phenergan）	12.5 ～ 25mg 口服 /PR/ 肌注 / 静脉注射，每 4 ～ 6 小时 1 次
奋乃静（Compazine）	5 ～ 10mg 口服，每 6 ～ 8 小时 1 次
甲氧氯普胺（Reglan）	5 ～ 10mg，静脉应用，每 6 ～ 8 小时 1 次 口服药应该在餐前 30min 及睡前应用
昂丹司琼（Zofran）	4 ～ 8mg 口服 / 静脉，每 8 小时 1 次
Zofran 口服制剂	4 ～ 8mg 口服，每 8 小时 1 次
也可考虑以下药物	
茶苯海明（Dramamine）	50 ～ 100mg，口服，每 4 ～ 6 小时 1 次
甲泼尼龙（Medrol）	减量方法如表 1-48 所示

表 1-48　妊娠恶心呕吐的激素减量用法

甲泼尼龙减量，口服或静脉（mg）			
天数	早晨	中午	睡前
1	16	16	16
2	16	16	16
3	16	16	16
4	16	8	16
5	16	8	8
6	8	8	8
7	8	4	8
8	8	4	4
9	8	4	
10	8	4	
11	8		
12	8		
13	4		
14	4		

经许可引自 Safari HR, Fassett MJ, Souter ic, et al. the efficy of methylprednisolone in the treatment of hyperemesis gravidarum: A randomized, double-blind, controlled study. Am J Obstet Gynecol, 1998, 179: 921-924.

☆ ☆ ☆ ☆

三十二、产前检查

● 实验室检验和检查的时机如表 1-49 所示。

表 1-49 产前检查——不同检查的时间安排

$11 \sim 13^{+6}$ 周	妊娠早期筛查
$16 \sim 18$ 周	如果未进行妊娠早期筛查则进行 Quad（四联）筛查（15 周～ 22 周 $^{+6}$）或如果已经进行了妊娠早期筛查则单独行母体血清（AFP）检查
$18 \sim 20$ 周	排畸超声
$27 \sim 36$ 周	● 给予百白破疫苗（Tdap）接种（破伤风、百日咳、白喉） ● 每次妊娠都应接种 ● 妊娠各个时期均可进行，但是妊娠 $27 \sim 36$ 周比较理想 ● 母体和胎儿通过胎盘传播母体的抗体，可给予胎儿一些保护作用 ● 鼓励家庭成员进行疫苗接种
28 周	重复实验室检查及糖尿病筛查。如果 Rh 阴性给予 Rh 免疫球蛋白（RhoGAM）
36 周	GBS(B 链)，阴道分泌物培养

● 产检的频率（通常）

○ 妊娠 $0 \sim 28$ 周，每 4 周 1 次。

○ 妊娠 $28 \sim 32$ 周，每 3 周 1 次。

○ 妊娠 $32 \sim 36$ 周，每 2 周 1 次。

○ 妊娠 36 周至分娩，每周 1 次。

● 体重增加意见如表 1-50 所示。

● 体重增加不足 / 过多 / 胎儿与预期相比过大或过小

○ 营养咨询。

○ 检测宫高（fundal height，FH）及估计体重。

○ 不同孕周的宫底情况：$6 \sim 8$ 周，橙子大小；$8 \sim 10$ 周，葡萄

☆ ☆ ☆ ☆

柚大小（非妊娠期子宫的最大正常值）；12 周，耻骨联合处；16 周，耻骨联合与脐中点处；20 周，平脐；> 20 周的宫高（厘米数）= 孕周数。

○ 如果连续 2 次甚至更多产检 FH 与孕周相差 > 2 周，或者相差 > 3 周应进行常规胎儿生长超声。

表 1-50 妊娠期推荐体重增加情况

分类	妊娠前的体重指数（kg/m^2）	体重增加（磅）	双胎的指南（磅）
低体重	< 18.5	28 ～ 40	
正常体重	18.5 ～ 24.9	25 ～ 35	37 ～ 54
超重	25 ～ 29.9	15 ～ 25	31 ～ 50
肥胖（所有类型的）	≥ 30	11 ～ 20	25 ～ 42

1kg=2.2 磅

引自 The Institute of Medicine. Weight gain during pregnancy: Reexamining the guidelines, 2009.http://www. nap. edu/openbook. php? record_id=12584&page =R5.

特殊情况的处理。

◆ Rh 阴性——非致敏状态

● RhoGAM 于妊娠 28 周和产后 72h 之内(如果胎儿 Rh 阳性)给予。

● 阴道出血、腹部创伤、羊膜腔穿刺或绒毛膜穿刺（CVS）时也要给予 RhoGAM。

◆ 母体年龄过大（分娩时年龄 ≥ 35 岁），则给予遗传咨询。

◆ 泌尿系统感染（UTIs）病史

● 妊娠患者患有 UTI 及肾盂肾炎风险增高

○ 孕激素减少输尿管蠕动。

○ 间歇性糖尿为细菌生长提供媒介。

○ 妊娠子宫的压迫作用。

● 如果患者在妊娠期有 2 次 UTI 病史或 1 次肾盂肾炎病史，应开始应用抗生素（传统用法为呋喃妥因 100mg，每日 1 次）持续整个妊娠期。

● 妊娠期有症状性或无症状性 UTI 均应治疗 7 ～ 10d，治疗后应做检测以判断是否治愈。

☆ ☆ ☆ ☆

◆ 妊娠期梅毒——治疗建议

● 初发、再发或早期潜伏期梅毒（1 年之内获得的）：卞星青霉素 G 240 万 U，单次肌内注射。

● 晚期潜伏期梅毒或持续时间未知的潜伏期梅毒：卞星青霉素 720 万 U 总量，也就是 240 万 U 剂量，每周 1 次肌内注射，共 3 次。

● 青霉素过敏：无证据表明有其他替代用药与青霉素有效性相同而可治疗妊娠期梅毒。青霉素过敏的妊娠女性应进行脱敏治疗，然后进行青霉素治疗。皮肤试验会有所帮助。

◆ 乙肝

● 相关名词如表 1-51 所示。

表 1-51　乙肝相关的名词

HBsAg	乙肝表面抗原	感染活性的指标，提示急性或慢性乙肝病毒感染
抗 HBs 或 HBsAb	乙肝表面抗体	免疫指标，乙肝病毒感染及接种疫苗的免疫反应或被动获得抗体
抗 HBc 或 HBcAb	乙肝病毒核心抗体	急慢性感染或已经治愈感染的指标，而并不是疫苗介导的免疫指标
IgM 抗 HBc		提示急性感染（< 6 个月）
IgG 抗 HBc		提示过去或目前的感染，如果合并表面抗原阳性（不存在 IgM），提示慢性感染
HBeAg	乙肝 e 抗原	高度感染的指标，与乙肝病毒复制相关
抗 HBe	乙肝 e 抗体	可能存在于感染过或经过免疫的情况，慢性乙肝病毒感染的患者，提示病毒滴度低，病毒性较低
HBV DNA		病毒复制的指标，与病毒性相关，用于监测患者的治疗情况

- 感染方式主要为血液传播、性传播或垂直传播。
- 很多感染为无症状的。
- 新生儿感染通常与妊娠晚期感染更相关，而不是母体慢性携带。
- 不影响哺乳。
- 新生儿应该接受乙肝免疫球蛋白（HBIG）和乙肝疫苗注射。

三十三、非整倍体筛查

1. 母体年龄相关的非整倍体风险（表1-52）

◆ 筛查检测

- 很多单独或联合的试验均可应用。
- 检出率详见表1-53。

表 1-52　母体年龄与非整倍体风险

年龄（岁）	唐氏综合征		其他非整倍体	
	妊娠中期	足月	妊娠中期	足月
35	1/250	1/385	1/132	1/204
36	1/192	1/303	1/105	1/167
37	1/149	1/227	1/83	1/130
38	1/115	1/175	1/65	1/103
39	1/89	1/137	1/53	1/81
40	1/69	1/106	1/40	1/63
41	1/53	1/81	1/31	1/50
42	1/41	1/64	1/25	1/39
43	1/31	1/50	1/19	1/30
44	1/25	1/38	1/15	1/24
45	1/19	1/30	1/12	1/19

经许可引自 Cunningham F, Leveno KJ, Bloom SL, et al.Chapter 14. Prenatal diagnosis. In: Cunningham F, Leveno KJ, Bloom SL, et al., eds. Williams Obstetrics, 24th ed. New York, NY: McGraw-Hill, 2013.

☆☆☆☆

表 1-53　筛查检测检出率

筛查方法	检出率（%）
妊娠早期筛查	
胎儿颈后透明层 (NT) 测量	64～70
NT，母体血清检测（PAPP-A，游离或总 β-hCG）	79～87
	85～90[+]
NT, 母体血清和鼻骨 [*]	95
妊娠中期	
四联（Quad）筛查（MS-AFP、hCG、未结合雌激素、抑制素 A）	74
妊娠早期及中期联合	
联合（妊娠早期及妊娠中期 Quad 筛查），直到 Quad 结果完成后一并看结果	94～96
逐步连续筛查（早孕筛查和 Quad 筛查）	95
• 如果妊娠早期结果阳性，做诊断试验	
• 如果阴性，妊娠中期行 Quad 筛查，直到 Quad 结果完成后一并看结果	
间断连续筛查	88～94
• 如果妊娠早期结果阳性，则行诊断试验	
• 如果阴性则不做其他检查	
• 如果临界状态，妊娠中期行 Quad 筛查，直到 Quad 结果完成后一并看结果	
胎儿游离 DNA 检测（非侵入性产前检测）	＞98

* PerkinElmer Labs/NTD ；+ Fetal Medicine Foundation

注：在不同的研究和人群中存在差异

表 1-53 和表 1-54 引自 Cunningham F, et al. Chapter 14. Prenatal Diagnosis. In: Cunningham F, et al., eds. Williams Obstetrics, 24th ed.New York, NY: McGraw-Hill; 2013; ACOG: Screening for fetal chromosomal abnormalities. Practice Bulletin No. 77, January, 2007.

2. 早孕筛查

• 11～13[+6] 周。

• 胎儿颈后透明层（nuchal translucency, NT）：头臀长（CRL）为 45～84mm 可进行 NT 检查。

• 如果结果＞第 99 百分位与先天性心脏病相关。

● 母体年龄、NT、母体血清学指标（PAPP-A、β-hCG），NT 检查与孕周相关。

● 鼻骨（nasal bone, NB）检查可不进行（增加唐氏综合征的检出率），NB 缺失与唐氏综合征相关。一项研究显示唐氏综合征患者65% ～ 70% 鼻骨缺失，正常儿中仅有 1% 鼻骨缺失，NB 并不是一项很好的独立指标。

3. 妊娠中期筛查

● Quad 筛查：15 ～ 22^{+6} 周，评估 DS（唐氏综合征，开放神经管畸形 NTD，18- 三体综合征）的风险。

● MS-AFP：如果升高，增加 NTD 及腹壁缺陷风险。

4. 其他筛查方法

胎儿游离 DNA 检查 [无创产前检测（Non-invasive Prenatal Testing, NIPT）]：筛查 21 号、18 号、13 号染色体异常；妊娠 10 周开始可以采集，最晚可在产后几小时采集；多胎妊娠不推荐此检查。

5. 有创检查

● 绒毛膜穿刺（CVS）：通常在妊娠 10 ～ 13 周进行，妊娠 10 周之前不推荐进行绒毛膜穿刺，非致敏性的 Rh 阴性女性需要在 CVS 后给予 RhoGAM。

● 羊膜腔穿刺：通常在妊娠 16 周之后进行，非致敏性的 Rh 阴性女性需给予 RhoGAM。

6. 超声

表 1-54 为非整倍体的超声指标及随访情况。

表 1-54　唐氏综合征妊娠中期超声独立指标

超声指标	似然比	其他考虑，随访
脉络丛囊肿		与 18 三体综合征相关（不是唐氏综合征），如果孤立存在则不需随访，不增加 18 三体风险
心脏强光点	1.4 ～ 1.8	无须随访；并不与先天性心脏病相关（并不是一定要进行胎儿心脏超声）

☆☆☆☆

续表

超声指标	似然比	其他考虑，随访
肾盂扩张	1.5～1.6	轻度肾盂扩张（≥4mm）是常见的一过性生理状态，妊娠32周进行随访，如果妊娠32周≥7mm则建议生后对新生儿随访
肱骨短	2.5～5.8	考虑进行妊娠晚期生长超声
股骨短	1.2～2.2	考虑妊娠晚期生长超声
颈部增厚（妊娠15～20周≥6mm）	11～18.6	基因咨询；对唐氏综合征有40%～50%敏感性和＞99%特异性
肠管内回声	5.5～6.7	基因咨询；同样与胎儿宫内发育迟缓、先天性感染[如巨细胞病毒（CMV）]、羊膜腔内出血、囊泡内纤维症、胃肠道梗阻等相关。妊娠32周进行超声随访以评价胎儿生长及肠道情况
鼻骨缺失/发育不全	高达83	基因咨询

三十四、产前胎儿监护

● 产前（分娩前）胎儿监测假阳性率高及阳性预测值低。

● 通常开始于妊娠32周，如果为高危妊娠，分娩存在围生期受益则可以于较早孕周即开始监护（妊娠26～28周）。

● 理想的监测频率目前并不确定，应因人而异。NST、BPP及改良的BPP通常每周进行。但是对于高危情况如过期妊娠、1型糖尿病、胎儿宫内发育迟缓及妊娠高血压病，每周进行2次。

● 不论上次进行胎儿监护的时间为何时，一旦出现母体状况变化可能导致急性胎儿活力减少，则都应重新进行胎儿评估。

● NST的阴性预测值为99.8%，CST、BPP和改良BPP的阴性

☆ ☆ ☆ ☆

预测值为 99.9%。

表 1-55　产前胎儿监护的指征 *

高血压（慢性高血压、妊娠期高血压）	妊娠晚期或过期妊娠
糖尿病（妊娠前糖尿病、需要用药的 妊娠期糖尿病）	同种免疫
	病态肥胖
系统性红斑狼疮	高龄产妇
镰状细胞疾病或其他血红蛋白病变	辅助生殖技术、助孕
控制欠佳的甲状腺疾病	胎动减少
母体发绀型心脏病	羊水过多 / 过少
母体血栓倾向或抗磷脂抗体综合征	多胎妊娠（无明确的指南）
肾脏疾病	胎儿死亡病史
	胎儿宫内发育迟缓

* 和其他任何可能与围生期发病率、死亡率增加相关的情况

引自 ACOG: Antepartum fetal surveillance. Practice Bulletin No. 145, July 2014; Liston R, Sawchuck D, Young D. Fetal health surveillance: antepartum and intrapartum consensus guideline. Society of Obstetrics and Gynaecologists of Canada, British Columbia Perinatal Health Program. J Obstet Gynaecol Can, 2007, 29: S3-56.

具体监测方法如下。

1. 胎动

● 很多方法都可接受

○ 患者一侧卧位，数胎动数，2h 内感觉到 10 次胎动应考虑重新计数。一旦数了 10 次胎动，即可停止计数。

○ 每周 3 次，一次 1h 胎动计数，如果胎动数与之前的情况相同或超过之前计数则重新评估。

2. NST

● 有反应型 NST：20min 内有 2 次或以上的胎心加速，大于基线 15 次 / 分，持续时间 > 15s。

● 无反应型 NST：40min 内缺少有效的胎心加速。

● 妊娠 32 周之前，胎心加速被定义为胎心率增加 10 次 / 分，持续时间 > 10s。

● 应至少进行 20min。

● 震动声音刺激可能刺激出胎心加速（可以减少监测时间并且

☆☆☆☆

有效）。

3. 宫缩应激试验（CST）

●胎心对宫缩的反应，因为宫缩可能短暂影响胎儿供氧情况。

● 10min 至少 3 次持续 40s 以上的宫缩，可以应用缩宫素或刺激乳头诱发宫缩。

●解释

○阴性：无晚期减速或显著变异减速。

○阳性：50% 或以上的患者宫缩后出现晚期减速。

○可疑：间歇出现的晚期减速或显著变异减速。

○不满意：10min 宫缩＜ 3 次。

4. 生物物理评分（biophysical profile, BPP）（表 1-56）

●妊娠 26 ～ 28 周可以开始应用。

●与胎儿酸碱平衡状态相关。

●胎儿酸血症的最早临床表现：NST 无反应且胎儿呼吸运动减少。

● 如果 48h 内进行了产前激素治疗可能会减少评分——通常影响胎儿呼吸运动及 NST，也会影响运动。治疗结束后 48 ～ 96h 恢复正常。

表 1-56　生物物理评分（BPP）

	正常（分数 =2）	不正常（分数 =0）
NST	有反应型	无反应型
胎儿呼吸运动	30min 内≥ 1 次呼吸运动，持续≥ 30s	无呼吸运动或呼吸运动未达到标准
胎儿运动	30min 之内≥ 3 次不连续的躯干或肢体运动	小于 3 次运动
张力	≥ 1 次的伸展及俯屈，或张开或闭合手部	无伸展或俯屈运动
羊水量	羊水池深度＞ 2cm	羊水池深≤ 2cm

5. 根据 BPP 的处理

● BPP 为 8 分或 10 分为正常情况。

● BPP 为 6 分为临界状态。

☆ ☆ ☆ ☆

○如果孕周≥ 37 周，需要更多地评估并且考虑分娩。

○如果孕周< 37 周，24h 之内重复进行 BPP。如果妊娠 34 周之前可以考虑应用皮质类固醇激素。如果重复进行 BPP 依然为临界状态则可以考虑分娩或继续严密监护。

●BPP 为 4 分为异常情况。

○通常提示必须分娩，即使孕周< 32 周，处理方式应该个体化而且必须进行严密监护。

●BPP < 4 分通常应进行分娩。

6. 羊水过少

●定义

○最大羊水池深度≤ 2cm。

○或 AFI ≤ 5cm。

○百分位数不应该应用于制订策略。

○资料支持用最大羊水池深度≤ 2cm 来诊断羊水过少。

●不论 BPP 评分如何，羊水过少都应该进行进一步评估。

●改良 BPP 评分

○结合 NST（可以提示短期内胎儿酸碱平衡状态）及羊水量（提示长期的胎盘功能情况）。

○正常为 NST 有反应且最大羊水池深度> 2cm。

●脐动脉多普勒流速

○脐动脉多普勒波形反映了胎盘循环的状态。脐动脉舒张末期血流（end diastolic flow）可能为正常、减少、消失或反向，表明胎盘阻力的进展程度。

○应用倍他米松可能与短暂的脐动脉舒张末期血流反向相关。

三十五、妊娠期用药

1. 止泻药

●地芬诺酯（Diphenoxylate）/阿托品（Lomotil）每次 2 片，每日 4 次（通常 1 片含地芬诺酯 2.5mg，硫酸阿托品 25μg）。

●洛哌丁胺（Loperamide，Imodium，易蒙停）：起始剂量为 4mg，每次稀便后给予 2mg（最大量为 16mg/d），注意：由于可能含有阿司匹林水杨酸铋而不推荐应用。

✩✩ ☆ ☆

2. 止吐药物

止吐药物见妊娠恶心呕吐部分。

3. 抗组胺药物 / 减轻充血药物

● 苯海拉明（Benadryl）：常规剂量。

● 伪麻黄碱（Sudafed）：30mg，每日 4 次，如果孕妇存在高血压应谨慎应用。

● 氯雷他定（Claritin）：10mg，口服，每日 1 次。

4. 便秘药物

● 多库酯钠（Colace）：100mg 口服，每日 1 ～ 2 次（软化粪便）。

● 聚乙二醇（MiraLax）：17g（溶解在 8ounce 的水或果汁中），每日 1 次口服（1ounce=28.41ml 或 29.57ml）。

● 柠檬酸镁：1 瓶，每日分 1 次或 2 次服用（泻药，用于严重便秘）。

● 氧化镁乳剂：15ml 口服，每 6 小时 1 次，按需服用。

5. 止咳糖浆

● 惠菲芬（Robitussin）（普通或糖尿病用）：1 茶勺（tsp，1tsp=5ml）每 4 小时 1 次，按需服用。

● 退嗽露（苯佐那酯，Tessalon Perles）：100mg 口服，每日 2 ～ 3 次（糖尿病患者应用）。

6. 耳部感染

● 阿莫西林 500 ～ 875mg 口服，每日 2 次，服用 7 ～ 14d。

● 阿莫西林 / 克拉维酸钾（Augmentin）：875/125mg 口服，每日 2 次，服用 10 ～ 14d（如果是复发或糖尿病患者）。

● 头孢呋辛：500mg 口服，每日 2 次，服用 7 ～ 10d。

7. 胃食管反流 / 胃炎

● 雷尼替丁（Zantac）150mg 口服，每日 2 次，或 300mg 夜间服用。

● 法莫替丁（Pepcid）20mg 口服，每日 2 次。

● 碳酸钙（Maalox）30ml 口服，每 6 小时 1 次按需服用。

● 泮托拉唑（Protonix）40mg 口服，每日 1 次，兰索拉唑（Prevacid）30mg，每日 1 次，以及其他质子泵抑制剂（PPI）。

8. 头痛 / 偏头痛

● 对乙酰氨基酚（Tylenol）650mg 口服，每 6 ～ 8 小时 1 次，按需服用。

☆ ☆ ☆ ☆

● 甲氧氯普胺 / 氯普胺 (Metoclopramide, Reglan) 10mg, 每 3 ~ 4 小时 1 次, 按需肌内注射。

(1) 顽固性头痛 : 可以尝试神经 "鸡尾酒" 疗法。

甲氧氯普胺 / 氯普胺 (Metoclopramide, Reglan) 10mg 静脉应用 (可以每 20 分钟重复 1 次, 应用 3 次, 第 1 次和第 3 次应用时同时给予 25mg 苯海拉明) + 甲泼尼龙 (Solumedrol) 100mg 静脉应用 ± 酮咯酸 (Toradol) 30 ~ 60mg 肌内注射 / 静脉应用 (考虑孕周情况)。

也可加用硫酸镁 2g 静脉应用。

(2) 预防头痛

普萘洛尔 40mg XR (extended range, 药物扩展范围), 每日 1 次口服。

环苯扎林 (Flexeril) : 5 ~ 10mg 口服, 每日 3 次。

可以考虑应用舒马曲坦 (Imitrex) (在特殊情况下)。

9. **妊娠 HSV 感染治疗**　如表 1-57 所示。

表 1-57　妊娠期 HSV 感染治疗

指征	阿昔洛韦	伐昔洛韦
初次感染或原发感染	400mg 口服, 每日 3 次, 应用 7 ~ 10d	1g 口服, 每日 2 次, 应用 7 ~ 10d
有症状的复发	400mg 口服, 每日 3 次, 共 5d 或 800mg 口服, 每日 2 次, 共 5d	500mg 口服, 每日 2 次, 共 3d 或 1g 口服, 每日服用, 共 5d
日常控制病毒 (妊娠 36 周开始直至分娩) *	400mg 口服, 每日 3 次	500mg 口服, 每日 2 次

* 如果早产则更早

10. **尿路感染**

● 阿莫西林 500 ~ 875mg 口服, 每日 2 次, 共 7 ~ 10d。

● 呋喃妥因 (Macrobid) 100mg 口服, 每日 2 次, 共 7 ~ 10d。

● 头孢氨苄 (Keflex) 500mg 口服, 每日 2 次, 7 ~ 10d。

☆ ☆ ☆ ☆

- TMP-SMX DS（Bactrim）口服，每日 2 次，7 ～ 10d[避免用于妊娠早期和临近分娩，因为理论上应用于妊娠早期有增加开放性神经管畸形（NTD）风险，且临近分娩时应用有增加核黄疸风险]。

11. 肾盂肾炎（应住院直至无发热且无症状满 24h）

- 头孢曲松 1g 静脉，每 24 小时应用 1 次。

- 或者阿莫西林 2g 静脉，每 6 小时 1 次，同时应用庆大霉素（妊娠时应 8h 给药 1 次），2mg/kg 单次应用，然后 1.5mg/kg，每 8 小时应用 1 次。

- 或者先锋霉素（Ancef）1g 静脉应用，每 6 ～ 8 小时 1 次。

- 口服抗生素，使治疗疗程满 14d（依据药物敏感性应用）。

- 抑制尿路感染——诊断肾盂肾炎（或是妊娠期 2 次尿路感染）后，用至分娩。

  ○ 呋喃妥因（Macrobid）100mg，每日 1 次。

  ○ 或者氨苄西林 500mg，每日 1 次。

  ○ 或者头孢氨苄（Keflex）500mg，每日 1 次。

12. 应激剂量激素

对于慢性激素治疗的患者，在临产宫口开大 8cm 或剖宫产之前应用应激剂量激素。慢性激素治疗的患者为每日应用 5mg 以上波尼松或其等量的其他激素（甲泼尼 4mg 或氢化可的松 20mg），用时超过 2 周的患者。

- 中等手术应激：手术前（或是临产宫口开大 8cm 左右）50mg 氢化可的松静脉应用，接下来 25mg 氢化可的松每 8 小时静脉应用 1 次，共 24h，术后恢复常规剂量。

- 重大手术应激

  ○ 早上常规应用通常剂量的激素。

  ○ 手术前（或是临产宫口开大 8cm 左右）给予 100mg 氢化可的松静脉应用，接下来 50mg 氢化可的松每 8 小时静脉应用 1 次，共 24h。

  ○ 术后恢复常规剂量

13. 乳腺炎

- 乳腺炎通常表现为乳腺部位坚硬、红肿、触痛、肿胀，患者主诉为发热、肌痛、寒战、乏力及流感样症状。

● 大多数哺乳相关的乳腺感染是由金黄色葡萄球菌感染引起的，其他病原体包括化脓链球菌（A 族或 B 族）、大肠杆菌、拟杆菌、棒状杆菌、凝固酶阴性葡萄球菌。

● 超声诊断鉴别乳腺炎和乳腺脓肿是非常有效的。

◆ 治疗

● 抗炎症反应治疗（如布洛芬），冷敷或冰袋减少肿胀和疼痛。

● 鼓励继续乳汁引流，哺乳或吸奶器均可。

● 抗生素治疗 10 ～ 14d。

○ 双氯西林：500mg 口服，每 6 小时 1 次。

○ 头孢氨苄（Keflex）500mg 口服，每 6 小时 1 次。

○ 阿莫西林—克拉维酸（Augmentin）875/125mg 口服，每 12 小时 1 次。

○ 克林霉素 300mg 口服，每 6 小时 1 次。

如果是 MRSA 感染高风险患者按以下之一进行治疗。

○ 复方磺胺甲𭓰唑（Bactrim DS）1 片，每 12 小时 1 次（通常每片含磺胺甲𭓰唑 0.4g 他甲氧苄啶 80mg）。

○ 克林霉素 300mg 口服，每 6 小时 1 次。

○ 利奈唑胺 600mg 口服，每 12 小时 2 次。

三十六、影像诊断与妊娠

● Gray（Gy）：SI 能量单位，表示可吸收的放射剂量，1gray 为 1kg 物体吸收 1J 的放射能量。1Gy=100rad。

● RAD：放射吸收剂量，用来测量吸收放射剂量的单位。

● 暴露量＜ 5rad 认为不增加胎儿畸形或妊娠失败的风险。

● 目前已知超声和 MRI 并不产生胎儿负面作用。

● 产科的影像诊断方法选择和估计胎儿暴露量的方法如表 1-58 所示。

表 1-58　常见放射操作估计胎儿暴露剂量

操作	胎儿暴露量
胸部 X 线片（2 个窗）	0.02 ～ 0.07mrad
腹部 X 线片（1 个窗）	100mrad

☆ ☆ ☆ ☆

续表

操作	胎儿暴露量
静脉肾盂造影	$\geqslant 1\ rad^*$
臀部摄片	$7 \sim 20mrad$
钡灌肠或小肠序列	$2 \sim 4rad$
头部或胸部 CT 扫描	$< 1rad$
腹部或腰椎 CT 扫描	3.5rad
盆腔 CT	250mrad

*暴露量取决于拍摄片数

引自 Cunningham F, Leveno KJ, Bloom SL, et al. Chapter 46. General Considerations and Maternal Evaluation. In: Cunningham F, Leveno KJ, Bloom SL, et al., eds. Williams Obstetrics, 24 th ed. New York, NY: McGraw-Hill, 2013.

第二部分
妇 科

一、妇科手术术前注意事项

妇科手术的抗生素预防

●根据不同的操作应用不同的抗生素治疗（表 2-1）。

表 2-1　不同操作的抗生素应用

操作	抗生素	剂量
子宫切除、泌尿妇产科操作（包括网片的操作）	头孢唑林[1]（推荐）	体重 < 120kg，2g 静脉应用，体重 ≥ 120kg，3g 静脉应用
	如果青霉素过敏可用：克林霉素[2]+ 庆大霉素[3]（青霉素过敏时推荐）	克林霉素 600mg 静脉应用 庆大霉素 5mg/kg 静脉应用[4]
	甲硝唑[2]+ 庆大霉素[3]（青霉素过敏时的替代方案）	甲硝唑 500mg 静脉应用 庆大霉素 5mg/kg 静脉应用
腹腔镜诊断 / 手术输卵管结扎	无须应用	
开腹手术	无须应用	
宫腔镜诊断 / 内膜剥脱术 / 输卵管阻塞	无须应用	

☆ ☆ ☆ ☆

续表

操作	抗生素	剂量
宫腔输卵管造影或通液	多西环素[5]	100mg 口服，每天 2 次，共 5d
放置宫内节育器 (IUD)	无须应用	
内膜活检	无须应用	
人工流产 / 诊刮 (D&C)	多西环素	100mg 操作前 1h 口服或操作后口服 200mg
	甲硝唑	500mg 口服，每日 2 次，共 5d
尿动力学检查	无须应用	

1. 可行的替代方案：头孢替坦、头孢西丁、头孢呋辛、氨苄西林钠舒巴坦钠

2. 有青霉素（penicillin PCN）过敏反应的患者抗菌药物选择，联合应用广谱抗菌药物

3. 喹诺酮类（环丙沙星、左氧氟沙星、莫西沙星）或氨曲南（1g 静脉应用）可以替代庆大霉素

4. 庆大霉素应根据体重（actual body weight，ABW）在术前单次应用，除非 ABW > 20% 理想体重（ideal body weight，IBM），这种情况下剂量计算体重应用 IBW + 0.4(ABW − IBW)

5. 如果有盆腔炎性疾病（PID）或输卵管扩张，没有输卵管扩张的情况不建议使用预防性抗生素

引自 ACOG Practice Bulletin No. 104, May 2009, Reaffirmed 2011; Bratzler DW, Dellinger EP, Olsen KM, et al. Clinical practice guidelines for antimicrobial prophylaxis in surgery. Am J Health-Syst Pharm, 2013, 70: 195-283.

1. 关键点

- 抗生素必须在切皮前 1h 内应用，麻醉诱导时正合适。

- 发生以下情况可重复应用抗生素。

  ○ 手术时间长（超过 1 个或 2 个抗生素半衰期，如 3h 即重复应用头孢唑林）。

  ○ 术中出血 > 1500ml。

- 操作之前几天及操作之后都无须预防性应用抗生素。

- 人工流产及诊刮（dilation and curettage，D&C）需要预防性应用抗生素，即使淋病 / 衣原体（GC/CT）检测为阴性。

2. 感染性心内膜炎的预防

● 感染性心内膜炎增加副作用的风险，与心脏状况相关。心内膜炎需要预防的情况如表 2-2 所示，推荐抗生素如表 2-3 所示。

表 2-2　需要预防感染性心内膜炎的心脏情况

● 人工心脏瓣膜或使用人工材料进行的瓣膜修补
● 感染性心内膜炎病史
● 先天性心脏病（congenital heart disease，CHD）*
● 未控制的发绀型心脏病包括姑息性分流术及导管（conduits）
○ 完全缓解的慢性心脏病，包括应用人工材料或装置进行的手术或导管修补，操作后 6 个月内 +
○ 缓解的 CHD，但是人工补片或人工装置的邻近部位（有抑制内皮化的作用）存在残余缺陷
● 心脏移植的受体，发生心脏瓣膜病变

* 除了以上列出的情况，其他 CHD 并不推荐预防性应用抗生素
+ 操作后应该应用预防性抗生素，因为人工材料内膜化发生于操作后的 6 个月之内

表 2-2 和表 2-3 经许可引自 Wilson W, et al. Prevention of Infective Endocarditis: Guidelines From the American Heart Association. Circulation, 2007, 116: 1736-1754.

表 2-3　感染性心内膜炎的抗生素预防

治疗	抗生素	剂量
静脉治疗	氨苄西林或头孢唑林、头孢曲松	2g 静脉应用 1g 静脉应用
对青霉素或氨苄西林过敏 *+	头孢唑林、头孢曲松或克林霉素	1g 静脉应用 600mg 静脉应用
口服	阿莫西林	2g

* 先锋霉素不可用于对青霉素过敏的患者
+ 这些药物并不能覆盖肠球菌，如果考虑肠球菌感染，应用万古霉素
注：操作前 30 ～ 60min 应用较好

3. 静脉血栓（venous thromboembolism，VTE）的预防

● VTE 的危险因素包括但不限于手术、活动受限、创伤、癌症、VTE 病史、应用含雌激素的药物、肥胖、遗传性或获得性血栓形成倾向、妊娠及产后期间、应用红细胞刺激类药物、肾病综合征、骨髓增生异

☆ ☆ ☆ ☆

常、中心静脉导管置入等。

- 进行重大妇科手术的患者发生 VTE 的概率为 15% ～ 40%。
- VTE 的风险及预防建议依据：患者的年龄和相关危险因素、操作的类型及持续时间。
- VTE 预防：根据不同的风险分级进行预防（表 2-4）。

表 2-4　风险分级及手术患者的 VTE 预防

风险水平	定义	预防策略
低风险	30min 以内的手术，患者年龄＜ 40 岁，无其他危险因素	无须特殊预防，早且尽量多地进行活动
中等风险	手术持续时间＜ 30min 且无其他危险因素；手术持续时间＜ 30min 的 40 ～ 60 岁女性且无其他危险因素；40 岁以下女性接受重大手术但无其他危险	低剂量 UFH（5000U，每 12 小时 1 次），LMWH（2500U 达肝素钠或 40mg 依诺肝素钠，每日 1 次），抗血栓弹力袜或 SCD
高风险	手术时间＜ 30min，患者年龄＞ 60 岁或有其他危险因素；重大手术，患者年龄＞ 40 岁或存在其他危险因素	低剂量 UFH（5000U，每 8 小时 1 次），LMWH（5000U 达肝素钠或 40mg LMWH，每日 1 次），或者 SCD
最高风险	重大手术，患者年龄＞ 60 岁，之前 VTE 病史、肿瘤或高凝状态	低剂量 UFH（5000U 每 8 小时 1 次），LMWH（5000U 达肝素钠或 40mg 依诺肝素，每日 1 次），或 SCD/ 抗血栓弹力袜 + 低剂量 UFH 或 LMWH。考虑出院后继续进行预防性抗凝，持续 2 ～ 4 周

UFH. 普通肝素；LMWH. 低分子肝素；SCD. 进行性加压装置（防务栓压力泵）

引自 Geerts, et al.Prevention of venous thromboembolism:the Seventh ACOG conference on antithrombotic and thrombolytic therapy. Chest, 2004, 126(suppl): 338s-400s.

☆ ☆ ☆ ☆

●ACOG 意见[①]

○术前 2h 应用 5000U UFH，术后每 8 小时（高危）至 12h（中危）应用 1 次，直到出院。替代方案：LMWH（lovenox 40mg）术前 12h 应用，术后每日应用直至出院（中等或高风险）。

○对于最高风险的患者应使用 UFH 和抗血栓袜 /SCD 双重预防VTE。

二、开腹手术

1. 妇科手术的常用切口

●正中垂直切口：起始于耻骨联合上方 3 ～ 4cm，沿中线延伸。此切口暴露较好，且可以延长至剑突，并且出血较少。

●Pfannenstiel 切口：耻骨联合上方 3 ～ 4cm 水平切开，在两侧腹直肌外缘之内切开且切口向头侧弯曲可帮助避开髂腹股沟神经 /髂腹下神经损伤（表 2-5）。美容切口，但是出血多，暴露较差。

●Maylard 切口：宽水平切口 [两侧髂前下棘（ASIS）之间]，切开腹直肌鞘，横切腹直肌，如可能则进行腹壁下血管缝扎。肌肉断端固定于腹直肌鞘避免肌肉回缩，以便关腹时操作。本切口暴露较好。

●Cherney 切口：水平切开皮肤及筋膜，腹直肌筋膜在其与耻骨联合连接处上方 1 ～ 2cm 被切断，手术结束后再次连接。此切口暴露较好。

2. 妇科手术并发症

●肠道损伤（＜ 1%）：垂直于肠道长轴进行缝合修补，避免肠腔狭窄。

●泌尿系损伤（约 1%）。

○恶性疾病手术或脱垂手术时风险增加。

○小的位于膀胱底的膀胱损伤（＜ 1cm，可进行修补或放置Foley 导尿管 7 ～ 10d）。

○大的膀胱损伤（≥ 1cm）需要修补，双层缝合。

○输尿管损伤通常在术后 1 ～ 5d 有所表现（尿性囊肿或腹水出

---

①引自 ACOG. Prevention of deep vein thrombosis and pulmonary embolism. Practice Bulletin No. 84, August 2007, reaffirmed 2013.

☆☆☆☆☆

现并进展）。

　　○ 膀胱镜检查对于评估膀胱缺陷和输尿管功能有帮助。

　　○ 输尿管走行如图 2-1 所示。

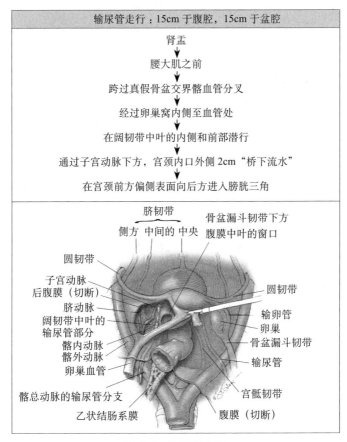

输尿管走行：15cm 于腹腔，15cm 于盆腔

肾盂
↓
腰大肌之前
↓
跨过真假骨盆交界髂血管分叉
↓
经过卵巢窝内侧至血管处
↓
在阔韧带中叶的内侧和前部潜行
↓
通过子宫动脉下方，宫颈内口外侧 2cm "桥下流水"
↓
在宫颈前方偏侧表面向后方进入膀胱三角

脐韧带
侧方　中间的　中央
骨盆漏斗韧带下方
腹膜中叶的窗口
圆韧带
子宫动脉
后腹膜（切断）
脐动脉
阔韧带中叶的
输尿管部分
髂内动脉
髂外动脉
卵巢血管
髂总动脉的输尿管分支
乙状结肠系膜
圆韧带
输卵管
卵巢
骨盆漏斗韧带
输尿管
宫骶韧带
腹膜（切断）

图 2-1　输尿管走行

经许可引自 Hoffman BL, et al. Chapter 38. Anatomy. In: Hoffman BL, et al. eds. Williams Gynecology, 2nd ed. New York, NY: McGraw-Hill, 2012.

● 瘘管形成：相对较为罕见，可能发生于泌尿系统或胃肠道。

● 筋膜裂开

○ 筋膜裂开可以发生较早或较晚，通常为术后 4 ～ 14d 发生。

○ 危险因素：慢性肺部疾病、术后咳嗽、腹水、恶性疾病、肥胖、

☆ ☆ ☆ ☆

伤口感染、营养不良、放疗史。

○诊断："爆裂"感（popping），伤口渗出大量血清样分泌物，切口处有膨出，筋膜部分或完全裂开。

○治疗：急诊手术，湿敷覆盖伤口转移至手术室，10% 病死率。

○预防：筋膜充分进行无张力缝合，使用延长吸收线，术后对患者进行健康教育并且采取预防措施。

● 内脏脱出：腹部内容物从裂开切口凸出。

● 伤口感染（蜂窝织炎，脓肿）：血肿或血清肿。

● 伤口血肿、血清肿。

● 切口疝。

● VTE。

● 神经损伤：术者对解剖结构熟悉可减少损伤，小心摆放患者体位，术中注意拉钩的位置（开腹手术）（表 2-5）。

表 2-5 妇科手术的神经损伤

神经	常见损伤原因	功能缺陷
股神经（$L_{2\sim4}$）	深拉钩的压力 [自持牵开器，切口宽的风险高（Pfannenstiel 切口 / Maylard 切口）]；髋关节过度屈曲（candy cans），腹股沟切开	感觉：大腿前部 / 中间，足部；运动：髋关节屈曲减少，膝关节伸展减少、膝深腱反射减弱
股外侧皮神经（$L_{2\sim3}$）	深拉钩的压力 [自持牵开器，切口宽的风险高（Pfannenstiel 切口 / Maylard 切口）]，髋关节过度屈曲（candy cans）	只有大腿外侧感觉受影响
生殖股神经（$L_{1\sim2}$）	盆腔侧壁切开	只影响感觉：阴阜、阴唇和大腿上部
闭孔神经（$L_{2\sim4}$）	腹膜后切开、淋巴结切除术、阴道旁修补术	感觉：大腿内侧 运动：大腿内收减少

神经	常见损伤原因	功能缺陷
腓总神经（$L_{4\sim5}$，$S_{1\sim2}$）	膝盖外侧（膀胱截石位固定器械）的压迫	感觉：外侧和足背侧消退运动：足部背曲消失（下垂足）
髂腹股沟神经(L_1)（位于 ASIS 的 3cm 内侧 /3cm 下侧）；髂腹下神经（L_1）（ASIS 的内侧 2cm/ 下侧 1cm）	侧方置入 TROCA；Pfannenstiel 切口的延长，尤其是超过闭孔肌的情况；同样与筋膜修复引起的神经卡压综合征相关	感觉：阴阜、阴唇和大腿内侧；疼痛可以从切口处向侧方延伸至腹股沟和耻骨弓上区域，可能放射至下腹部
阴部神经（$S_{2\sim4}$）（Alcock Canal）	骶棘韧带悬吊、盆腔重建	损伤 / 卡压引起外阴疼痛；疼痛向下放射至腿后侧或会阴；肠道和膀胱可能受到影响
膈神经（$C_{3\sim5}$）	食管裂孔附近的膈肌切除术	膈肌功能不全；呼吸运动和效能受损；脱离呼吸机困难

3. 缝线选择

● 缝线种类（表 2-6）

○ 可吸收线 [单乔缝线，薇乔缝线，铬线，聚二噁烷酮单股缝合线（PDS）] 和不可吸收线（尼龙线，gortex 缝线，丝线，纤维制品，爱惜邦，聚丙烯线，钢丝）。

○ 编织线（丝、薇乔缝线、爱惜邦）和非编织 / 单线（单乔缝线，PDS，爱惜良 / 尼龙），非编织线引起组织反应和裂开较少，但是线结更容易松。

● 缝线型号

○ 0 越多直径越小 [如,4-0（即 0000）比 5-0（即 00000）直径大]。

○ 0 号线、1 号线、2 号线等（号码越大直径越大）。

☆ ☆ ☆ ☆

表 2-6　缝线

缝线种类	材料	天然/合成	构成	型号	张力强度保持时间	吸收时间	在妇科通常应用范围
肠线	牛浆膜或羊黏膜下层	天然	单丝	3-0 ~ 7-0	7 ~ 10d	70d	输卵管
铬线	牛浆膜或羊黏膜下层	天然	单丝	3-0 ~ 7-0	21 ~ 28d	90d	输卵管、子宫切开的缝合、腹膜
薇乔可吸收缝线	Polyglactin 910	合成	编织	3-0 ~ 8-0	75% 14d；50% 21d；25% 28d	56 ~ 70d	子宫切开的缝合、筋膜、腹、皮下、皮肤、B-Lynch缝合
单乔可吸收缝线	聚糖乙内酰胺（Poliglecaprone 25）	合成	单丝	2-0 ~ 6-0	50% ~ 60% 7d；20% ~ 30% 14d	91 ~ 119d	皮肤
PDS 缝线	聚二氧六环酮	合成	单丝	2-0 ~ 9-0	70% 2 周；50% 4 周；25% 6 周	180 ~ 210d	筋膜、B-Lych 缝合
丝线	丝	天然	编织	5-0 ~ 9-0	约 1 年	不吸收	肠道、皮肤间断缝合、固定引流管于皮肤

续表

缝线种类	材料	天然/合成	构成	型号	张力强度保持时间	吸收时间	在妇科通常应用范围
尼龙线	聚酰胺-6	合成	Ethilon(单丝),Nurolon(编织)	2-0~11-0,1-0~6-0	每年损失20%	不吸收	间断缝合皮肤
Mersilene(慕斯灵)线	聚酯/纤维	合成	编织	5-0~6-0	无限期	不吸收	宫颈环扎
Prolene(普理灵)不可收缝线	聚丙烯	合成	单丝	2-0~10-0	无限期	不吸收	宫颈环扎
Biosyn缝线	聚酯	合成	单丝	1-0~6-0	21d	90~110d	皮肤
Maxon聚甘醇碳酸缝合线	聚葡糖酸酯	合成	单丝	1-0~5-0	42d	180d	筋膜
Polysorb可吸收缝线	乙交酯/丙交酯共聚物	合成	编织	2-0~8-0	21d	56~70d	阴道残端、子宫切开的缝合、筋膜
可吸收V-Loc缝线	聚葡糖酸酯	合成	单丝编织	0~4-0	14~21d	90~110d	阴道残端

☆ ☆ ☆ ☆

○通常 0 号线缝筋膜。

4. 缝针的种类

● 锥形针：用于更容易穿透的组织（如肠道、筋膜、肌肉）。

○TP 或 CTX 针：筋膜。

○CT 或 CT1 针：筋膜下深组织层。

○CT 2 针：子宫。

○SH 针：肠道。

○CV 或 BV 针：血管和神经修复。

● 角针（cutting）：用于皮肤和其他坚硬组织缝合。

○GS：筋膜或软组织。

○FSLX：存在张力的皮肤缝合。

○FSL：皮肤上缝合引流或张力很大的皮肤缝合。

○FS2 或 PS2：皮肤缝合。

三、宫腔镜

1. 宫腔镜种类

● 诊断镜

○可弯曲宫腔镜（直径 2.8 ～ 5.0mm）。

○硬质宫腔镜（直径 1.0 ～ 5.0mm；12°和 30°为最常见）。

● 治疗镜（直径 8.0 ～ 10.0mm）

○电外科切除器：单极、双极（Versapoint 宫腔镜电切系统）。

○宫腔镜组织粉碎器（Smith & Nephew TRUCLEAR™、Hologic MyoSure®）。

○手术鞘：可以通过通道插入器械。

2. 术前及手术时注意事项

● 月经周期的卵泡期为最合适的手术时机。

● 如果进行治疗型宫腔镜（不是诊断型）如肌瘤切除、输卵管阻塞（essure）、内膜剥脱，术前数周应用醋酸甲羟孕酮（Depo-Provera）以使内膜变薄、视线变佳。

● 预计有宫颈狭窄的情况（绝经前女性），可应用米索前列醇（200μg 或 400μg 口服或阴道内应用）促宫颈成熟。

● 膨宫需要 60 ～ 70mmHg 压力。

☆☆☆☆

● 宫腔内压力小于平均动脉压（mean aterial pressure, MAP）可减少液体血管内渗。

● 如果应用单极，患者应接复极板（地线，be grounded）。

3. 禁忌证　妊娠、急性生殖道感染、急性疱疹病毒感染。

4. 宫腔镜介质　如表 2-7 所示。

表 2-7　宫腔镜介质

种类	应用	处理	并发症
二氧化碳气体	仅用于诊断	流量限制小于 100ml/min；宫腔压力小于 100mmHg	气体栓塞
贫电解质液体（1.5% 甘氨酸，3% 山梨醇，5% 甘露醇 *）	应用单极电切进行治疗	液体差值 750ml 需要尽快完成操作+；液体差值 1500ml 停止操作，检查电解质水平，控制并发症	低钠血症、高血氨症、血浆渗透压降低#、抽搐发作、脑水肿、死亡
含电解质液体（正常盐水）	诊断或治疗都可用；与双极镜兼容 (MyoSure® 和 TRUCLEAR™)	液体差值 1500ml 提示需要尽快完成治疗，液体差值 2500ml 提示停止操作，检查电解质水平，控制并发症	液体过量导致肺水肿，充血性心力衰竭

* 甘露醇作为利尿剂可减少血浆渗透压；+ 心血管疾病或肾功能损害的患者，考虑立刻停止操作；# 如果出现低钠血症的症状（意识障碍、头痛、恶心呕吐、虚脱、高血压）：代偿机制会导致游离水增加、脑水肿、颅内压增高、中枢神经细胞损伤

5. 并发症　主要与治疗型宫腔镜相关。

● 出血 2.4%，子宫穿孔 1.5%，宫颈裂伤 1%～11%。

☆　☆　☆　☆

- 气体栓塞：避免头低仰卧位、气管插管，限制二氧化碳流量可减少此风险。如果怀疑气体栓塞则进行如下处理：左侧卧位，头向下倾斜5°，从右心室抽吸气体。

- 液体负荷过大：查电解质水平，考虑呋塞米20～40mg静脉应用，如果血钠浓度小于125mmol/L，停止操作。

四、腹腔镜

1. 腹腔镜手术患者的选择

- 前次开腹手术：＞20%的患者可能发生大网膜和（或）肠道粘连于腹壁，考虑左上腹部（left upper quadrant，LUQ）路径。

- 肺部疾病：腹腔镜手术相关的高碳酸血症、通气量减少对肺部疾病患者影响大。

2. 手术安排

- 抗生素：除非行子宫切除术或处理感染的输卵管，否则不需要抗生素。

- 肠道准备：并不减少并发症风险，但如果进行肠道切除则有必要进行，所以对于复杂病例应该进行肠道准备，但并不作为常规妇科手术的标准术前准备之一。

- 应用鼻胃管（nasogastric，NG）和口胃管（orogastric，OG）来减压（尤其是LUQ入路时）。

- 体位
  ○ 将患者置于豆袋坐垫（"bean bag"）、凝胶或泡沫垫上限制体位以免在（Trendelenburg）头低仰卧位位置时滑落。
  ○ 截石位：大腿轻微固定，不超过腹部平面的90°，避免过度伸展以减少神经损伤风险。
  ○ 臀部略超过床沿（方便举宫）；骶骨应该保证有床的支持以减少背部张力。
  ○ 将单侧或双侧手臂用垫子包起，手臂应该放置在靠近大腿处以维持自然姿势来避免尺神经损伤。
  ○ 放置脐部套管（Trocar）时应将患者置于平卧位（而不是Trendelenburg位置）以减少主动脉/髂动脉的损伤。

☆ ☆ ☆ ☆

3. 子宫操作（举宫）

举宫器种类很多，如图 2-2 所示。

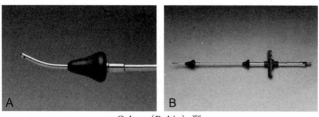

Cohen（Rubin）型

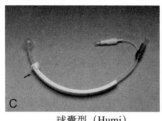

球囊型（Humi）

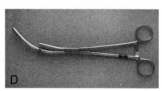

Hulka 型

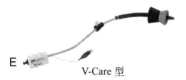

E V-Care 型

图 2-2　举宫器

经许可引自 Hoffman BL, et al.Chapter 42. Minimally invasive surgery. In: Hoffman BL, et al., eds. Williams Gynecology, 2nd ed. New York, NY: McGraw-Hill, 2012.

4. 气腹

● 插入气腹针：2 个突破感，第 1 次突破筋膜，第 2 次突破腹膜。进腹后不要将针左右前后摆动，以免增加不必要的损伤。

● 直接肉眼直视下应用有透明尖端的 Trocar（Xcel®、Visiport™、Optiview®）。

● 打开腹腔镜置入 Hassan Trocar，然后充气。

● 充气至 12 ～ 15mmHg（开始可以充至 20mmHg，然后减低至 12 ～ 15mmHg）。

☆ ☆ ☆ ☆

5. 确认进入腹腔的通道

● 连接气腹针的活塞撤回，确定没有血液（血管损伤）或褐色 / 绿色成分（肠道损伤）出现。

● 悬滴实验：滴生理盐水被吸入腹腔（负压）。

● 腹腔内压力低（理想状态为低于 7mmHg）。

6. 置入 Trocar

● 脐部：与其他部位相比，皮肤和腹腔的距离在脐部较短，因为皮肤和腹膜之间无脂肪或肌肉。

○ 标准体重的患者，于骶骨凹陷处置入气腹针。

○ 肥胖患者（BMI ≥ 30kg/m²），应用更垂直的路径。

○ 具体如图 2-3 所示。

正常　　　　　　　　　超重　　　　　　　　　肥胖

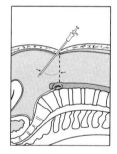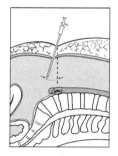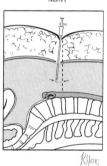

图 2-3　腹腔镜 Trocar 置入

经许可引自 Hoffman BL, et al. Chapter 42. Minimally invasive surgery. In: Hoffman BL, et al. eds. Williams Gynecology, 2nd ed. New York, NY: McGraw-Hill, 2012.

● 经 Palmer 点 LUQ 入路：左侧季肋区，左侧锁骨中线肋缘下方 2 横指处。

● 第二个 Trocar。

○ 中线，耻骨联合上方 3cm。

○ 侧方，中线旁 8cm、耻骨联合上方 8cm 以避开腹壁下动脉血管（腹壁下动脉约位于中线旁 5cm 耻骨联合上方 3cm；腹腔镜视野来看为阔韧带的内侧向外侧插入，在闭合脐血管的侧方）。前腹壁血管的位置如图 2-4 所示。

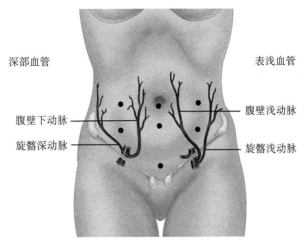

图 2-4　腹前壁血管位置

经许可引自 Cain J, et al. Chapter 41. Gynecology. In: Brunicardi F, et al. eds. Schwartz's Principles of Surgery, 9th ed. New York, NY: McGraw-Hill, 2010.

7. 能量

● 单极：如果接触周围组织则有造成损伤的风险。

● 双极：安全性高，损伤只限于热播散的范围（约 22mm）而不是电流范围，但切割能力有所降低。

● 激光：是一种精密、快速且准确热损伤组织的方法，但是止血效果差，费用高。

● 双极密封装置：加封、等离子体双极电切钳（Gyrus）及利用压力和脉冲电流产生的最小横向热扩散封闭血管的 LigaSure™ 刀。

● 超声刀(harmonic scalpel)：叶片震动 55.5mHz 打断组织的氢键，用于切断或连接血管。

8. 电外科的原则

● 高能量交流电切开组织

○ 电切模式：低电压，持续电流，深部组织渗透，向旁扩散较少。

○ 电凝模式：高电压，间断电流，表浅组织渗透，更多地向旁边组织扩散。

● 单极（如 Bovie）

○ 含有一个单独的作用电极。

○能量路径：主机—作用电极—组织—通过身体回路至电极（接地垫）—主机。

- 双极（如 Kleppinger）

○含有作用电极和回路电极。

○能量路径：主机—作用电极—组织—回路电极—主机。中介组织要保持干燥。

9. 腹腔镜的并发症

- 腹膜后血管损伤（腹主血管 / 髂血管）：风险为 0.1% ～ 1%。

○处理：行中线垂直切口，输入血液制品，呼叫血管外科医师，请麻醉医师建立中心静脉通路。

- 腹壁血管损伤：风险为 0.2% ～ 2%。

○腹壁下血管（来自于髂外血管）、腹壁浅动脉（来自于股动脉）。

○避免损伤：透光检查腹壁浅动脉，透过腹膜观察阔韧带插入腹股沟管处和脐动脉闭锁处之间的位置来检查腹壁下血管。

○处理：用电手术器械在另一侧（trocar 处）凝住血管，或者从 Trocar 处置入一根 Foley 导尿管并填充球囊或经腹进行缝合。

- 肠道损伤：风险为 0.1% ～ 0.4%。

○手术时不容易被发现，通常在手术后 24 ～ 48h 出现症状，如发热、白细胞升高、恶心 / 呕吐、腹部膨隆、腹痛。

- 切口疝：风险为 0.2% ～ 5%。

○肉眼直视下关闭筋膜（> 10 ～ 12mm 的切口）可降低风险。

- 气体栓塞：风险为 0.001% ～ 0.6%。

○气体栓塞不常见，可能与不小心将气腹针置入血管相关。

○表现：潮气末二氧化碳减少，血氧饱和度降低，明显杂音，严重低血压，可能心搏骤停。

○处理：停止进气、去掉气腹针、将患者置于左侧卧位、吸入 100% 氧气、置入中心静脉（central line）使其从右侧心脏和肺脉管系统吸气。

五、术后疼痛控制

关键点

- 阿片类药物的半衰期约为 3h（约 15h 后达到稳定状态）。

☆☆☆☆

- 对乙酰氨基酚 + 羟考酮（Percocet/Tylox） 对乙酰氨基酚 24h 内最大剂量为 4000mg。
  - Tylox 含有 5mg 羟考酮和 500mg 对乙酰氨基酚。
  - Percocet 含有 5mg 羟考酮和 325mg 对乙酰氨基酚。
- 如需要更多镇静药如下：
  - 羟考酮：5 ～ 20mg 每 3 ～ 4 小时重复 1 次（通常不同时应用对乙酰氨基酚以避免毒性）。
  - 氢吗啡酮（Dilaudid）：1 ～ 4mg，每 3 ～ 4 小时用药 1 次。
- 如果转为应用硫酸吗啡控释片（MS Contin），服用 24h 吗啡的剩余剂量，然后每 12 小时应用 1/2 的累积剂量，或每 8 小时应用 1/3 的累积剂量。
- 硫酸吗啡立即释放剂（MSIR） 30 ～ 60mg 口服，每 3 ～ 4 小时重复 1 次。
- 表 2-8 为相同效果的不同种类和剂量镇痛药物。

六、常见术后并发症

1. 尿量减少
- 定义：< 0.5ml/（kg·h），或 60kg 女性 < 30ml/h。
- 鉴别诊断
  - 肾前性：脱水、出血。
  - 肾性：急性肾小管坏死（acute tubular necrosis，ATN）、急性间质性肾炎。
  - 肾后性：梗阻、尿潴留。
- 物理检查
  - 生命体征（直立性低血压、发热、心动过速），液体出入量（I/O），心脏、肺部、腹部、四肢检查。
  - Foley 导尿管是否通畅！
- 实验室指标：如果原因很明显，处理原因，否则考虑以下检查。
  - 检查血常规确定血细胞数量（如果考虑出血）。
  - 尿液检查：尿比重，含钠量（< 20mmol/L 通常提示血容量过低），肌酐 [用于计算钠排泄分数（FENa），见下文]。
  - 如果计算 FENa 需要基础生化检验。

表 2-8 效果相当的镇痛药应用 **

药物	起效时间	作用时间	服药方式	药物剂量
可待因	30 ～ 60min	3 ～ 6h	口服	200mg
芬太尼	几乎立即起效	30 ～ 60min	肌内注射或静脉滴注	0.1mg（等于100μg）
氢可酮	10 ～ 20min	4 ～ 8h	口服	20 ～ 30mg
氢吗啡酮	5min（静脉滴注）；15 ～ 30min（口服）	2 ～ 4h（静脉滴注或肌内注射）；3 ～ 6h（口服）	静脉滴注 口服	1.5mg 7.5mg
吗啡	20min（肌内注射）；5min（静脉滴注）；30 ～ 60min（口服）	1 ～ 2h（静脉滴注）；3 ～ 4h（肌内注射）；3 ～ 6h（口服）	肌内注射/静脉滴注 口服	10mg 30mg*
羟考酮	10 ～ 15min	3 ～ 6h	口服	15 ～ 30mg（20mg）

注：1.5mg 氢可酮静脉滴注、20mg 羟考酮口服、10mg 吗啡静脉滴注、0.1mg 芬太尼等效

* 如果长期使用则可应用 60mg

** 使用剂量受很多变量影响，仅用作指导

☆ ☆ ☆ ☆

化验结果提示如下：

肾前性:尿比重＞1.025,尿素氮/肌酐＞20,尿钠＜20mmol/L,FENa＜1%。

肾性:尿比重正常或降低,尿素氮/肌酐＜20,尿钠＞40mmol/L,FENa＞2%。

FENa：钠的滤过及尿液中的排泄百分数

$$FENa\ (\%) = \frac{尿钠 \times 血肌酐}{血钠 \times 尿肌酐} \times 100$$

FENa＜1%：肾前性

FENa＞2%：肾性（如 ATN）

● 如果患者应用利尿药则结果不易解读

● 治疗

○ 严格限制液体出入量（通过 Foley 导尿管测量）。

○ 肾前性：如果患者存在明显脱水且无急性血液丢失证据，则给予静脉补液并且关注尿量。正常患者可承受液体入量为 10ml/kg 的生理盐水或乳酸林格液（LR），输液时间＞20～30min；液体复苏，排除出血（血肿），排除感染。如果考虑出血则应进行 CT 检查。

○ 肾性：停用肾毒性药物（如酮咯酸、布洛芬、庆大霉素）。

ATN:可能由于脓毒血症、休克、毒性药物（造影剂、氨基糖苷类），存在大量的肾小管上皮细胞和上皮细胞（颗粒细胞）管型，可以诊断缺血性损伤（ATN）。

○ 肾后性:置入/冲洗尿管,排除尿道梗阻(肾脏超声)/尿道损伤。如果有肺水肿的证据，则应用利尿药（如 Lasix，注意钾离子浓度）。

2. 术后发热

● 定义

○ 术后24h 间隔4～6h 2 次体温≥38℃（100.4°F），应排除术后24h 之内发热的情况。

○ 术后任何时间体温≥39℃。

● 原因

○20% 因为感染，80% 存在非感染性原因。

非感染原因：肺不张、药物过敏反应、组织损伤引起的组织热损伤、血肿形成。

感染性：吸入性肺炎、伤口感染、脓肿形成。

○最常见的术后发热是由刺激产生的炎性反应引起，可自行缓解。

○术后发热的高危因素包括手术时间 > 2h 和术中输血。

○注意 5W：Wind（肺不张）、water（尿路感染）、wound（感染 / 血肿）、walk（静脉血栓形成）、wonder drugs（药物引起的发热）。

○不同并发症引起的发热时间如图 2-5 所示。

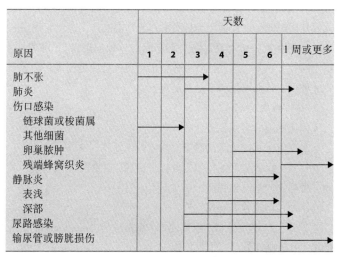

图 2-5　术后患者不同并发症发生发热时间

经许可引自 Lentz GM, Lobo RA, Gershenson DM, et al. Comprehensive Gynecology, 6th ed. 2012.

● 评估

○注意病史采集和检查，合理安排实验室化验。

○妇科术后患者研究：进行尿培养的患者只有 9% 尿培养阳性，而寒战的患者 < 2% 为培养阳性；1.5% 寒战的患者 X 线胸片可见显著表现；血培养无阳性。

○最初 48h：最常见的是非感染性的原因，肺不张高达 90%；进行诊断试验阳性率不高；评估病史、生命体征、尿量、物理检查：咽部、肺、脊肋角压痛、切口、四肢（DVT、血栓形成）、引流、静脉注射部位的感染；注意子宫切除后的患者，阴道残端蜂窝织炎、血

☆ ☆ ☆ ☆

肿、脓肿很可能是发热的原因。

○ 术后超过48h

开腹手术术后的患者最常见的感染部位为肺部、伤口和泌尿系统。

发热相关检查（如有提示）：血常规、生化检查、X线胸片、尿液分析及培养；血培养2次（体温≥39℃、HIV感染、肿瘤患者或进行中心静脉置管），但是大多数时候阳性率并不高。如果有呼吸系统症状则进行痰培养，伤口拭子培养；经过查体必要时进行盆腔超声、CT平扫、四肢血管多普勒超声等检查；不要忽略药物热（可能需要几天或几周时间；发热通常为持续的，无体温高峰；通常可缓解）。

● 如果体温持续存在，免疫抑制状态（肿瘤患者），虚弱/情况不稳定的患者，不常见的症状和体征出现通常情况更严重。

● 处理：依据可疑因素进行处理。

3. 妇科感染

● 阴道残端蜂窝织炎

○ 阴道上部切口边缘的感染。

○ 体征/症状：可在住院后期或出院后发生，如下腹疼痛、背部疼痛、发热、阴道分泌物。

○ 诊断：阴道检查残端发红。

○ 处理：广谱抗生素[阿莫西林/克拉维酸（Augmentin），左氧氟沙星/甲硝唑等]。

● 盆腔脓肿、残端脓肿、残端血肿感染

○ 阴道残端附近张力大、有波动感的肿物，可能表现引流液为脓性。

○ 症状/体征：疼痛、发热、引流出液体。

○ 诊断：盆腔检查，影像学表现（CT扫描或盆腔超声）。

○ 处理：需氧及厌氧的病原体培养，引流，广谱抗生素静脉应用（厄他培南、哌拉西林/他唑巴坦/万古霉素等）。

● 感染性盆腔血栓静脉炎

○ 0.1%～0.5%的妇科操作可发生。

○ 症状/体征：通常发生于术后2～4d，如发热、心动过速、胃肠不适、单侧腹部疼痛。

○ 诊断：通常通过CT或MRI确诊，但是影像学也可能漏诊，如果合适抗生素治疗无反应、没有脓肿或感染性血肿时可排除。

○处理：一些建议为更换更广谱的抗生素，或应用 UFH 或 LMWH 抗凝治疗，但是抗凝治疗的合适时间并未确定。

●伤口感染

○症状 / 体征：发红、皮温升高、肿胀、张力大。

○诊断：检查的阳性发现，如果发热温度高或引流出液体则考虑进行影像学检查。

○处理：蜂窝织炎 / 不可排出引流液：口服头孢菌素、克林霉素或甲氧嘧啶 / 磺胺甲噁唑（新诺明）（Bactrim DS），应用 7 ～ 10d。

可排出引流液：开放性切开；清创 / 包扎。

必要时进行伤口护理。

根据临床表现应用静脉或口服抗生素治疗。

●坏死性筋膜炎

○筋膜、皮下组织和皮肤细菌性感染的严重并发症，糖尿病患者和免疫力低下的患者更常见。

○症状 / 体征：疼痛（pain out of proportion to exam）、败血症的临床表现，引流液黏稠、浑浊、恶臭味。伤口边缘发紫或呈坏死样，可能出现皮肤水疱，皮下组织捻发音。

○诊断：物理检查，可进行 CT 检查确定病变程度。

○处理：立即对受累组织进行扩大切除，应用静脉广谱抗生素（哌拉西林钠 - 三唑巴坦钠注射剂 / 万古霉素 / 克林霉素）。

●肿瘤患者通常更容易合并感染，应考虑尽早进行检查（包括影像学）。

七、异常子宫出血

异常子宫出血分类如图 2-6 所示。

1. 定义

●正常月经：通常为 21 ～ 35d，持续 2 ～ 7d。

●异常子宫出血（abnormal uterine bleeding, AUB）

○周期 < 21d 或 > 35d，出血时间 > 8 ～ 10d。

○经血量 > 80ml/ 周期或主观感觉月经过多；一些资料认为一天湿透 6 片卫生巾或卫生棉条为异常。

☆☆☆☆

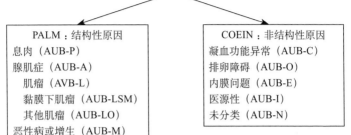

图 2-6　异常子宫出血

未妊娠的育龄期女性异常子宫出血的 PALM-COEIN 分类，此分类系统得到国际妇产科组织的认可，用 AUB 与描述出血形式的描述性词汇相匹配（HMB 或 IMB），或具体的相应字母，抑或是以上两种来描述其病因

引自 ACOG, Diagnosis of abnormal uterine bleeding in reproductive-aged women. Practice Bulletin No. 128, July 2012; also see ACOG Committee Opinion No. 557. Management of acute abnormal uterine bleeding in nonpregnant reproductive-aged women. Obstet Gynecol, 2013, 121: 891-896.

○ 经间期出血。

2. 诊断

◆ 病史

● 询问之前的月经方式和最近的月经方式。

● 了解内分泌情况。

● 筛查出血异常（高达 20% 的月经增多的患者出现）。

● 用药（抗凝药、性激素类药物）及中药制剂。

◆ 物理检查

● 身高、体重、BMI（肥胖与排卵异常有关）。

● 雄激素过量的临床表现（多毛、粉刺），胰岛素抵抗的表现（黑棘皮症）。

● 甲状腺增大 / 结节。

● 支持泌乳素瘤的发现：视野缺损、乳头溢液。

● 盆腔检查：宫颈 / 阴道病变检查，是否存在盆腔包块或压痛，子宫大小。

☆ ☆ ☆ ☆

◆ 实验室检查（根据临床表现而进行）

• β-hCG、血常规、TSH、泌乳素、宫颈刮片、淋球菌 / 滴虫检查(GC/CT)、阴道分泌物涂片。

• 怀疑多囊卵巢综合征（PCOS）者检查 FSH、LH、雌激素、DHEA-S、游离睾酮和总睾酮。

• 怀疑凝血障碍：检查血常规，注意血小板，PT/APTT，包括血管性血友病（von Willebrand 疾病，VWD）检查（vWF——血管性假血友病因子活性，vWF 抗原和因子Ⅷ活性）。

• 内膜活检

○ 45 岁或以上的 AUB 患者。

○ 45 岁以下患者存在子宫内膜增生危险因素（无拮抗的雌激素暴露——肥胖 /PCOS），药物治疗无效，持续性 AUB。

○ Pipelle 子宫内膜取样器（能取到 5% ～ 15% 的宫腔范围），诊断癌 / 增生的敏感性为 80% ～ 90%。

• 影像学

○ 盆腔超声（月经后进行，此检查最有帮助）。

○ 宫腔镜，子宫造影，必要时进行 MRI。

3. 鉴别诊断

• 子宫：妊娠、停止排卵、息肉、肌瘤、内膜增生、癌、腺肌症、子宫内膜炎、妊娠物残留。

• 宫颈：宫颈炎、息肉、宫颈上皮内瘤变（CIN）、癌、宫颈子宫内膜异位症、损伤。

• 阴道：阴道炎、良性肿物、阴道上皮内瘤变（VAIN）、癌、萎缩、损伤。

• 外阴：囊肿、皮炎、疱疹病毒感染（HSV）、外阴上皮内瘤变（VIN）、癌、损伤。

• 卵巢：颗粒细胞瘤。

• 输卵管：恶性病变可能导致异常子宫出血。

• 生殖系统之外：尿道炎、膀胱癌、泌尿系统感染、炎性肠病、痔疮、结肠癌。

• 系统性疾病：甲状腺疾病、高泌乳素血症、肝脏疾病、肾脏疾病、释放激素的肿瘤、凝血功能障碍（如 VWD），克罗恩病（Crohn 病），

☆ ☆ ☆ ☆

白塞病（Behcet 病），Cushing 病等。

- 药物引起：激素类避孕药、paraGard® IUD、激素治疗、抗凝药物、他莫昔芬、类固醇类激素、化疗、抗精神病药。
- 依据年龄的特殊考虑
- 儿童：直肠或尿道脱垂、外伤、异物。
- 青少年：不排卵、凝血功能障碍。
- 育龄期女性：妊娠。
- 围绝经期女性：不排卵。
- 绝经后女性：30% ～ 90% 由于萎缩。
- 各个年龄段都应该注意性虐待和性传播疾病（STI）。

4. 治疗　根据病因进行治疗。治疗意见如表 2-9 所示。

- 结构的原因
- 内膜息肉，通常良性。出于治疗目的或绝经后女性出血则考虑摘除。绝经后，无出血、增生或癌变的风险为 1.5%（高至 3%）；绝经后，伴随出血、增生或癌变的风险为 4% ～ 5%(高至 11%)。宫腔镜确定并切除。
- 子宫肌瘤：良性生长，约 80% 女性存在；存在于黏膜下、肌壁间、浆膜下，处理应考虑大小和肌瘤的位置。

药物治疗：GnRHa，30% ～ 60% 经过治疗在 3 个月内体积缩小，可能最初出现阴道出血增多，然后出现闭经。可控制出血的相关药物如表 2-9 所示。

- 外科治疗：子宫动脉栓塞、肌瘤剔除、子宫切除术。
- 腺肌症：内膜腺体向下生长入基质，子宫切除的病理标本中很常见，占 20% ～ 30%。

药物治疗，口服避孕药（OCP）、甲羟孕酮（Depo-Provera）、高剂量孕激素、曼月乐环、GnRHa。

手术治疗，如子宫动脉栓塞、子宫切除。

- 可疑凝血功能障碍
- 血管性血友病：正常人群中有 1% 存在，其中只有 1% 是有症状的；与血液科同时治疗，醋酸去氨加压素可用于预防出血 / 暴发。
- 月经管理，激素类药物和非激素类药物（氨甲环酸）。
- 避免应用非甾体抗炎药 / 阿司匹林（NSAID/ASA）类药物（此类药物干扰血小板功能）。

表 2-9 阴道大量出血的管理

药物	剂量	非手术		禁忌证
		优点	缺点	
释放孕激素的IUD（曼月乐）	每日 20μg 左炔诺孕酮	简单、有效、避孕、应用1年后减少 74%～97% 的出血；约有 1/2 的患者使用 2 年后闭经	不规则阴道出血，通常在最初的 3～6 个月	子宫异常、高 STI 风险（相对禁忌证）
NSAIDs	用于月经周期第 1～5 日或结束后，萘普生（Naproxen）500mg 每 12 小时 1 次，布洛芬每日 600mg，甲芬那酸（Mefenamic acid）500mg，每 8 小时应用1 次	简单、经济、缓解痛经、减少 20%～50% 的出血	胃肠道不适	胃炎、胃溃疡

续表

药物	剂量	非手术		禁忌证
		优点	缺点	
孕激素	炔诺酮，月经周期第15~26天5mg，每日应用3次；醋酸甲羟孕酮（provera）10mg月经第15~26天应用；炔诺酮（micronor）0.35mg每日应用；醋酸甲羟孕酮（depo provera）150mg肌肉注射，每3个月1次	周期性应用：经济；减少87%平均血液流失量，导致正常撤退性出血；Depo-Provera：约55%于1年闭经	口服孕激素：经常口服用药，头痛，乳腺疼痛，痉挛，恶心，突破性出血；Depo-Provera：体重增加，心情改变，不规则阴道出血	未诊断明确的出血
抗纤维蛋白溶解药	氨甲环酸1300mg，月经周期第1~5天，每日应用	有效，仅减少47%的平均血液流失量	恶心，肌肉痉挛，腹泻	存在VTE风险
口服避孕药	炔雌醇＋孕激素	简单、经济、有避孕作用，减少43%平均出血量	每日服用药片；恶心，乳腺疼痛，突破性出血	存在VTE，MI高危因素

续表

药物	剂量	非手术		
		优点	缺点	禁忌证
达那唑	每日 50～100mg, 最大量为 400～800mg/d	有效但有副作用, 减少 50% 平均出血量	不可逆的雄激素副作用, 昂贵	存在 VTE, MI, 肝脏疾病高风险
GnRH 治疗	亮丙瑞林 11.25mg, 每 3 个月肌内注射 1 次	减少肌瘤瘤体积	停经症状; 治疗通常时长为 6～12 个月	无禁忌证

操作	手术	
	优点	缺点及注意事项
内膜剥脱	创伤小	可能需要再次行剥脱术或进行子宫切除, 操作前应有病理诊断! 如果有生育要求则不能进行此操作。并非到避孕效果
诊刮	快速, 能够提供病理组织	通常并不起到治疗作用, 仅为暂时性缓解
肌瘤剔除术	保留子宫, 创伤小	肌瘤可能复发, 如果妊娠则有胎盘位置异常及子宫破裂风险
子宫动脉栓塞	创伤小, 迅速	肌瘤可能复发, 可能治疗失败, 需要手术处理, 目前对于将来妊娠的影响并不清楚
子宫切除	最终治疗	有创操作, 手术较大, 存在并发症风险

☆ ☆ ☆ ☆

- 排卵功能障碍：治疗潜在原因（高泌乳素血症、甲状腺功能减低等）；激素调整月经周期、控制出血、降低增生风险。

5. 急性大量出血的处理

- 确认患者的情况
- 液体平衡。
- 血细胞比容 / 血红蛋白与基础值相比较。
- 考虑年龄、合并症及恶病质情况。
- 一般状况不稳定患者的处理 [平衡紊乱和（或）血红蛋白下降]
- 开放 2 条静脉通路、静脉补液、测血型并交叉配血、监测生命体征和液体出入量。
- 可宫腔填塞或宫腔内置球囊止血。
- 雌激素 25mg 静脉应用，每 4 小时重复 1 次（最多 24h），通过静脉补液患者情况稳定后应用，应考虑应用雌激素的内科禁忌证（VTE、脑卒中风险等），雌激素可能引起恶心，应给予止吐药，一旦出血被高剂量雌激素控制，则改成口服剂型。
- 刮宫（手术室内）。
- 子宫动脉栓塞。
- 子宫切除。

6. 一般情况稳定患者的处理

- 无直立性低血压，血红蛋白 > 10g/dl，无须治疗。
- 口服避孕药（应用单相药片，至少含有炔雌醇 30μg）。
- 很多用法，具体如下：4 片用 4 天（每 6 小时 1 次），3 片用 3 天（每 8 小时 1 次），2 片用 2 天（每 12 小时 1 次），此后每天 1 片。
- 应用止吐药物。
- 高剂量孕激素（应用 5 ～ 10d）。
- 醋酸甲地孕酮（Megace）10 ～ 80mg 口服，每日 1 次或每 12 小时 1 次。
- 醋酸甲羟孕酮（Provera）10 ～ 20mg 口服，每日 1 次或每 12 小时 1 次。
- 炔诺酮（Aygestin）5mg，每日或每 12 小时应用。
- 高剂量孕激素可能导致恶心、头痛，大剂量应用可能升高血压。
- 氨甲环酸（Lysteda）（应用 5d）

○ 抗纤维蛋白溶解作用，2～3h 起效。

○ 每 6～8 小时口服 1～1.5g。

○ 可能导致恶心、眩晕、腹泻。

○ 有 VTE 风险的人使用应密切注意。

● GnRHa：其他方法失败或存在禁忌证时使用，通常在急性出血的初始治疗后应用而不作为一线治疗。

● 内膜剥脱：如果药物治疗失败或存在禁忌证可用此方法。

八、盆腔痛

1. 发病率　15% 的女性在一生中经历过盆腔痛，在美国只有 15%～40% 需要腹腔镜，12% 需要进行子宫切除治疗。

2. 鉴别诊断　如表 2-10 所示。

表 2-10　盆腔疼痛的鉴别诊断

妇科来源	肌肉骨骼来源
子宫	腹壁肌筋膜疼痛
腺肌症	慢性尾骨疼痛
痛经、排卵痛	腰椎压迫
宫颈狭窄	关节退行性病变
慢性子宫内膜炎	椎间盘脱出 / 破裂
息肉、平滑肌瘤	疝：腹部、腹股沟、股、
IUD	Spigelian 筋膜（半月线）疝
生殖系统脱垂	下背部疼痛
恶性病变	肌肉劳损 / 扭伤
子宫外	脊髓恶性病变 / 骶神经
粘连性疾病	髂腹下、髂腹股沟、生殖
附件包块	股神经痛
输卵管炎	肛提肌痉挛
子宫内膜异位症	梨状肌综合征
慢性异位妊娠	腹直肌肌腱拉伤
恶性病变	椎关节僵硬
残余卵巢综合征	姿势不良
盆腔充血综合征、盆腔静脉曲张	
腹膜包涵囊肿	
急性或慢性盆腔炎性疾病（PID）	
输卵管结核	

☆☆☆☆

续表

泌尿系统	胃肠道
恶性病变	恶性病变
急性或复发性膀胱炎、尿道炎	结肠炎
慢性泌尿系统感染	便秘
间质性膀胱炎、放射性膀胱炎	慢性/间歇性肠道梗阻
泌尿系统结石	憩室性疾病
逼尿肌失调（膀胱收缩）	疝
尿道憩室或肉阜	炎性肠病或应激性肠病
医源性	**其他**
内膜剥脱后	腹性偏头痛或癫痫
输卵管栓堵（ESSURE）或输卵管结扎后	虐待/抑郁/双相情感障碍
	带状疱疹
mesh 网片置入后疼痛	家族性地中海性发热
术后神经病变、粘连、皮神经卡压	卟啉症
产后神经病变、盆底功能障碍、侧切伤口疼痛	睡眠障碍
	心理问题

经许可引自 Howard F. chronic pelvic pain. Obstet Gynecol, 2003, 101: 594-611.

3. 病史

● 综合分析用药、手术、妇科、产科、家庭和社会因素。

● 与疼痛相关问题：年龄和疼痛出现时间、加重因素，治疗史，可加重疼痛的体位变化。

4. 检查　HEENT（头、眼、耳鼻喉）、心脏、肺、乳房、腹部、背部、肢体末端、盆腔检查。

九、子宫内膜异位症

1. 发病率　6% ~ 10% 绝经前女性，不孕女性或有子宫内膜异位症家族史的女性发病率更高。

2. 常见临床表现　盆腔痛或不孕。要注意询问肠道和膀胱相关的症状，因为子宫内膜异位症可能累及这些部位。

3. 诊断　腹腔镜对病灶可以进行活检，病理确定存在子宫内膜腺体和间质。病灶的外观：红色、白色、透明或黑色烧灼样组织（经典表现）。

4. **分类**　ARSM 分类法用于记录手术当中的发现，但是并不与症状严重程度或不孕情况相关。

● 常见的种植病灶：宫骶韧带和阔韧带、卵巢、子宫直肠窝后方。

● 评价妇科之外的器官：肠道 / 阑尾、膀胱、膈肌、脐、胸部、腹股沟管。

5. **处理**

● 怀疑子宫内膜异位症的患者即使没有确定的诊断也可以开始治疗，方式有口服避孕药、应用 NSAID 药物，如果初始治疗失败可进行 3 个月的 GnRH 治疗。

● 药物

○ 一线药物：口服避孕药、NSAID、地屈孕酮（Depo-Provera）。

○ 替代方案：曼月乐环，依托孕烯皮下埋植（Nexplanon），口服孕激素、GnRH、达那唑等。

○ GnRH：可能产生血管舒缩症状，长期应用骨量流失，反向添加治疗（ADD-BACK）可能减轻这些并发症。

炔诺酮 5mg 每日 ± 结合雌激素 0.625mg 每日服用，同时推荐每日补充钙剂 1000mg，美国食品药品监督管理局（FDA）推荐应用 GnRH 时限约为 12 个月。

○ 芳香化酶抑制药：可能对药物抵抗的患者有效，但是缺乏证据。

● 手术

○ 手术可以增加不孕患者妊娠的概率。

○ 病灶消融：激光汽化、电灼疗法。

○ 病灶切除。

○ 骶前神经切除：减少中线部疼痛，但是可能导致肠道、膀胱功能障碍。

○ 子宫切除 ± 双附件切除（BSO）。

● 子宫切除但是保留双侧卵巢的女性复发风险增高（约 60%），进行再次手术的风险约为 30%。

● BSO 后的激素治疗并未证明增加疾病复发的风险。

☆ ☆ ☆ ☆

十、异位妊娠

- 妊娠死亡中异位妊娠占 6%。
- 复发风险：一次异位妊娠后有 8% ~ 15% 的复发风险（输卵管因素），2 次或以上异位妊娠病史复发风险为 25%。
- 宫内宫外同时妊娠（宫内外复合妊娠，heterotopic pregnancy）：不同研究报道发生率不一致，所有妊娠中发生率约为 1/3900，而辅助生殖（ART）妊娠中可高达 1/100。
- 输卵管间质部妊娠（有些用名词宫角妊娠，但一些学者认为两者并不相同）（图 2-7）。间质部为输卵管穿行于子宫肌壁间的部位。因为间质部扩张更自由且痛感较弱，所以此部位妊娠发病率 / 病死率较高。出现临床表现时间较晚，可能出现大量出血。如果宫腔内妊娠（intrauterine pregnancy，IUP）在子宫底，且没有在所有平面完全被 5mm 的肌层包围则考虑间质妊娠。

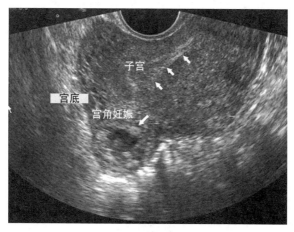

图 2-7 宫角妊娠的超声表现

经许可引自 Cunningham F, et al. Ectopic pregnancy. In: Cunningham F, et al. eds. Williams Obstetrics, 23rd ed. New York, NY: McGraw-Hill, 2010.

- 异位妊娠和 IUD：由于 IUD 的作用异位妊娠在 IUD 使用者中不经常发生，但是一旦妊娠发生，1/2 的曼月乐使用者和 1/16 的 ParaGard® 使用者可能发生异位妊娠。

- 异位妊娠和双侧输卵管结扎（bilateral tubal ligation，BTL）：BTL 后 1/3 的妊娠为异位妊娠，如果手术过程中用双极电凝则风险增加。
- 危险因素及相关比值比 Odds ratios 在表 2-11 中列出。

表 2-11　异位妊娠的危险因素

异位妊娠危险因素	比值比（95% CI）
异位妊娠病史	12.5（7.5，20.9）
输卵管手术病史	4.0（2.6，6.1）
每日吸烟＞ 20 支	3.5（1.4，8.6）
STI 且确定 PID 病史和（或）衣原体阳性	3.4（2.4，5.0）
3 次或以上自然流产	3.0（1.3，6.9）
年龄≥ 40 岁	2.9（1.4，6.1）
药物流产或手术流产病史	2.8（1.1，7.2）
不孕大于 1 年	2.6（1.6，4.2）
性伴侣数量＞ 5 个	1.6（1.2，2.1）
IUD 应用史	1.3（1.0，1.8）

1. 发生部位　不同部位及发生率，见图 2-8。

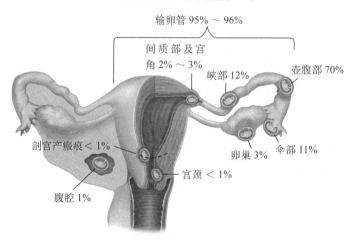

图 2-8　异位妊娠部位及发生率

经许可引自 Hoffman BL, et al. Chapter 7. Ectopic pregnancy. In: Hoffman BL, et al. eds. Williams Gynecology, 2nd ed. New York, NY: McGraw-Hill, 2012.

☆ ☆ ☆ ☆

2. 诊断

• 经典临床表现：腹痛（97%）、阴道出血（79%）、附件肿物（异位妊娠经典临床表现的患者发生率为14%）。

• 实验室指标：β-hCG 定量，血常规，血型及交叉配血（如果 Rh 阴性，给予 RhoGAM），全套血生化检查（complete metabolic panel，CMP）（如果进行甲氨蝶呤治疗需要肝功能、肾功能检查）。

• β-hCG：宫内妊娠 2d 内至少升高 53%，如果 2d 内升高 < 66% 可能为宫内妊娠（IUP）停止生长。85% 可活的宫内妊娠在妊娠的前 40d 每 48 小时升高至少 66%。

• 黄体酮水平：正常宫内妊娠（IUP）的黄体酮值为 20 ～ 25ng/ml，如果黄体酮值 < 5ng/ml，几乎 100% 预测为不正常妊娠。大多数存在临床表现的异位妊娠女性黄体酮值可在正常范围，限制了黄体酮的诊断价值。

• 超声检查：一般最低 β-hCG 值（妊娠囊可见时最低 hCG 浓度）为 6500mIU/ml 时（7 ～ 8 周）通过经腹部超声可以见到妊娠囊，而经阴道超声在 β-hCG 为 1500 ～ 2000mIU/ml（5 ～ 6 周）时即可见到孕囊。最近的数据表明虽然妊娠可在较低的 β-hCG 值时被检测出，但是最低 β-hCG 值略高，如表 2-12 所示。

○ 超声提示腹腔内液体：游离腹腔液体提示腹腔内出血（直肠子宫陷凹内最少 50ml 的液体才可被经阴道超声检测出），图 2-9 右上腹的液体（Morison 陷窝）提示出血量较大（可在 400 ～ 700ml 的腹腔积血时出现）。

表 2-12　最低 β-hCG 值

	最低 β-hCG 值（99% 情况下）
妊娠囊	3510mU/ml
卵黄囊	17 716mU/ml
胎芽	47 685mU/ml

经许可引自 Connolly A, Ryan DH, Stuebe AM, et al. Reevaluation of discriminatory and threshold levels or serum β-hCG in early pregnancy. Obstet Gynecol, 2013, 121: 65-70.

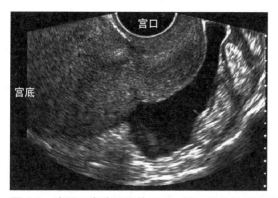

图 2-9　直肠子宫陷凹液体聚集，提示异位妊娠破裂

经许可引自 Hoffman BL, et al. Chapter 7. Ectopic pregnancy. In: Hoffman BL, et al. eds. Williams Gynecology, 2nd ed. New York, NY: McGraw-Hill, 2012.

3. 识别宫内妊娠的关键点

● "双囊或双蜕膜征"（图 2-10）：妊娠囊（gestational sac）周围双环，内侧囊为包蜕膜（decidua capsularis, DC），外侧层为壁蜕膜（decidua parietalis, DP），孕周＞ 4.5 周时出现，并不是所有妊娠早期都可见，并不能因为此发现而诊断 IUP。

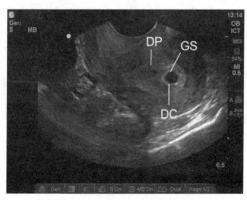

图 2-10　早期超声 —— 双蜕膜征，双蜕膜征是指包绕妊娠囊（gestational sac, GS）周围的 2 个环，即底蜕膜（decidua capsularis, DS）和包蜕膜（decidua parietalis, DP）

图 2-10、图 2-11 经许可引自 Fritz DA. Chapter 6. Emergency bedside ultrasound.In: Stone C, Humphries RL, eds. Current Diagnosis & Treatment Emergency Medicine. 7th ed. New York, NY: McGraw-Hill, 2011.

☆☆☆☆

- 妊娠囊（gestational sac）

○平均妊娠囊直径(mean sac diameter, MSD) = (L+W+D)/3。(L，长度；W，宽度；D，深度)

○MSD > 18mm 是可见有活力妊娠。

○卵黄囊在 MSD 8 ～ 10mm 时可见。

○通常方法：妊娠天数 =MSD+30。

- 宫内妊娠（IUP）

○妊娠囊形态好且存在卵黄囊可确定 IUP（图 2-11）。

○胎芽可经阴道超声在妊娠 6 周左右首次可见，胎芽约 5mm 时可听到胎心（经腹超声 9mm 时可见胎心）。

○妊娠 6 周的平均胎心率为 110 次 / 分，8 周为 170 次 / 分，14 周为 160 次 / 分，如果胎心率低于 100 次 / 分则预后不良。

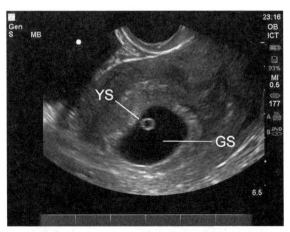

图 2-11　妊娠囊（gestational sac, GS）及卵黄囊（yolk sac, YS）

4. 异位妊娠评价流程

- 如果患者妊娠试验阳性且腹痛和（或）阴道出血，可按照流程图进行评估（图 2-12）。

5. 异位妊娠的处理

- 期待治疗：只有患者的 β-hCG 很低且在下降时可用此方法。应充分告知此方法的风险并且密切随访。期待疗法的成功率约为 57%，但如果其失败则存在很大风险。

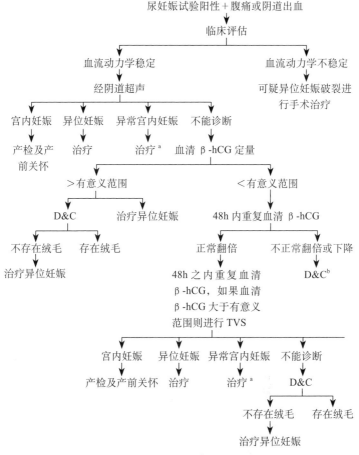

图 2-12 异位妊娠的评估流程图

a. 期待疗法、诊刮、药物治疗；b. 如果正常妊娠或临床上怀疑完全流产应动态监测血 β-hCG

经许可引自 Hoffman BL, et al. Chapter 7. Ectopic pregnancy. In: Hoffman BL, et al. eds. Williams Gynecology, 2nd ed. New York, NY: McGraw-Hill, 2012.

● 输卵管通畅概率为 62% ～ 90%，药物治疗和手术治疗后的异位妊娠再发率相似，为 8% ～ 15%。

● 药物治疗：甲氨蝶呤（MTX），叶酸拮抗剂，抑制 DNA 合成、修复和细胞复制。如果开始应用 MTX 则停止所有叶酸补充剂，获得

★☆☆☆

知情同意。

　　○剂量：MTX 50mg/㎡肌内注射，单次给药。

　　○MTX 治疗成功率与 β-hCG 水平相关（表 2-13）。

　　○MTX 应用的禁忌证如表 2-14 所示。

表 2-13　不同 β-hCG 水平下 MTX 治疗的成功率

β-hCG（mIU/ml）	成功率（%）
＜1000	98
1000～1999	93～94
2000～4999	92～96
5000～9999	85～87
10 000～14 999	82
≥15 000	68

引自 Lipscomb GH, Mccord, ML, Stovall, TG, et al. Predictors of success of methotrexate treatment in women with tubal ectopic pregnancies, NEJM, 1999, 341: 1974-1978. Menon S, Colins J, Barnhart KT. Establishing a human chorionic gonadotropin cut off to guide methotrexate treatment of ectopic pregnancy: a systematic review. Fertil Steril, 2007, 87: 481-484.

表 2-14　MTX 治疗的禁忌证

	ACOG	美国生殖医学会（ASRM）
完全禁忌证	● 哺乳 ● 明显或实验室证实的免疫缺陷 ● 先前存在的血液系统异常（骨髓增生不良、白细胞减少、血小板减少、严重贫血） ● 已知对 MTX 过敏 ● 活动肺病 ● 消化性溃疡疾病 ● 肝脏、肾脏、血液系统功能障碍 ● 酒精中毒、酒精性肝病或其他慢性肝脏疾病	● 哺乳 ● 免疫缺陷证据 ● 中重度贫血，白细胞减少或血小板减少 ● MTX 过敏 ● 活动性肺病或消化性溃疡 ● 临床重要的肝病或肾病 ● 宫内妊娠

☆ ☆ ☆ ☆

续表

	ACOG	美国生殖医学会 （ASRM）
相对禁忌证	• 异位妊娠包块 > 3.5cm • 存在胎心	• 异位妊娠包块 > 4cm 　（经阴道超声） • 超声发现胎心 • 患者拒绝输血治疗 • 难以随访 • 高 β-hCG 值（ > 　5000mIU/ml）
依据 β-hCG 水平选择	如果 β-hCG > 5000mIU/ml 或者间质部妊娠可以选择 多剂量方案	单剂量方案更适合用 于初始 β-hCG 水平 低的患者

引自 ASRM：American Society for Reproductive Medicine.

○MTX 治疗方法：有 3 种方式可以选择（表 2-15）。单剂量方案如表 2-16 所示；多剂量方案如表 2-17 所示。

表 2-15　MTX 用药方案

单剂量	2 次用药	多次用药
• 成功率约为 88% • 最常见 • 失败率较高	• 与单次用药相比，不增加 随访次数而增加成功 • 并未直接与其他用药方案 进行过比较	• 成功率约为 93% • 50% 患者不需要 全部的 8d 方案

表 2-16　单剂量 MTX 方案

天数	实验室评估	处理
治疗之前	β-hCG、血常规、 LFT、血型及配血	排除自然流产，如果 Rh 阴性给 予 RhoGAM
1	β-hCG	MTX 50mg/m² 肌内注射
4	β-hCG	
7	β-hCG	如果第 4 日至第 7 日 β-hCG 下降 < 15%，或第 1 日至第 7 日之 间 < 25%，给予 MTX 50mg/m² 肌内注射

注：每周检查 β-hCG 直到 < 5mIU/ml

☆ ☆ ☆ ☆

表 2-17 多剂量 MTX 方案

天数	实验室评估	处理
治疗之前	β-hCG、血常规、LFT、血型及配血	排除自然流产，如果 Rh 阴性给予 RhoGAM
1	β-hCG	MTX 1mg/kg 肌内注射
2		四氢叶酸 0.1mg/kg 肌内注射
3	β-hCG	MTX 1mg/kg 肌内注射（如果第 1 日至第 3 日下降＜ 15% 则进行治疗，如果＞ 15% 则停止治疗而开始监测）
4		四氢叶酸 0.1mg/kg 肌内注射
5	β-hCG	MTX 1mg/kg 肌内注射（如果第 3 日至第 5 日下降＜ 15% 则进行治疗，如果＞ 15% 则停止治疗而开始监测）
6		四氢叶酸 0.1mg/kg 肌内注射
7	β-hCG	MTX 1mg/kg 肌内注射（如果第 5 日至第 7 日下降＜ 15% 则进行治疗，如果＞ 15% 则停止治疗而开始监测）
8		四氢叶酸 0.1mg/kg 肌内注射

注：每周检查 β-hCG 直到＜ 5mIU/ml；检测实验室指标应该从最后一次 MTX 治疗后 1 周重复进行

◦ 完全治愈异位妊娠需要 2 ~ 3 周，但如果初始 β-hCG 水平处于高水平可能需要 6 ~ 8 周。

◦ 如果 β-hCG 下降后上升，可诊断持续性异位妊娠。

◦ 告知接受 MTX 治疗患者此药的效果和副作用（表 2-18）。

◦ 其他患者需要的信息

建议患者不要应用酒精或 NSAID 类药物（因为胃肠道不良反应）。

患者应接受预防性止吐治疗（昂丹司琼或康帕嗪，应用 3d）。

避免阳光暴露以减少 MTX 皮炎风险。

在 β-hCG 降到不能检测水平之前避免性生活。

MTX 治疗监测过程中避免盆腔和超声检查。

避免产气食物，因其可能引起疼痛。

在 β-hCG 降至正常之前避免再次妊娠。

表 2-18 MTX 治疗效果和副作用

MTX 治疗效果	MTX 副作用
增加腹围	胃部不适，恶心呕吐
最初治疗增加 β-hCG	口腔炎
阴道出血或点滴出血	眩晕
腹痛，3～7d，通常治疗后4～12h 缓解，如果严重或持续则应进行 评估，如果怀疑异位妊娠破裂则 应进行手术	严重中性粒细胞减少（罕见） 可逆性脱发（罕见） 肺炎（罕见）

○ MTX 治疗患者超声检查比较复杂，因为多数患者有加重表现，异位妊娠周围出血增多。MTX 初始治疗后输卵管的包块体积可能增加，而且包块可能持续存在直至治疗后 3 个月。输卵管体积和血流增加，但是 β-hCG 水平下降，此表现为治愈的过程，除非临床表现不稳定或存在持续的症状，否则不应过度担心。

● 手术治疗

○ 输卵管造口

存在争议，证据不足，但是线性输卵管造口术后的 IUP 概率略高。如果输卵管妊娠且对侧输卵管存在疾病、渴望生育的患者，可考虑此方法作为初始治疗。

可能存在持续的滋养细胞残留，每周监测 β-hCG 直至正常。

○ 输卵管切除：如果输卵管妊娠破裂，为了控制出血、复发性异位妊娠、输卵管破坏及患者不希望再次妊娠情况下考虑此手术方式。

十一、自然流产

● ＞ 80% 的自然流产（spontaneous abortion，SAB）发生于妊娠早期（12 周之内）。

☆☆☆☆

- 原因
  - 染色体异常在妊娠早期 SAB 中占有 50%～60%[单体 X-（45, X）；三体；三倍体]。
  - 结构性：子宫粘连、子宫纵隔、双角子宫、子宫肌瘤。
  - 母体疾病：感染、甲状腺疾病、糖尿病、PCOS、血栓形成倾向。

  流产的类型如表 2-19 所示。

表 2-19　流产的分类

种类	胎儿组织	出血	下腹痉挛性疼痛	宫颈内口
难免流产	－	＋	＋	开
不全流产	＋	＋	＋	开
完全流产	＋	＋	＋/－	关
稽留流产	－	＋/－	－	关
感染性流产	＋/－	＋/－	＋/－	开/关
先兆流产	－	＋	＋/－	关

注：＋，有；－，无

- 稽留流产或不全流产的处理（通常按照患者意愿）具体如下。
  - 期待　66%～76% 有效（可能需要＞4 周时间）。
  - 手术（D&C）97% 有效。
  - 药物治疗　66%～99% 有效。
- 米索前列醇（PGE_1）药物治疗。
  - 稽留流产中位成功率为 80%。
  - 不全流产的中位成功率为 92%。
  - 用药剂量如表 2-20 所示。

表 2-20　米索前列醇剂量

不全流产	稽留流产
米索前列醇 600μg 单次口服 或	米索前列醇 800μg 单次经阴道用药 或
米索前列醇 400μg 单次舌下含服	米索前列醇 600μg 单次舌下含服（可以每 3 小时重复用药，再用 2 次）

○禁忌证：对米索前列醇或其他前列腺素过敏；怀疑异位妊娠或盆腔感染；血流动力学不稳定表现；子宫大于12孕周；血红蛋白＜10mg/dl，或血细胞比容＜30%（相对禁忌证）。

● 治疗后处理

○给予镇痛药（可能需要麻醉药、布洛芬）、止吐药。

○充分随访（7～14d）成功率最高，使其充分排出。

○在2d至1～2周进行评价，如果没有完全排出且患者情况稳定可以选择期待处理或重复使用米索前列醇。

○治疗后7d之内如果无必要不进行手术干预。

● 副作用：告知患者以下可能性。

○出血：在最初可能很多（比正常月经量轻微增多，持续3～4d），接下来表现为点滴出血。如果每小时能够湿透1～2片卫生巾且持续2h则应寻求帮助。

○下腹痉挛性疼痛：通常在用药30min至最初几小时内出现。

○恶心、呕吐、发热、寒战（如果发热持续24h以上则应寻求帮助）。

○腹泻（特别是口服米索前列醇时），2～6h可缓解。

十二、药物／手术流产

1. 选择性终止妊娠

● 在美国约有50%的妊娠是非计划性的，其中40%的人选择流产。

● 总妊娠的流产率为19%，1/3的女性在45岁前进行过流产。

● 选择性终止妊娠并不增加不孕、将来自然流产、乳腺癌的风险。

● 选择流产时间：小于8孕周，63.9%；9～13孕周，27.5%；14～15孕周，3.3%；16～17孕周，1.9%；18～20孕周，1.9%；21孕周或更晚，1.4%。

2. 安全性

● ＜0.3%的流产患者存在并发症而应住院治疗。

● 发生并发症的风险随着妊娠周数增大而增加。

3. 评估、咨询和随访

● 确定为宫内妊娠及妊娠时间（根据CRL或BPD），测血型Rh分型±STI（性传播疾病）筛查。

☆ ☆ ☆ ☆

- 流产后立即恢复生育能力。2 周内即可能恢复排卵,应按情况进行避孕。

- 妊娠症状在 1 周内消失,6 周内恢复正常月经。

- 预约 2 ～ 4 周复查:确定流产完全(早孕),评价并发症,随访避孕情况。

- 妊娠早期手术流产后平均 31 ～ 38d β-hCG 降至检测不出的水平。

4. 手术流产 如表 2-21 所示。

表 2-21 手术流产

清宫术	钳刮术
小于 14 孕周	大于 14 孕周
局部麻醉(宫颈)或静脉应用镇静、镇痛药	局部麻醉(宫颈)或静脉应用镇静镇痛药
徒手扩张宫颈(pratt,tapered)或 Hagar(blunt)扩张,考虑口服或阴道应用米索前列醇(如未产妇)	需要在手术前用压力宫颈扩张器增加宫颈扩张程度(Laminaria 和 Dilapan),通常为手术前 1d 放置,和(或)米非司酮或米索前列醇
利用电子吸管进行吸宫(electronic vacuum aspiration, EVA)或选择手动压力吸引(manual vacuum aspiration, MVA)	需要有经验的外科医师进行,在超声引导下进行最为安全,通常需要钳子(如 Bierer 钳)
7 周之前检查妊娠物、绒毛,7 周之后检查胎儿组织(包括颅盖骨)	7 周之前检查妊娠物、绒毛,7 周之后检查胎儿组织(包括颅盖骨)

- 宫颈旁阻滞

○ 应用碘伏进行宫颈消毒。

○ 抽取 10 ～ 20ml 1% 的利多卡因或 0.25% 丁哌卡因。

○ 10ml 1% 利多卡因为 100mg,最大量为 4.5mg/kg 或 20ml(50kg 患者)。

○ 在宫颈 12 点钟处注射 1ml,然后在 4 点钟和 8 点钟的宫颈阴道连接处分别注射剩余量。

○记住子宫动脉的宫颈支在 3 点钟和 9 点钟处。

○患者可能会感觉到耳鸣或口中有金属味道。

● 手术流产的并发症

○穿孔：如果怀疑穿孔，停止操作，不要进行吸引，经腹超声检查并且观察一般情况。如果患者出现低血压、心动过缓、出血、血红蛋白下降则进行腹腔镜检查或开腹探查。

○子宫积血：如果怀疑此情况（剧烈疼痛伴子宫体积增大，操作后子宫急剧增大），则将宫腔内积血吸出，并且给予麦角新碱（methergine）。

○流产后子宫内膜炎：42% 在给予抗生素治疗后好转（即使 GC/CT 检查为阴性）；操作前应用多西环素 100mg（静脉或口服），操作后口服 200mg。

○处理

头孢替坦 2g，静脉应用 1 次＋多西环素 100mg 静脉应用／口服，每日 2 次，共 14d。或者头孢曲松肌内注射 250mg，单次，＋多西环素口服 100mg，共 14d。± 甲硝唑 500mg，每日 2 次，共 14d。

5. 药物流产

● 妊娠 63d 之内（9 周）有效。

● FDA 的方案与依据循证医学的方案不同（evidence based protocol）。

● 与手术流产相比此方法出现更多疼痛和出血情况。

● 需要患者有效进行随访，如果妊娠持续则有致畸风险。

● 存在胎儿败血症风险（梭状芽孢杆菌）：0.6/100 000。

● 米非司酮：2000 年在美国得到使用许可，为孕激素拮抗药，其与孕激素受体结合，有更强的亲和力。

○蜕膜坏死。

○软化宫颈。

○增加子宫收缩能力（用药后 24 ～ 36h）及增强对前列腺素的敏感性。

● 禁忌证

○异位妊娠、慢性皮质激素应用、慢性肾上腺功能不全、卟啉症、对米非司酮或米索前列醇过敏、抗凝治疗中、凝血障碍、宫腔内放置

☆ ☆ ☆ ☆

IUD。

　　○贫血（血红蛋白＜10.0mg/dl）为相对禁忌证。

　　●药物流产流程如表2-22所示。

　　○其他药物流产方式（包括单独应用米非司酮或连用MTX和米非司酮）有效性略低。

　　○药物流产失败：需要手术干预的结局（发生率为5%），持续妊娠（开始治疗后2周经阴道超声可见胎心）、不全流产、妊娠组织（products of conception, POC）残留、患者要求等为刮宫的主要原因。

　　○不全流产或POC残留也可以重复应用米索前列醇治疗。

表 2-22　药物流产流程

方式 1（FDA 批准流程）	方式 2（依靠循证医学方案）
第 1 日：米非司酮 600mg 口服	第 1 日：米非司酮 200mg 口服
第 3 日：米索前列醇 400μg 口服（在医疗机构）	24 ～ 72h 后（早用药效果好但是副作用更多）
10 ～ 15d 进行随访	米索前列醇 800μg 阴道内或口服用药（家中）
	4 ～ 14d 进行随访（进行超声或确认流产完全的检查）

十三、避孕

1. 种类

●激素类：结合雌激素/孕激素、单纯孕激素。

●非激素类：屏障法、绝育术、IUD铜环、安全期避孕。

2. 效果　如表2-23所示。

3. 应用条件

●避孕药使用标准（不同情况的避孕建议和禁忌证）可见网址 http://www.cdc.gov/reproductivehealth/UnintendedPregnancy/USMEC.htm。

●避孕药选择时间建议（如果开始使用避孕药及常见问题的建议和指南）见网址 http://www.cdc.gov/mmwr/preview/mmwrhtml/rr6205a1.htm?s_cid=rr6205a1_w。

表 2-23　通常用法、完全应用避孕方式女性的妊娠率及 1 年后持续应用本方法进行避孕的概率（美国）

方法	女性在避孕第 1 年内经历非计划妊娠（%）		女性满 1 年时持续避孕概率（%）
	通常用法	完全应用	
无避孕	85	85	
杀精剂	28	18	42
依靠生殖能力的避孕	24		47
标准天数方法		5	
2 天法		4	
排卵法		3	
体温避孕法		0.4	
体外排精避孕	22	4	46
避孕海绵			36
产妇	24	20	
未产妇	12	9	
避孕套			
女性	21	5	41
男性	18	2	43
避孕隔	12	6	57
结合激素药片或单纯孕激素药	9	0.3	67
Evra 避孕片	9	0.3	67
阴道避孕环（Nuva 环）	9	0.3	67
醋酸甲羟孕酮	6	0.2	56
宫内避孕			
ParaGard® (copper T)	0.8	0.6	78
曼月乐 Mirena®(LNG)	0.2	0.2	80
依托孕烯植入剂	0.05	0.05	84
女性绝育术	0.5	0.5	100
男性绝育术	0.15	0.10	

引自 Hoffman BL, et al. Chapter 5. Implantation and Placental Development. In: Hoffman BL, et al. eds.Williams Gynecology, 2nd ed. New York, NY: McGraw-Hill, 2012. Trussell, 2011.

☆ ☆ ☆ ☆

4. 结合雌激素和孕激素避孕法

● 机制：抑制排卵（90% ～ 95% 的时间），增加宫颈黏液厚度，阻碍精子穿透和进入上生殖道，子宫内膜变薄且不同步抑制受精卵种植，输卵管运动减慢。

● 禁忌证：如表 2-24 所示。

表 2-24 结合雌孕激素避孕药的使用禁忌证

乳腺癌 　正在发生 [3] 　病史且 5 年无发病证据 [2]	膀胱疾病，正在发生或药物已经控制 [2]
严重的失代偿的肝硬化 [3]	病毒性肝炎，急性或暴发性 [2,3]
肝细胞腺瘤或肝细胞肿瘤 [3]	肥胖手术（吸收不良）[2]
DVT/PE 　急性 [3] 　h/o DVT 复发风险高 [3] 　h/o DVT 复发风险低 [2]	围生期心肌病 　< 6 个月 [3] 　> 6 个月 [2] 　中度或重度不可恢复的心功能受损 [3]
大手术后活动受限时间较长 [3]	血栓形成突变 [3
糖尿病合并肾脏病变 / 视网膜病变 / 神经病变；其他血管疾病；或糖尿病时间 > 20 年 [2,3]	吸烟 　年龄 ≥ 35，< 15 支香烟 / 天 [2] 　年龄 ≥ 35，≥ 15 支香烟 / 天 [3]
偏头痛 　有先兆，任何年龄 [3] 　无先兆，≥ 35 岁（3，开始；4，持续） 　无先兆，< 35 岁（2，开始；3，持续）	药物 　利托那韦增强蛋白酶抑制剂 [2] 　特定的抗惊厥药物（苯妥因，卡马西平，巴比妥酸，扑米酮（去氧苯巴比妥），托吡酯，奥卡西平，拉莫三嗪）[2] 　利福平或利福布丁 [2]
高血压 合理控制 [2] 　收缩压 140 ～ 159mmHg 或舒张压 90 ～ 99mmHg[2] 　≥ 160mmHg/ ≥ 100mmHg 或合并血管疾病 [3]	SLE 且抗磷脂抗体阳性（或情况不明）[3]

续表

缺血性心脏病（正在发生或病史）[3]	CVD（cerebrovascular disease）的多重危险因素 [2,3]
心脏瓣膜疾病，复杂的 [3]	脑卒中病史 [3]
器官移植，复杂的 [3]	溃疡性结肠炎 / 克罗恩病 [1,2]
产后（非哺乳） 　< 21d[3] 　21 ～ 42d，存在其他 DVT 风险（如年龄≥ 35 岁、剖宫产、吸烟、子痫前期、血栓形成倾向）[2]	产后（哺乳） 　< 12d[3] 　21 ～ 30d[2] 　30 ～ 42d 且 存 在 其 他 DVT 的危险因素 [2]

关键点

[1] 优点超过理论或已证实的风险

[2] 理论或已证实的风险超过优点

[3] 不能接受的健康风险（不被应用的方法）

引 自 CDC's U. S. medical eligibility criteria for contraceptive use, 2010: Revised recommendations for the use of contraceptive methods during the postpartum period. MMWR Morb Mortal Wkly Rep, 2011, 60: 878.

5. 口服避孕药（oral contraceptive pill，OCP）

● 大多数包含至少 50μg 乙炔雌二醇（ethinyl estradiol，EE），孕激素含量各有不同。

● 通常每包包含有 21 片结合激素，有的药物额外存在 7 片安慰剂药片。

● 新的剂型含有不同数量的活性药片和不含激素的药片。

○ Yaz 和 Minastrin-24 含有 24d 的激素药片，4d 的安慰剂药片。

○ Lo Loestrin Fe 有 24d 10μg EE 和炔诺酮，2d 10μg EE，2d 硫酸亚铁。

○ Natazia 有 26d 结合激素（不同剂量四个阶段的戊酸雌二醇和地诺孕素）和 2d 的安慰剂药片。

○ 延长周期用药

季度用药（seasonale）：84 片连续激素药片和 7 片安慰剂。

四季用药（seasonique）：（安慰剂中含有 10μg EE），84 片活性

☆ ☆ ☆ ☆

药片，7 片安慰剂。

○持续用药：Lybrel（EE 20μg，左炔诺孕酮 0.9mg），无不含激素药片。

●停止持续用药后迅速恢复生育能力，排卵平均推迟 1 ～ 2 周。

●2 种 OCP 配方

○单相片：所有的活性药片含有的激素剂量是一致的，用于希望掌控周期长度或时间的人（药物原因，个人喜好）。

"双轮车"或"三轮车"：1 包或 2 包不服用安慰剂，第 3 包开始服用安慰剂，6 周后（第二包结束）或 9 周后（第三包结束）撤退性出血。

"持续用药"：只用活性药片，无撤退性出血，需要从"双轮车"或"三轮车"用法过度而来，可能存在突破性出血和点滴出血。

点滴出血的处理：点滴出血的第 1 日开始停止口服活性药片（开始服药至少 21d 后），2 ～ 3d 不服用药物，然后重新开始服药直到下次出现点滴出血（也是至少服药 21d 后），这样突破性出血会随着时间延长并有所减少。

研究证实延长周期并不增加子宫内膜增生的风险。

○多相片：活性药片的周期中含有的雌孕激素量是不相同的。

●开始用药

○迅速开始：如果咨询的患者没有妊娠可在咨询当日开始用药，依从性更好，特别是对于青少年。给予 7d 的补救措施，是比较受欢迎的开始用药方式。

○周日开始法：如果周日距离月经第 1 日时间＞5d 则应用 7d 的补防措施。

○下次月经的第 1 日：无须补救避孕措施。

●副作用：咨询中应交代，很多为一过性的，在用几个周期后有所改善。

○雌激素相关：腹胀、头痛、恶心、乳腺疼痛、白带增多、高血压、黑斑病及毛细血管扩张症。

○孕激素相关：情绪波动、乳腺疼痛、抑郁、乏力、性欲降低、体重增加。

○约 30% 在最初的 3 个月有突破性出血，不要换药。

●漏服药物

☆ ☆ ☆ ☆

○一片：随时补服药物（as soon as possible，ASAP），按照用药周期时间表继续服药，不需要补救措施。

○2 片或多片：补服最近 1 次漏服的活性药片（不管其他的漏服药），持续每日 1 片继续服用。7d 内禁欲或应用避孕套。如果在第 3 周漏服药物，用完目前应用的一包药物，一包服完后第 2 日开始服用新周期的药物，跳过目前药包的非活性药片。如果不能立即开始下一周期的药物，在下一周连续用药 7d 之前禁欲或应用避孕套。

如果在第 1 周漏服药并有性生活，应用紧急避孕药（emergency contraception，EC），服用 EC 后第 2 日重新开始服用这一周期药物。

●选择不同药物的特殊考虑情况

○子宫内膜异位症：持续用药对于减少症状最有效。

○功能性卵巢囊肿：高剂量单相片较为有效，延长及持续用药也较为有效。

○雄激素升高情况：都有效，但是雌激素 / 孕激素比例较高的更好。

○注意：含有屈螺酮比含有左炔诺孕酮的 OCP 存在与 VTE 有更大的相关性。

6. Nuva 阴道避孕环（每天释放 0.12mg 依托孕烯和 0.015mg 乙炔雌二醇）

●使用 3 周，取出 1 周

●可以持续使用（3 周或 4 周更换）或减少撤退性出血（取出时间＜ 1 周）。

●如果取出或脱出用温水冲洗后可再次放置，不要取出放置＞ 3h。

●性生活时无须取出。

●发生阴道炎和白带异常情况较为常见。

7. Ortho Evra 皮贴（6mg 诺孕曲明 /0.75mg 炔雌醇）

●每日释放 20μg 炔雌醇和 150μg 孕激素，诺孕曲明为诺孕酯的活性代谢产物。

●可以放置于下腹部、臀部、上臂外侧或躯干上部（避开乳房部分）。

●21d 释放雌激素量比含有 35μg EE 的避孕药多约 60%，且约为环的 3 倍。

●可能增加 VTE 的风险。

☆☆☆☆

用药信息："在应用 Ortho Evra 时,你会比使用含有 35μg EE 的口服避孕药接受雌激素量多 60%"。

告知患者此风险并且记录在案,如果患者吸烟则强烈不建议应用。

- 对于体重 > 90kg 的女性效果略差,告知超重女性可能效果会下降。

- 开始应用

○ 下次月经周期的第 1 日开始贴,如果在月经期的任意时间开始应用则使用补救措施。

○ 如果从口服避孕药转为应用此方法,可以在月经周期的任意时间转换,不需等待用完 1 个周期口服避孕药。

8. 单用孕激素的避孕方式

- 仅含孕激素的药片 (mini pill)

○ 每日服用,不存在无激素日。

○ 比结合雌孕激素的避孕药孕激素含量低 (约少 75%)。

○ 炔诺酮 (Micronor, Nor-QD):0.35mg 炔诺酮。

○ 对于有雌激素使用禁忌证的女性、哺乳期女性应用较好。

○ 必须在每日的同一时间服用 (如果时间相差 3h 则认为是漏服药)。如果晚服用了 3h,则 48h 内应该应用补救措施。

- 依托孕烯皮下埋植 (Implanon/Nexplanon) (68mg 依托孕烯)

○ 置入方法如图 2-13 所示。

○ 置入物长 4cm,直径为 2mm,且不透过辐射。

○ 最初孕激素释放速度为 60μg/d,到 3 年后逐渐减少为 25 ~ 30μg/d。

○ 作用机制:抑制排卵,增加宫颈黏液厚度。

○ 置入后可能出现不规则出血情况,29% ~ 51% 的女性主诉不规则阴道出血 (可能为频繁或延长,通常较少并且可以忍受),11% 因为不规则阴道出血取出皮下埋植药。

○ 迅速恢复生育力:94% 在取出皮下埋植药后 3 ~ 6 周排卵。

- 醋酸甲羟孕酮 (depot medroxyprogesterone acetate, DMPA, Depo-Provera)

○ 肌内注射剂量为 150mg,皮下剂量为 104mg (Depo-SubQ Provera 104)。

☆ ☆ ☆ ☆

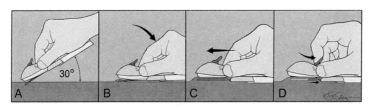

图 2-13　Nexplanon 置入

用 marker 笔在准备置入处做记号，通常位于非主力手的肱骨髁中线近心端 8 ～ 10cm，第 2 个点位于手臂长轴肱二头肌和肱三头肌间沟距离置入点 4cm 处。皮下埋植应该在皮下置入以免破坏较大血管和神经。消毒并且用 1% 利多卡因在皮下埋植置入路径麻醉。A. 去除针套，用两侧的凹陷处握住操作器械，皮下埋植置入物可以在针孔中见到，针尖以 30°的角度刺入皮肤；B. 一旦斜面完全进入皮下，将针调整为水平；C. 重要的是针向前水平在皮下前行时将皮肤顶起似"帐篷"形；D. 一旦针完全进入，将按钮向回拉，此动作收回针而将置入物留置于皮下。操作器可以移开皮肤。置入后操作者和患者都应触诊 4cm 置入物

图 2-13、图 2-14 经许可引自 Cunningham F, et al. Contraception. In: Cunningham F, et al. eds. Williams Obstetrics, 24th ed. New York, NY: McGraw-Hill, 2013.

SubQ 剂量在注射器充满，与传统的肌内注射剂量效果相一致，但是比其孕激素含量少 30%，疼痛感更轻，可自行注射。两者均为每 12 周注射 1 次。

。较为常用的开始方法为月经开始的前 5d，如果在月经周期的任意时间开始应用则需要 7d 的补防措施。

。将 Depo 转换为其他避孕方式：在患者方便时开始，理想状态下接近上次注射有效期结束之日，不需要等待下次周期开始使用 OCP。

。12 周或 13 周重复注射（如果需要可将时间提前）：重复的 Depo Provera 注射可最晚推迟 2 周注射（上次注射之后的 15 周），而不需要额外的避孕措施；如果患者在上次注射的 15 周之后来诊；如果妊娠试验阴性且患者过去 5d 内有无保护性生活——解释妊娠试验并不一定准确，但是 Depo Provera（或其他激素制剂）并不影响胚胎，如果患者希望注射，可注射并且建议其使用补防措施 7d，2 周后重复

☆ ☆ ☆ ☆

妊娠试验，也可给予紧急避孕药（EC）。

○ Depo Provera 的优点

闭经：用药 1 年后，50%；5 年后，80% 闭经。

对子宫内膜异位症有缓解效果，减轻痛经。

减少急性镰状细胞危象。

对于正应用抗惊厥药物治疗的女性较好。

○ 不足

最初几个月可能导致不规则阴道出血。

● 增加抑郁、焦虑、乏力、情绪变化（但可减轻），抑郁症病史并不是禁忌证。

● 缓慢恢复至基础生育能力——末次注射后平均 10 个月恢复。

● 体重增加：第一年平均为 2.45kg（5.4 磅），而后的 5 年平均为 7.48kg（16.5 磅）。

● 长时间应用导致骨密度（bone mineral density，BMD）降低。

Depo Provera 被 FDA 提出用药警告（11/2004），ACOG 和美国儿科学会（American academy of pediatrics，AAP）推荐无使用限制并且无须进行 BMD 检测。研究表明，使用 Depo Provera 的患者比不使用者 BMD 略低（使用 1 年股骨及脊柱 BMD 丢失 0.5% ～ 3.5%，使用 2 年 BMD 丢失 5.7% ～ 7.5%，使用 5 年以后 BMD 丢失 5.2% ～ 5.4%），但是停止应用 Depo Provera 后 BMD 可以恢复。

将此风险告知使用者并与其讨论替代方案。

给予钙剂补充：1000mg（> 18 岁）～ 1300mg/d（青少年）。

鼓励正常活动并且避免吸烟。

9. 哺乳——哺乳闭经方法

● 仅在特定条件下有效

○ 纯母乳喂养（提供至少 90% 婴儿的营养）。

○ 停经。

○ 婴儿 < 6 个月。

● 哺乳女性产后第 1 次月经之前已经有排卵的可能为 33% ～ 45%（3 个月内），4 ～ 12 个月为 64% ～ 71%，12 个月后为 87%。

10. 宫内节育器（IUD）

● 含孕激素的 IUD（曼月乐）（52mg/U 左炔诺孕酮）

☆ ☆ ☆ ☆

○ 置入说明如图 2-14 所示。

○ 最初每日释放 20μg 左炔诺孕酮，然后进行性减少，至 5 年后释放量约减少 50%。

○ 有效期为 5 年。

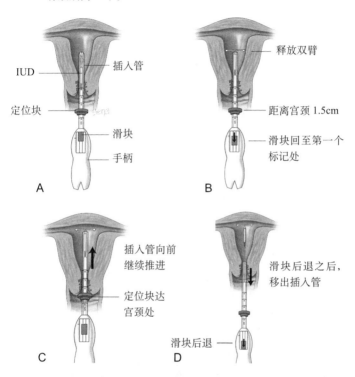

图 2-14　曼月乐 /Skyla® IUD 置入

A. 轻轻探查子宫，使滑块向远处滑，将 IUD 收回至置入管。不要将滑块向下滑，因为此动作可将 IUD 释放，IUD 将不能重新置入放置管中。按照测量的子宫深度置入放置管，宫颈钳牵拉宫颈后轻轻将 IUD 置入至子宫腔内。B. 继续握住滑块不动，将置入管向前移动至宫颈外口上方 1.5 ～ 2cm，握住滑块并且回拉滑块到第一个标记处来释放 IUD 双臂，等待 10s 让双臂充分展开。C. 轻轻将置入管推向宫腔，直至边缘接触宫颈（IUD 应该放置于宫底处）。D. 握住置入管，向后退出并一直回拉滑块，尾丝自动释放，留 3 ～ 4cm 尾丝其余剪掉

☆ ☆ ☆ ☆

○ 机制：宫颈黏液变厚，子宫输卵管液体变化阻碍精子移动，子宫内膜变化防止着床。

○ 月经过多有所改善（减少 70% ～ 90% 出血量，口服避孕药减少 50% 出血量）。

○ 约 20% 使用者在 1 年左右，60% 使用者在 5 年左右发生闭经。

○ 不规则出血（点滴出血）持续时间为 3 ～ 6 个月。

○ 脱落率：避孕患者为 3% ～ 6%，月经过多患者为 9% ～ 14%。

○ 有异位妊娠病史的患者可以应用。

○ 取出后迅速恢复生育能力。

● 含孕激素 IUD（Skyla®）（13.5mg/U 左炔诺孕酮）

○ 放置方法同曼月乐。

○ 最初每日释放 14μg/d 左炔诺孕酮，3 年后降至 6μg/d。

○ 有效期为 3 年。

○ 作用机制与曼月乐相同。

○ 使用者 1 年后约 6%，3 年后约 12% 发生闭经。

○ 不规则出血（点滴出血）可能在放置 3 ～ 6 个月时发生。

○ 脱落率：3%。

○ Skyla® 比曼月乐的置入物直径略小，前者为 3.8mm，后者为 4.4mm。

● Cooper IUD（ParaGard®）（380mm² 暴露铜线）

○ 放置方法如图 2-15 所示。

○ 说明书提示有效期为 10 年（实际为 12 年）。

○ 机制：主要起到杀精子作用。

○ 每月平均血量丢失增加，约有 15% 因为月经量增多取出。

○ 同房后 5d 可以作为紧急避孕方式使用（有效率 99%）。

● 产后 IUD 放置

○ 可在妊娠早期或中期流产后立即放置（妊娠中期流产后放置有增加脱落的风险）。

○ 产后立即放置：胎盘娩出后 10min 内放置最佳，但最多可在阴道分娩后 48h 内放置；剖宫产时放置；脱落率高：放置 6 个月后脱落率为 7% ～ 20%；建议患者复诊以修剪尾丝。

○ 禁忌证（特别是产后放置）：绒毛膜羊膜炎或子宫内膜炎，流产后或产后败血症病史，出血（相对禁忌证）

☆ ☆ ☆ ☆

1. 将 ParaGard® IUD 放入置入管中：
  将水平臂折叠放置到管中，确定
  折叠后无须再向内收

2. 将白色杆从底部拉入管中，直到
  它达到 ParaGard® IUD 的底部

3. 将蓝色滑块放置于等同宫腔深度
  的位置（探宫腔确定）

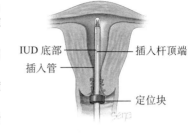

IUD 底部　　　　插入杆顶端
插入管　　　　
定位块

4. 旋转置入管确保水平臂和蓝色滑
  块的长轴位于一个水平平面

5. 从宫颈管置入 ParaGard® IUD 并接近宫底，蓝色滑块应接近宫颈处

6. 释放双臂：握住白色杆，回撤插入管不超过 1cm，然后轻轻移出插入管（并
  不是插入杆），直到可以感觉到轻微的抵抗。插入杆在置入过程中从未向前
  过度移动

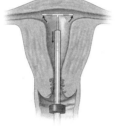
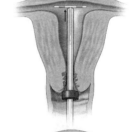
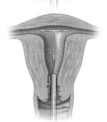

7. 握住插入管，回拉白色杆
8. 从宫颈处慢慢回撤插入管（insertion tube）
9. 留尾丝 3～4cm，其余部分剪除

图 2-15　ParaGard® IUD 放置

经许可引自 Cunningham F, et al. Contraception. In: Cunningham F, et al. eds.
Williams Obstetrics, 23rd ed. New York, NY: McGraw-Hill, 2010.

• IUD 放置选择的重要考虑因素：咨询及知情同意。

风险：妊娠（1 年内为 1～8/1000），置入后 20d 内感染率为 9.6/1000，
子宫穿孔发生率为 1/1000，脱落率为 3～10/100 且如果产后立即放置脱
落更高。

• 完全禁忌证

○ 可能或确定的妊娠。

★ ☆ ☆ ☆

○严重的子宫腔变形扭曲（如黏膜下肌瘤或解剖异常）。

○盆腔炎性疾病（急性或 3 个月内诊断）。

○产后或流产后感染（急性或 3 个月内诊断）。

○正存在的性传播疾病感染。

○未控制的宫颈炎或阴道炎。

○急性生殖系统放线菌感染。

○Wilson 病或铜过敏。

○对左炔诺孕酮过敏，急性肝脏疾病或肿瘤，乳腺癌（对于曼月乐或 Skyla® 环来说）。

● 相对禁忌证

○STI 感染风险，包括非唯一性伴侣。

○之前存在 IUD 相关问题（穿孔、脱落、严重疼痛）。

○未查明原因的异常子宫出血（需要先进行检查者）。

○目前贫血或月经过多相关贫血的病史（ParaGard® 环）。

○孕激素不耐受（曼月乐和 Skyla® 环）。

○患者不接受可能闭经的情况（曼月乐和 Skyla® 环）。

● 操作前考虑因素

○因为患者在置入 IUD 的 20d 内有很大的风险发展为盆腔炎性疾病，医师应该采取以下措施减少感染风险。

存在以下情况则筛查 GC/CT：25 岁或小于 25 岁；25 岁并存在 STI 高危因素；宫颈炎表现。

对低危患者来说，GC/CT 检查可以在置入 IUD 时进行检查，不必在置入 IUD 之前进行检查。

对于所有年龄＜ 25 岁的女性及有新性伴侣的女性，不论年龄，都应在过去 3 个月内检查 GC/CT 阴性的前提下再置入 IUD。

● 治疗有症状的细菌性阴道病（bacterial vaginosis BV），医师应慎重考虑是在当时或是在治疗复查后进行放置 IUD，目前并无放置时机的指南。

● 并不推荐常规使用预防性抗生素，因为其并不减少盆腔炎性疾病发生的概率。

● 如果不存在任何禁忌证，可在操作前 30 ～ 60min 给予口服 NSAID 药物，如布洛芬 600mg 或萘普生 500mg。注意，并无研究证

☆ ☆ ☆ ☆

实此方法可有效缓解不适症状。

· 如果存在宫颈扩张困难或 IUD 置入困难病史，可以在操作前 12 ～ 24h 于阴道放置米索前列醇 400μg(也可以在放置 IUD 前 1 ～ 3h 舌下含服)，或可考虑宫颈旁阻滞麻醉。

·放置时机/妊娠试验

○育龄期女性都应确定妊娠试验阴性。

○IUD 可在月经开始的 5d 内放置，不论近期是否有性生活（月经期中期放置的脱落率最低）。

○在以下 2 种情况下，IUD 可在月经任何时期放置：患者存在持续有效的避孕方式，或者上次月经至今均为禁欲状态。否则，患者应该在放置前克制无保护性生活，并 2 周后再次确定妊娠试验阴性。

·IUD 放置

○双合诊检查子宫的大小和位置。

○宫颈消毒，必要时宫颈旁阻滞。

○宫颈钳钳夹宫颈，轻轻牵拉。

○探查宫腔。

○IUD 放置如图 2-14 及图 2-15 所示。

十四、女性绝育术

双侧输卵管结扎 (Bilateral Tubal Ligation, BTL)

1. 双侧输卵管不同结扎方法的失败率 如表 2-25 所示。

表 2-25 双侧输卵管不同结扎方法的失败率

方法	10 年内的妊娠率（%）
产后部分输卵管切除（最好在产后 8h 之内进行）	0.75
硅胶带（输卵管环）	1.77
间质部输卵管切除术	2.0
单极烧灼	0.37
双极烧灼	2.48
Hulka 输卵管夹	3.65
Filshie 输卵管夹	0.9 ～ 1.2

经许可引自 Peterson HB,Xia Z,Hughes JM,et al.the risk of pregnancy after tubal sterilization:Findings from the U.S.collaborative Review of Sterilization.Am J Obstet Gynecol,1996,174:1161-1170.

2. 输卵管环 子宫输卵管连接部以外 3cm 处放置。

3. Filshie 输卵管夹 在间质部放置，距离宫角 1～2cm。

4. 双极电凝 至少分别进行 3 次电凝，破坏至少 3cm 输卵管峡部，距离宫角至少 2.5cm，如果距离宫角更近则增加异位妊娠风险。

5. Pomeroy 法（输卵管双折结扎切除）

● 找到输卵管全长直至伞部，于中峡部位置找到没有血管的部分并用 Babcock 钳钳夹。输卵管被提起，应用 2-0 肠线（或铬线）双结扎，膨出部被切开。

● 断端回缩，几个月后分离较远（图 2-16）。

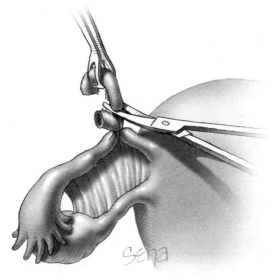

图 2-16 Pomeroy 法结扎输卵管

经许可引自 Cunningham F, et al. Sterilization. In: Cunningham F, et al. eds. Williams Obstetrics, 23rd ed. New York, NY: McGraw-Hill, 2010.

6. Parkland 法

● 确认输卵管，将无血管、中 - 峡部部分用 Babcock 钳钳夹，应用止血钳或烧灼法穿透输卵管系膜，将输卵管和邻近系膜分离至少 2.5cm。

● 游离的输卵管用 2-0 可吸收缝线在两端结扎（肠线或铬线），

☆ ☆ ☆ ☆

中间部分切除（图 2-17）。

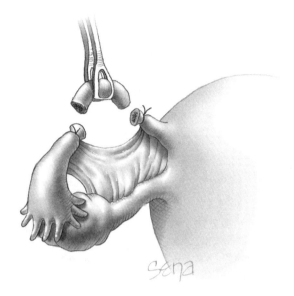

图 2-17　Parkland 法结扎输卵管

经许可引自 Cunningham F, et al. Sterilization. In: Cunningham F, et al. eds. Williams Obstetrics, 23rd ed. New York, NY: McGraw-Hill, 2010.

7. Irving 法

● 与 Parkland 法类似，除了邻近输卵管部分留置较长。从子宫后壁处切开子宫浆膜层 1cm，用止血钳穿透肌层制作一个 1 ～ 2cm 通道，邻近输卵管的断端缝入此通道，从浆膜面出，去除缝针牵拉缝线——将输卵管残余部分牵拉至通道内，缝线在浆膜外打结。

● 将通道的开口用 2-0 可吸收缝线关闭（图 2-18）。

8. Essure 输卵管栓堵法

● 此操作是不可逆的，可在宫腔镜室操作（手术室或诊室，时间 < 1h）（图 2-19）。

● 宫腔镜下将镍钛不锈钢螺旋环放置于输卵管开口处，造成局部组织增殖和瘢痕化，从而进一步导致输卵管堵塞。

● 首次尝试约有 94% 双侧可成功置入，但是应想好如果不能在

☆☆☆☆

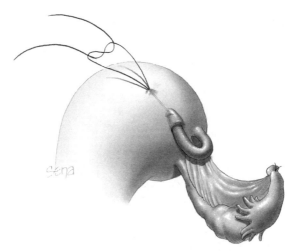

图 2-18 Irving 法结扎输卵管

经许可引自 Hoffman BL, et al. Chapter 41. Surgeries for benign gynecologic conditions. In: Hoffman BL, et al., eds. Williams Gynecology, 2nd ed. New York, NY: McGraw-Hill; 2012.

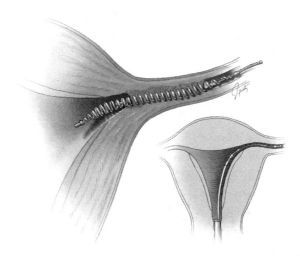

图 2-19 Essure 输卵管栓堵法

经许可引自 Hoffman BL, et al. Chapter 42. Minimally invasive surgery. In: Hoffman BL, et al. eds.Williams Gynecology, 2nd ed. New York, NY: McGraw-Hill, 2012.

☆ ☆ ☆ ☆

宫腔镜下双侧成功置入的后备方案。

● 需要 3 个月等待输卵管闭塞，3 个月后应行子宫输卵管造影（HSG）以确定输卵管闭塞，确认之前应该采用其他避孕方式。

● 3 个月时约 3.5% 的患者输卵管可显影，但是如果 6 个月时重复进行造影，则全部闭塞。

● 5 年时的失败率为 0.1%。

9. 输卵管结扎后悔

● 30 岁或以下的女性有 20% 的人进行输卵管结扎后后悔，＞ 30 岁女性 6% 的人会后悔。

● 产后输卵管结扎后悔比间隔一段时间后的输卵管结扎后悔情况多。

● 1% 输卵管结扎女性强烈希望行输卵管再通，成功率为 70% ～ 80%（输卵管钳和输卵管环的最容易再通——由于对输卵管损伤小）。

● 后悔的重要相关因素为年轻。

10. 异位妊娠风险

● 如果输卵管结扎患者妊娠，存在很高风险为异位妊娠可能，但是大多数妊娠还是宫内孕。

● 异位妊娠发生率：7.3/1000（1/3 的妊娠为异位妊娠）。

十五、紧急避孕

紧急避孕（emergency contraception，EC）种类。

● Copper IUD（ParaGard®）：对于满足放置 IUD 标准的女性合适，在无保护性生活后的 5d 之内放置最为有效。

● 口服制剂

○ 只含孕激素的方案

Plan B：2 片含有 0.75mg 左炔诺孕酮。

Plan B 一步方案：1 片含有 1.5mg 左炔诺孕酮。

Next choice：2 片含有 0.75mg 左炔诺孕酮。

Next choice 一剂方案：1 片含有 1.5mg 左炔诺孕酮。

仅含有孕激素的 EC 药物仅能用于 17 岁及以上的女性。

仅含有孕激素的药片比雌孕激素联合药片效果更好，且副作用

☆ ☆ ☆ ☆

更少。

WHO 研究表明，967 名女性当中 1.1% 使用 Plan B 作为紧急避孕药后妊娠。

○ 使用雌孕激素联合避孕药有 2% ～ 3% 的失败率。

● 2 种方法服用 Plan B/Next choice

方法 1

○ 服用 2 片 ASAP（尽快）（1.5mg 左炔诺孕酮）（失败率 1.5%）。目前推荐此用法，因为依从性更好。

方法 2

○ 先口服 1 片，然后 12h 后服用第 2 片（失败率 1.8%）。

● 选择性孕激素受体调节剂

○ Ella 1 片（30mg 醋酸乌利司他）。

○ 比仅含孕激素的药片更有效，特别是如果用于无保护性生活后 72 ～ 120h 后和超重女性。此药在美国需要处方，药店不能购买。

● 雌孕激素联合制剂（Yuzpe 法）

○ 很多剂型含有至少 100μg EE 或 0.5mg 左炔诺孕酮，间隔 12h 内各服用 1 次（http: //ec.princeton.edu）。

○ 机制：防止妊娠（延迟排卵），但是并不干扰已经着床的妊娠。

○ 理想状态为无保护性生活后的 72h 之内服用，最长不超过 120h。

● EC 药的相关信息

○ 98% 女性治疗后 21d 来月经。

○ 如果 3 周内无月经来潮应进行妊娠试验。

○ 在用药前应给患者开具处方。

○ 患者应在用药后立即恢复服用口服避孕药。

十六、性传播感染美国疾病控制和预防中心指南

1. 盆腔炎性疾病（pelvic inflammatory disease, PID）

◆ 病原

● 淋球菌（neisseria gonorrhoeae，GC）和沙眼衣原体（chlamydia trachomatis，CT）。

● 阴道正常菌群含有的细菌：厌氧菌、阴道加德纳菌、流感嗜血杆菌、肠道革兰阴性菌、无乳链球菌、肠道菌群。

☆ ☆ ☆ ☆

● 不常见：巨细胞病毒（CMV）、人型支原体、解脲脲原体和生殖支原体。

◆ 诊断

● GC/CT 核酸扩增试验（nucleic acid amplification test, NAAT），筛查 HIV。

● 可行影像学检查判断是否存在输卵管卵巢脓肿（tubo-ovarian abscess, TOA）。

PID 诊断的最少标准：子宫压痛或附件区压痛或宫颈举痛。

PID 诊断的特异标准：子宫内膜活检提示子宫内膜炎；经阴道超声或 MRI 显示输卵管增粗、积液，伴或不伴有盆腔积液或输卵管卵巢包块；腹腔镜异常表现与 PID 相一致。

● 支持诊断

○ 口温 > 38.3℃（101°F）。

○ 宫颈、阴道黏液脓性分泌物。

○ 白带常规可见白细胞。

○ 红细胞沉降率（ESR）水平升高。

○ C 反应蛋白水平升高。

○ 实验室证实存在 GC/CT 感染。

◆ 住院指征

● 不能除外外科急症（如阑尾炎）。

● 患者妊娠状态。

● 口服药物治疗效果不佳。

● 门诊治疗方式难以耐受或难以随访。

● 严重的虚弱、恶心呕吐及发热。

● 输卵管卵巢脓肿 TOA。

● 没有证据表明青少年会从住院治疗 PID 中得到受益。

◆ 处理：所有方案必须对 GC/CT 有效，因为筛查结果阴性不能排除感染。

● 注射治疗

○ 注射方案 A：头孢替坦 2g 静脉应用每 12 小时 1 次，或者头孢西丁 2g 静脉应用，每 6 小时 1 次，加用多西环素 100mg 口服或静脉应用，每 12 小时 1 次。

☆ ☆ ☆ ☆

注意：由于注射引起疼痛，多西环素尽可能口服用药（即便患者住院时）。口服和静脉应用的生物学活性相似。

○ 注射应用方案B：克林霉素900mg静脉应用，每8小时应用1次，加用庆大霉素单次静脉滴注或肌内注射（2mg/kg），然后给予维持剂量（1.5mg/kg），每8小时1次，可以应用单独一天剂量（3～5mg/kg）。

○ 替代注射应用方案：氨苄西林钠舒巴坦钠（Unasyn）3g静脉应用，每6小时1次，加用多西环素100mg口服或静脉应用，每12小时1次。

○ 一项研究支持阿奇霉素500mg静脉应用1～2次，然后改为250mg口服治疗5～6d，或联合应用12d甲硝唑也可以作为抗生素方案。

○ 虽然很多临床试验在临床症状缓解后继续应用治疗至少48h，但这种做法是模棱两可的。应该根据临床经验在症状缓解的24～48h转为口服药物治疗。如果存在TOA，应该继续留院观察至少24h。

○ 继续应用多西环素治疗（100mg口服，每日2次），达到14d的治疗时间，如果存在TOA则加用克林霉素或甲硝唑来覆盖厌氧菌。

● 口服治疗

○ 首选口服治疗，除非满足静脉治疗的标准。

○ 如果口服用药72h无好转，重新评估，明确诊断并住院进行静脉抗生素治疗。

○ 推荐口服用药方案：头孢曲松250mg肌内注射，单次用药，加用多西环素100mg口服，每日2次，共14d，加用或不用甲硝唑500mg口服，每日2次，共14d。

或者头孢西丁2g肌内注射，单剂量应用，同时口服丙磺舒1g，单次应用，加用多西环素100mg口服，每日2次，共14d，加用或不用甲硝唑500mg口服，每日2次，共14d。

或者其他静脉应用的三代头孢（如头孢唑肟、头孢噻肟），加用多西环素100mg口服，每日2次，共14d，加用或不用甲硝唑500mg口服，每日2次，共14d。

○ 口服替代方案：阿莫西林克拉维酸钾（Augmentin）＋多西环素（胃肠道症状可能影响依从性）；阿奇霉素 ± 头孢曲松；美国疾病控制和预防中心（CDC）不再建议使用氟喹诺酮类药物治疗淋球菌感

染（由于耐药）。

如果静脉应用头孢类治疗不可行，而且社区感染和个人感染 GC 的风险很低，可以考虑以下方案：左氧氟沙星 500mg 口服，每日 1 次，共 14d，或者氧氟沙星 400mg 口服，每日 2 次，共 14d，加用或不用甲硝唑 500mg 口服，每日 2 次，共 14d。

如果 GC NAAT 阳性，推荐静脉应用头孢类药物，如果培养阳性，应该根据药敏结果进行治疗。

◆ 随访

● 开始治疗后 3d 症状和客观指标都应有所改善。

● 如果改善不佳应该进行进一步诊断试验，调整抗生素应用，且可以进行外科干预，特别是存在 TOA 的情况。

● 如果确定了病原体感染，在治疗 3 ～ 6 个月后重复检测 GC 和 CT。

● 性伴侣

○ 对所有出现症状 60d 之内与患者有性接触的性伴侣进行治疗。

○ 如果患者最后一次性生活是在诊断时的 60d 之前，应该对最近一次性伴侣进行治疗。

○ 治疗应考虑对 GC 和 CT 有效的用药方式，不论 PID 的发病机制如何。

● 在治疗结束且症状完全缓解之前禁止性生活。

◆ 特殊考虑因素

● 妊娠：妊娠女性怀疑 PID 应该住院治疗，并且应用静脉抗生素。

● HIV：增加 TOA 风险。

● IUD：放置 IUD 的最初 3 周内 PID 的风险增高，无证据表明急性 PID 应取出 IUD，应强制进行密切随访。

2. 衣原体感染

◆ 美国最常见的感染。

◆ 诊断

● 推荐进行 NAAT 检测（敏感性更高）。

● 可经过尿液或宫颈、阴道分泌物进行诊断检测。

● 液基细胞学（宫颈刮片）应同样进行 NAAT 检测，但是敏感性略低。

☆ ☆ ☆ ☆

◆ 治疗

● 推荐用药方案（以下其一）

○ 阿奇霉素 1g 口服单次。

○ 多西环素 100mg 口服，每日 2 次，共 7d。

● 替代方案（以下其一）

○ 红霉素 500mg 口服，每日 4 次，共 7d。

○ 琥乙红霉素 800mg，每日 4 次，共 7d。

○ 氧氟沙星 300mg 口服，每日 2 次，共 7d。

○ 左氧氟沙星 500mg 口服，每日 1 次，共 7d。

● 如果依从性存在问题则应用阿奇霉素。

● 红霉素效果略差且存在更多的胃肠道副作用。

● 氧氟沙星和左氧氟沙星与多西环素有效性一致，但是更昂贵。

◆ 随访

● 单剂量用药患者 7d 内、7d 方案结束之前或所有性伴侣治疗之前都应该禁止性生活。

● 除非为妊娠女性，治疗后不应进行复查看是否治愈，除非依从性差或怀疑再次感染。

● 治疗后 3 周之内不进行培养试验，因为死亡的微生物仍然可以继续分泌从而得到假阳性结果。

● 由于再感染率很高，推荐在治疗后 3 个月重复进行检测。

● 性伴侣：出现症状之前 60d 与患者有性接触的伴侣都应该进行治疗，如果 60d 内无性生活则应该治疗最近一个性伴侣。

◆ 特殊考虑要点

● 妊娠

○ 首先推荐应用阿奇霉素，不能应用多西环素、氧氟沙星和左氧氟沙星。

○ 治疗结束后 3 周重复进行检测（最好为 NAAT）。

○ 25 岁以下女性及风险增高的女性应该在妊娠晚期重新进行检测。

○ 妊娠早期诊断的女性应该进行重复检测以确定是否治愈，并且 3 个月后再次进行检测。

○ 由于对新生儿存在肝脏毒性，红霉素在妊娠期存在使用禁忌证。

● 妊娠期推荐用药方案（以下其一）

○阿奇霉素 1g 口服，单剂量口服。

○阿莫西林 500mg 口服，每日 3 次，共用 7d。

● 替代方案（以下其一）

○红霉素 500mg 口服，每日 4 次，共 7d。

○红霉素 250mg 口服，每日 4 次，共 14d。

○琥乙红霉素 800mg，每日 4 次，共 7d。

○琥乙红霉素 400mg，每日 4 次，共 14d。

3. 淋球菌感染

◆ 诊断

● NAAT 为推荐的检测。

● 可以用尿检或宫颈、阴道拭子进行诊断。

◆ 处理（宫颈、尿道、直肠的非复杂性感染）。

● 感染 GC 的患者通常同时感染 CT，通常不必检测 CT，即进行双重治疗是有价值的。由于大多数美国的 GC 都对多西环素和阿奇霉素敏感，通常联合治疗可能同样对抗生素耐药的 GC 进展起到阻碍作用。

● 推荐用药方案（以下其一）

○头孢曲松 250mg 肌内注射，单剂量应用。

○头孢克肟 400mg[①]口服，单次服用。

○或者单剂量注射头孢菌素（以下其一）：头孢唑肟 500mg 肌内注射；头孢西丁 2g 肌内注射 + 丙磺舒 1g 口服；头孢噻肟 500mg 肌内注射；加上阿奇霉素 1g 口服，单次；或者多西环素 100mg 口服，每日 2 次，共 7d。

● 替代方案（以下其一）

○阿奇霉素 2g[②]肌内注射，单次应用。

○头孢泊肟 400mg 口服或头孢呋辛 1g 口服可能有效。

○阿奇霉素 2g[③]口服，单次应用。

注意：2007 年 4 月，由于喹诺酮耐药的淋球菌增加，CDC 不再

---

① 头孢克肟并不能像头孢曲松一样维持很高的抑菌水平（可治疗 97.5% 非复杂性 GC 感染，后者可治疗 99.2%），头孢克肟的优点为可口服。

② 目前美国并没有。

③ 严格限制用于特殊情况下，因为考虑有发展为耐药的可能性。

☆ ☆ ☆ ☆

建议使用喹诺酮，仅用于培养药敏提示对其敏感的情况。

◆ 随访

● 患者应在治疗结束并且症状缓解之前禁止性生活。

● 非复杂性感染 GC 治疗后不需要复查确认是否治愈。

● 症状持续存在的患者应该进行培养以充分评估（同时进行药敏试验）。

● 所有患者在治疗后 3 个月重复检测。

● 性伴侣：出现症状之前 60d 与患者有性接触的伴侣都应该进行治疗，如果 60d 内无性生活则应该对最后一个性伴侣进行治疗。

◆ 特殊注意

● 妊娠：推荐应用头孢菌素进行治疗，不能耐受头孢菌素的患者可以应用阿奇霉素 2g。同时给予阿奇霉素或阿莫西林治疗可能存在的 CT 感染。

● 45kg 及以下的儿童：单次肌内注射头孢曲松 125mg。

4. 生殖道疱疹病毒（genital herpes simplex virus，HSV）

● 慢性情况；通常并不表现为经典的痛性疱疹病灶或溃疡，导致临床诊断并不敏感且无特异性。

● 大多数复发性生殖道疱疹是由 HSV-2 引起的，但是 HSV-1 感染有增加趋势。

● 复发和病毒排出在 HSV-1 感染并不常见。

◆ 诊断

● 病毒学检测

○ 细胞培养：敏感性低，25% 的假阴性率，培养的敏感性随着病损愈合而降低，通常发病后几日之内即愈合。

○ PCR：更加敏感，可信度增加，更倾向用于脑脊液（CSF）的 HSV 感染检查。

○ 细胞学检测 HSV 感染的细胞变化，敏感性和特异性均较低，生殖道病损和宫颈拭子取样均如此，不能作为诊断的可靠证据。

● 类型特异性血清学实验

○ HSV-IgG I 和 II：HSV 感染的最初几周出现的 HSV 抗体，并且长期存在。IgM 检测并无帮助。

○ 并不推荐在一般人群中进行 HSV-1 和 HSV-2 的血清学筛查。

☆ ☆ ☆ ☆

○此方法对于有复发症状但是培养阴性。

临床诊断生殖道疱疹但实验室检查无法确定。

或伴侣存在生殖器疱疹的情况有所帮助。

○可以对存在 STI（尤其多个性伴侣者）或 HIV 感染女性进行筛查。

○几乎所有的 HSV-2 感染均为性生活获得，因此类型特异的 HSV-2 抗体提示肛门生殖器感染。而 HSV-1 抗体解释起来较为复杂。

○HSV-2 筛查阳性的患者应该进行咨询，告知无症状病毒排出可能并且给予抑制病毒的治疗。

◆ 治疗

●缓解症状，并不能完全消除病毒。

●初次感染的生殖器疱疹：通常较为严重、时间长，而且存在神经系统后遗症，所有的初次发作都应该进行抗病毒治疗。

○推荐方案（以下其一）

阿昔洛韦 400mg 口服，每日 3 次，7 ～ 10d。

阿昔洛韦 200mg 口服，每日 5 次，7 ～ 10d。

泛昔洛韦 250mg 口服，每日 3 次，7 ～ 10d。

伐昔洛韦 1g 口服，每日 2 次，7 ～ 10d。

注意：如果治疗 10d 后症状未完全缓解则治疗可以延长。

●复发的生殖器疱疹

○每次复发均治疗或每日服药抑制病毒来减少病毒暴发的频率。

○抑制病毒可以减少 70% ～ 80% 暴发频率并且减少复发的发病时长。

○发病期治疗法可以在病变发生的第 1 日开始或出现前驱症状时开始治疗。

○推荐用药方式——抑制病毒（以下其一）

阿昔洛韦 400mg 口服，每日 2 次。

泛昔洛韦 250mg 口服，每日 2 次。

伐昔洛韦 500mg 口服，每日 1 次。

伐昔洛韦 1g 口服，每日 1 次。

泛昔洛韦抑制病毒作用较弱。

伐昔洛韦 500mg，每日 1 次口服，可减少 HSV-2 在异性多性伴

☆ ☆ ☆ ☆

侣之间的传播。

○推荐用药方式——发病期治疗（以下其一）

阿昔洛韦 400mg 口服，每日 3 次，共 5d。

阿昔洛韦 800mg 口服，每日 2 次，共 5d。

阿昔洛韦 800mg 口服，每日 3 次，共 2d。

泛昔洛韦 125mg 口服，每日 2 次，共 5d。

泛昔洛韦 1000mg 口服，每日 2 次，共 1d。

泛昔洛韦 500mg 口服单次，然后 250mg，每日 2 次，共 2d。

伐昔洛韦 500mg 口服，每日 2 次，共 3d。

伐昔洛韦 1g 口服，每日 1 次，共 5d。

◆ 随访

● 告知患者 HSV 可随时通过性生活传播，应用男性避孕套并使用抑制病毒治疗方案能减少传播概率。

● HSV-2 较 HSV-1 感染更容易出现无症状的病毒排出，并且在感染的最初 12 个月更为常见。

● 给予抑制病毒或发病期治疗方式。

◆ 特殊注意

● 妊娠

○ 首次发病及复发应与非妊娠人群治疗相一致。

○ 上文提到的抗病毒药物在妊娠期的安全性并不明确。

○ 阿昔洛韦和伐昔洛韦更为常用。

○ 感染过生殖道 HSV 的患者推荐在妊娠 36 周后至分娩期应用抑制病毒治疗，阿昔洛韦 400mg 口服，每日 3 次，或伐昔洛韦 500mg 口服，每日 2 次。

○ 没有证据表明 HSV 血清学阳性但是没有 HSV 感染病史的女性应用抗病毒治疗。

○ 如果在临近分娩时感染生殖道 HSV 则传染给新生儿的风险很高（30% ~ 50%），而如果在妊娠前半期感染生殖道 HSV 或足月时有 HSV 复发病史则传染率较低（低于 1%）。

○ 分娩时，应询问患者前驱症状并仔细检查病灶，如果存在任何症状 / 病灶，推荐剖宫产分娩。

○ 更多细节可见产科相关章节。

- HIV 感染

○发病时间更长且严重，病损更不典型。

○在开始应用抗病毒治疗时症状可能有所加重。

○抑制病毒治疗对减少症状仍然有效，但是对 HIV 阳性患者病毒排出的作用程度并不清楚。

5. 软下疳

- 散发性：生殖系统痛性溃疡伴随淋巴结触痛。

- 由杜氏嗜血杆菌（H.ducreyi）引起。

◆ 确定诊断：培养基中明确杜氏嗜血杆菌的存在，应用并不广泛而且敏感性＜80%。

◆ 可能诊断：如果以下全部存在。

- 一个或多个生殖器痛性溃疡。

- 出现溃疡后＞7d 血清学检测阴性。

- 溃疡渗出物在暗视野检查中未发现苍白密螺旋体。

- 临床表现、溃疡出现和淋巴结病变为软下疳的典型表现。

- 溃疡渗出物 HSV 检测阴性。

◆ 治疗

- 推荐治疗方案（以下其一）

○阿奇霉素 1g 单次口服。

○头孢曲松 150mg 单次肌内注射。

○环丙沙星 500mg 口服，每日 1 次，共 3 次。

○红霉素 500mg 口服，每日 3 次，共 7d。

◆ 随访

- 症状在治疗开始 3d 之内好转，体征在 7d 内改善。

- 淋巴结肿大伴有波动感需切开引流。

- 诊断时应同时做 HIV 检测，3 个月后再次检测并同时行梅毒检测。

- 性伴侣：症状出现前 10d 之内所有与患者有性接触的性伴侣都应接受治疗。

◆ 特殊注意

- 妊娠：避免环丙沙星应用；并无报道感染与妊娠不良结局相关。

- HIV：更多可能治疗失败；如果依从性不好、随访困难，则尽量限制阿奇霉素或头孢曲松的应用。

☆ ☆ ☆ ☆

6.梅毒

◆临床表现依据疾病的分期而定

● 一期梅毒：硬下疳。

● 二期梅毒：红疹，皮肤黏膜病损，淋巴结病变。

● 三期梅毒：心脏、梅毒瘤病灶。

● 神经梅毒：任何期别出现神经系统／眼受累。

● 潜伏梅毒：无症状，仅有血清学诊断。

◆梅毒由梅毒螺旋体引起。

◆诊断

● 确定诊断：应用病损渗出物通过暗视野检查、直接荧光抗体检测或 PCR 确定梅毒螺旋体存在。大多数情况不易诊断。

● 可疑诊断：2 次血清学检测阳性。

○ 非梅毒螺旋体检测（疾病引起细胞损伤的标志物检测）：性病研究实验室试验（VDRL）、快速血浆反应素试验（RPR）；用于筛查，但是存在很高的假阳性率。

○ 梅毒螺旋体检测（感染直接产生的抗体检测）：荧光密螺旋体抗体吸收（FTA-ABS）试验、梅毒螺旋体抗体明胶颗粒凝集试验（TPPA）；酶免疫测定（enzyme immunoassay，EIA）／化学发光酶免疫测定（chemiluminescence immunoassay，CIA）、自动化初筛试验（如梅毒螺旋体检测试验，syphilis trep test，STT）。应该由 VDRL 或 RPR 检测确定。

● 化验结果解读（举例）

○ STT$^+$，RPR$^+$，FTA-ABS$^-$：假阳性结果。

○ STT$^+$，RPR$^-$，FTA-ABS$^+$：之前治疗过，联系健康管理部门。

● CSF 的评价仅在有神经系统症状或一期梅毒、二期梅毒治疗失败的情况下进行。

◆治疗

● 注射用青霉素 G 用于所有期别的梅毒。

● 可能反应：赫氏反应（Jarisch-Herxheimer 反应）（是螺旋体破坏产生内毒素释放，机体对其产生的反应；表现为发热、肌痛、头痛等，发生于用药后 24h 之内）。通常发生于早期梅毒，可以用解热镇痛药控制症状，但是并无有效的预防方法。

☆ ☆ ☆ ☆

- 一期梅毒和二期梅毒

○成人的推荐用药方式：苄星青霉素 G 240 万 U，单次肌内注射。

◆ 随访

- 治疗后 6 个月和 12 个月重复临床评估和血清学检测。

- 如果可以随访则进行相同的血清学检测，包括相同的检测和相同的实验室检查。

- 所有患者在诊断时都应进行 HIV 检查。

- 可应用非梅毒螺旋体试验的滴度来确定再次感染或治疗失败；梅毒螺旋体检测的滴度与疾病活动无关。再次感染 / 治疗失败的证据包括以下方面。

○虽然进行了治疗，再次出现临床症状和体征或持续存在。

○非梅毒螺旋体试验滴度与基线或最大滴度相比，增加 4 倍（如 1 ：4 vs 1 ：16 或 1 ：8 vs 1 ：32）。

- 再次感染或治疗失败时

- 重新检测 HIV。

○进行脑脊液（CSF）检查。

○如果没有神经梅毒的证据，肌内注射苄星青霉素 240 万 U 3 周。

○如果 6 ～ 12 个月评估时滴度没有升高，但是下降不好，则重新检测 HIV，进行 CSF 评估，继续密切随访。如果随访困难则应进行再次治疗。

- 性伴侣

○一期梅毒：对所有 3 个月内及出现症状期间的性伴侣进行治疗。

○二期梅毒：对所有 6 个月内及出现症状期间的性伴侣进行治疗。

○早期潜伏梅毒：对所有 12 个月之内及出现症状期间的性伴侣进行治疗。

○不明时间的潜伏梅毒：如果滴度高（大于 1 ：32），怀疑潜伏早期并按其进行治疗。

○晚期潜伏梅毒：长期性伴侣应经常进行临床 / 血清学检查。

◆ 潜伏梅毒

- 如果血清学阳性并且存在以下至少一项则定义为“早期潜伏梅毒”。

○1 年之内血清学转阳性或血清学滴度增加 ≥ 4 倍。

☆ ☆ ☆ ☆

○ 明确的一期或二期梅毒症状。

○ 性伴侣有一期梅毒、二期梅毒或早期潜伏梅毒。

○ 血清学阳性的暴露发生于过去 1 年之内。

● 否则，定义为晚期潜伏梅毒或不明时期的感染。

● 检查疾病的所有征象。

● 推荐的成人治疗方式

○ 早期潜伏梅毒：苄星青霉素 G 240 万 U 单次肌内注射。

○ 晚期潜伏梅毒或不明时期感染的潜伏梅毒：苄星青霉素 G 240 万 U，每周肌内注射 1 次，共 3 周。

● 随访

○ 6 个月、12 个月、24 个月重复血清学检测。

○ 诊断时对所有患者进行 HIV 检测。

○ CSF 检测的指征：神经系统疾病或存在三期梅毒的证据；梅毒进展的症状和体征；滴度增加≥ 4 倍；初始滴度≥ 1：32 的患者，治疗 1 ～ 2 年后滴度没有下降 4 倍以上。

◆ 三期梅毒和神经梅毒

● 应该同感染疾病专家一同进行诊治。

● 治疗和随访指南可见 CDC 指南。

● 特殊注意点

○ 青霉素过敏：资料较为有限，非妊娠妇女可考虑应用以下治疗方式。

多西环素 100mg 口服，每日 2 次，共 28d。

四环素 500mg，每日 4 次，共 28d。

如果依从性不好，应进行脱敏反应后应用青霉素治疗。

● 妊娠

○ 妊娠早期应对所有女性进行筛查，对于高发病率地区及高风险人群在妊娠 28 ～ 32 周和分娩时重复筛查。

○ 除非之前已经进行过治疗而且滴度有合适的下降，否则所有检测阳性的女性都应该考虑为活动性疾病期并且进行治疗。

○ 所有诊断梅毒的妊娠女性需要进行青霉素（PCN）治疗，如果过敏，必须进行脱敏，无可接受的替代方案。

○ PCN 有防止母体和胎儿垂直传播风险及治疗胎儿感染的作用。

☆ ☆ ☆ ☆

◦妊娠中晚期和妊娠晚期治疗如果发生赫氏反应则有早产和胎儿缺氧风险（类似于败血症）。

7. 尖锐湿疣

●尖锐湿疣主要由 HPV6 和 HPV11 感染引起。

●本病通常无症状，为有蒂、扁平或多丘状、非红斑样皮肤外生物，生长于阴道口周围，也可发生于阴道内和宫颈等部位，也可能存在疼痛、瘙痒等相关症状。

◆诊断

●诊断主要依据为临床表现。

●治疗失败、诊断不明确、表现不典型或免疫抑制状态应进行活检。

◆治疗

●治疗为了缓解患者的症状或为了美观；未处理的疣状物可能自行缓解。

●治疗可能解决疣状物，但是不能完全清除 HPV 感染。

●有很多治疗选择；如何选择应该依据疣状物的数量、大小和位置及治疗的花费、治疗的副作用、患者的喜好和医师的经验。

●治疗方式如表 2-26 所示。

●只有在患者可以确定并且自己碰触到所有疣状物、能够很可靠完成治疗方案时选择患者自己进行的治疗方案，初次治疗时最好有医师进行指导。

◆随访

●咨询

◦尖锐湿疣非常常见，可通过阴道、经口或经肛门性生活传播。

◦尖锐湿疣并不与将来发生宫颈癌相关。

◦诊断 HPV 感染并不代表性生活混乱。

◦HPV 不影响将来的生育并且不增加早产风险。

◦尖锐湿疣经过任何治疗后都可以复发。

●性伴侣：男性避孕套可以减少传播风险但是并不能起到完全保护的作用。

◆特殊注意

●妊娠

☆☆ ☆
☆ ☆

表 2-26　尖锐湿疣的治疗选择

用药/治疗方式	机制/剂量/优点	不足
患者自身进行用药		
普达非洛 0.5% 溶液或凝胶	抗有丝分裂；每日 2 次，共用 3d，然后停药 4d；重复此用药循环 3 次，最大剂量为 0.5ml/d；并不昂贵	限制于湿疣部位使用 10cm × 10cm；治疗后存在轻中度疼痛或刺激症状
咪喹莫特 5% 乳膏	增强免疫；每周 3 次睡前使用，最多用 16 周；用药后 6～10h 用清水或肥皂进行冲洗	局部刺激，不耐受或产生溃疡的情况比较常见；可削弱避孕套、避孕隔的作用；不能用于免疫缺陷的患者和存在生殖道 HSV 临床感染的患者
15% 茶多酚软膏	从绿茶中提取的茶多酚 每个疣表面 每日涂 3 次，最多用 16 周，0.5cm，上药后不要清洗，且避免性生活	可导致疼痛/红斑/疱疹溃疡 可减弱避孕套、避孕隔的作用，可能导致色素减退
医师进行的治疗方案		
液氮或冷冻器进行冷冻治疗	产生热细胞破坏；如果治疗区域较大可以考虑局部麻醉或静脉麻醉	治疗者需要进行训练；治疗后疼痛，可能起疱、坏死

续表

用药/治疗方式	机制/剂量/优点	不足
鬼臼树脂 10%～25% 和安息香酊复合物	细胞毒性成分；对湿疣用药后风干；每周用药，最多可进行 6 周；可考虑应用凡士林油以避免局部皮肤刺激；用药后 1～4h 冲洗掉	系统性吸收可能引起多系统衰竭，罕见情况可致死；限制用于湿疣部位 <10cm×10cm，用药 <0.5ml；开放性病灶不要使用
三氯乙酸 (trichloroacetic acid,TCA) 或二氯乙酸 (bichloroacetic acid, BCA) 80%～90%	破坏细胞蛋白；用药后风干；每周 1 次用药可达 6 周；周边部位可考虑应用凡士林油以避免局部皮肤刺激；用药后病灶表面可能发白	用药时疼痛；可被肥皂或碳酸氢钠中和
手术去除	局部麻醉后切除、刮除或电切；CO_2 激光可用于严重或顽固湿疣，操作应该在手术室进行	治疗者应接受培训；有瘢痕生成可能

☆ ☆ ☆ ☆

○湿疣在妊娠期可能增多并且易脆。

○治疗方式可选择冷冻、三氯乙酸 / 二氯乙酸（TCA/BCA）治疗或手术切除，除非必要情况否则手术切除通常等到产后进行。

○少数可能发生新生儿呼吸系统多发性乳头瘤病，但是传播途径并不明确且剖宫产并不能起到保护作用，不应单独因为湿疣推荐剖宫产分娩。

○只有在湿疣阻塞阴道口或存在出血的情况推荐进行剖宫产。

● HIV：免疫力低下患者发生鳞状细胞癌的风险增加，治疗之前应该对病变进行活检。

● 宫颈湿疣：进行活检排除高级别上皮内瘤变（HSIL），由专家进行处理。

●阴道湿疣：可以用液氮冷冻或 TCA/BCA 治疗。

●肛门湿疣：可以用液氮冷冻、TCA/BCA 治疗或手术切除。

●肛门内湿疣：由相关专家进行处理。

8. HIV

● 急性反转录病毒综合征：通常在抗体检测阳性之前出现，症状包括发热、皮疹、不适、淋巴结病变。50% ～ 80% 感染的女性中发生此综合征。

● 如果未进行治疗，初次感染到发展成为艾滋病（AIDS）的时间可为数月至数年，中位时间为 11 年。

● 所有进行 STI 筛查的患者应该同样筛查 HIV；检测前应通过言语沟通进行告知并且有拒绝的选择（"opt-out"）。

◆ 诊断

● 筛查：HIV1 和 HIV2 抗体血清学检测 [酶免疫测定（EIA）或快速检测]，筛查结果阳性者应该接下来进行确定实验。

● 确定实验：额外抗体测定（Western Blot，间接免疫荧光检验）或病毒学检测（HIV-1 RNA 序列）。

●在感染后 3 个月内 95% 的患者 HIV 抗体可以被检出。

●HIV-1 RNA 序列可以检测出抗体筛查阴性的患者存在感染。

◆ 治疗

● 患者应该由有随时更新处理 HIV 感染患者的知识和技能的医务人员进行随访和处理。

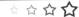

- 治疗最重要的是密切随访和抗反转录病毒治疗。

- 咨询 / 支持包括用药、心理支持和生殖建议。

- 一些抗反转录病毒治疗与很多形式的避孕药相作用，避孕药物的应用规则可见 WHO 和 CDC 网站。

◆ 随访

- 新诊断的女性患者均需进行以下检测。

○ 查体和妇科检查。

○ 筛查 GC、CT、滴虫和宫颈刮片。

○ 血常规 (complete blood count，CBC)、血生化 (comprehensive metabolic panel，CMP)、血脂、丙肝、弓形虫抗体、甲肝和乙肝、梅毒。

○ HIV 病毒载量、CD4 细胞计数、HIV 基因耐药检测。

○ PPD、尿分析、X 线胸片。

○ 如果不清楚 HSV-2 感染情况应对其进行血清学检测。

- 如果有必要则进行甲肝或乙肝疫苗接种。

- 伴侣（性伴侣和共用注射装置的人）。

○ 秘密提醒其注意是很重要的；可以由患者直接沟通交流（可以有或没有医疗关怀人员在场），或者由经过培训的健康管理部门人员与伴侣进行交流并且保护患者的隐私。

○ 所有的伴侣都应该检测感染的情况并且进行咨询。

○ 暴露后 72h 之内应该进行暴露后预防。

◆ 特殊注意

- 妊娠

○ 所有妊娠女性在妊娠前检查时均应检测，并且在妊娠晚期重复检测，需要向其提供对于退出治疗的咨询。

○ 妊娠期的 HIV 管理可见本书"产科"部分。

9. 丙肝（hepatitis C，HCV）

- 美国最常见的慢性血源性感染。

- 传染更多见于毒品的静脉注射 / 分享注射用品，很少为性传播。

- 临床表现可为无症状或轻度疾病表现，表现为常发生于慢性感染开始时的活动性肝脏疾病。

◆ 诊断

- 筛查:抗 HCV 血清学检测（检测丙肝抗体），平均暴露后 8 ～ 9

☆★☆☆

周抗 HCV 出现阳性。

- 确诊实验：HCV RNA 血清学检测（如 RT-PCR）。
- 通常暴露后 1 ～ 3 周可检测。
- 应同时进行肝功能检测，谷丙转氨酶（ALT）升高是慢性肝脏疾病的证据。

◆ 治疗

- 聚乙二醇干扰素和利巴韦林是慢性 HCV 感染的标准治疗方式。
- 应该由 HCV 领域的专家给予治疗方案。
- 早诊断、早治疗可以改善预后。

◆ 随访

- 应告知患者避免饮酒和解除其他肝细胞损伤的药物和物质。
- 可考虑进行甲肝、乙肝的疫苗接种。
- 慢性 HCV 感染
- ○ 70% ～ 80% 的 HCV 感染患者发展为慢性 HCV 感染。
- ○ 60% ～ 70% 慢性 HCV 感染患者发展为活动性肝脏疾病。
- ○ 长期风险包括肝硬化和肝细胞肝癌。
- 预防和伴侣的治疗
- ○ 没有有效的疫苗或暴露后预防治疗。
- ○ 长期多性伴侣产生的感染传播并不常见，但是性传播在 HIV 的多伴侣中较为常见。

◆ 特殊考虑

- 妊娠
- ○ 产时传播率约为 6%，主要发生于产时或临近分娩时；HCV 病毒载量更高或合并 HIV 感染的患者风险更高。
- ○ 没有产科干预方式能够减少风险。
- ○ HCV 阳性女性所生婴儿应该进行检测。
- ○ 哺乳被认为是安全的，只有在乳头皲裂或出血时应避免哺乳。
- HIV
- ○ 性传播更为常见。
- ○ 所有 HIV 感染的患者都应该进行 HCV 检测。
- ○ 25% HIV 感染的患者同时感染 HCV。
- HCV 的附加风险

　　○1992 年 7 月之前进行输血或实体器官移植的患者（译者注：美国的情况，不适用于我国）。

　　○存在肝脏疾病症状和体征的患者。

　　○正在进行长期透析的患者。

　　○1987 年之前接受浓缩凝血因子治疗的患者（译者注：美国的情况，不适用于我国）。

　　10. 乙肝（hepatitis B，HBV）

　　● 感染可能为局限性或慢性，从暴露到出现症状时间为 6 周至 6 个月。

　　● 50% 患者新获得的 HBV 感染为无症状性的。

　　● 1% HBV 感染的患者可能存在急性肝衰竭和死亡。

　　● 输血或体液；性传播在美国占有最多的病例。

　　◆ 诊断（表 2-27）。

表 2-27　乙肝实验室检查

解读	HBsAg	总抗 HBc	抗 HBc IgM	抗 HBs
未感染	−	−	−	−
早期急性感染；疫苗后暂时性反应（最多 18d）	+	−	−	−
急性感染	+	+	+	−
急性解决感染	−	+	+	−
自然感染的免疫	−	+	−	+
慢性感染	+	+	−	−
假阳性（可疑）；既往感染；低水平慢性感染；由表面抗原阳性母亲被动运输给婴儿	−	+	−	−
滴度 ≥ 10mIU/ml 的免疫；给予 HBIg 后的被动运输	−	−	−	+

☆ ☆ ☆ ☆

- 血清学检测；筛查乙肝表面抗原（hepatitis B surface antigen，HBsAg）。

- 如果 HBsAg（+），检查总抗 HBc 和抗 HBc IgM。

- 注意急慢性 HBV 感染的患者 HBsAg 均为阳性，如果乙肝核心抗体 IgM（抗 HBc IgM）存在，则感染为急性感染。

- HBsAg 抗体是过去感染存在免疫的指标。

◆ 治疗

- 支持治疗且密切随访；没有特定的治疗方式。

- 由于慢性疾病的危险因素，慢性 HBV 感染患者应由专家进行随访。

◆ 随访

- 应告知患者避免接触酒精或其他有肝细胞毒性的药物 / 物质。

- 慢性 HBV 感染

  ○ 暴露年龄越年轻风险越高（婴儿为 90%，成人为 2% ～ 6%）。

  ○ 长期风险包括肝硬化和肝细胞肝癌。

- 伴侣 / 接触者：所有没有接种的伴侣或家庭成员都应进行接种。应该建议没有免疫的性伴侣应用乳胶避孕套直至可以确定免疫状态。

◆ 特殊注意

- 妊娠

  ○ 所有妊娠女性都应检测 HBsAg。

  ○ 之前没有接种过的 HBsAg 阴性患者都应该接种疫苗。

- 预防：乙肝疫苗和（或）乙肝免疫球蛋白（HBIg）。

  ○ 成人接受疫苗接种应在 0 ～ 6 个月接受 3 次注射，但是很多接种时间都是可以被接受的，错过了应该尽快接种。

  ○ HBIg 可以提供暂时性保护（3 ～ 6 个月）。

  ○ 暴露前免疫应在以下情况下进行：所有新生儿；18 岁以下未接种疫苗的儿童；未被接种的成人，想要接种疫苗或者存在感染的高风险。

  ○ 高风险成人接种疫苗之前应该检测抗 HBc。

  ○ HIV 阳性、免疫缺陷患者、HBsAg 阳性患者的性伴侣或共同使用注射设备者在接种后应该进行抗 HBs 检测。

  ○ 暴露后预防：接种疫苗或合并应用 HBIg。

  未接种患者暴露于 HBsAg 阳性患者体液：疫苗 + HBIg（越快

越好)。

未接种患者暴露于 HBsAg 状态不明的患者体液：仅接种疫苗（越快越好）（如性侵受害者）。

○HBsAg 阳性或状态不明患者所分娩新生儿同样推荐接受疫苗＋HBIg。

○对疫苗无反应的患者可应用 HBIg。

11. **甲肝**（hepatitis A，HAV）

● 局限性（limited）疾病；不造成慢性肝脏疾病。

● 潜伏期为 15 ～ 50d。

● 症状与急性病毒性感染一致（乏力、恶心呕吐、腹痛等），并且与儿童相比，成人更常见。疾病开始后 6 个月之内可能开始出现症状。

● 传播方式主要为粪口途径，通过污染的食物／水或人 - 人传播。

◆ 诊断

● 需要血清学检测，抗 HAV IgM 阳性表明急性感染。

◆ 治疗

● 支持治疗并密切随访。

◆ 特殊注意

● 预防：甲肝疫苗和（或）甲肝免疫球蛋白。

○ 以下成人应在 0 ～（6 ～ 12）个月之内接种 2 次疫苗：药物滥用者（静脉及非静脉）；合并慢性肝脏疾病患者；男 - 男性生活者（men sexually active with other men，MSM）和他们的伴侣。

○ 高发人群疫苗接种前应进行检测。

○ 接种后检测并不必需。

○ 暴露后预防

未接种患者暴露后应尽快接受疫苗接种。

以下暴露／未免疫人群应该接受 HAIg 治疗：年龄＞ 40 岁的暴露患者（严重症状的风险更高）；12 个月以下的儿童；免疫缺陷者。

未接受免疫的暴露患者如果是滥用药物者、合并慢性肝炎或 MSM 则应该同时接受疫苗接种和 HAIg。

○ HIV 或慢性肝病患者可能对疫苗反应不佳。

12. **细菌性阴道病**（bacterial vaginosis，BV）

● BV 是阴道分泌物异味的最常见原因，虽然很多患者可能无

☆ ☆ ☆ ☆

症状。

• 进行阴道冲洗、多个性伴侣、新性伴侣和不使用避孕套的女性最为常见。

• 并没有证据证明 BV 与性生活相关，因为从无性生活的女性也可以感染。

• 厌氧菌代替乳酸菌引起 BV（如加德纳菌、支原体、解脲支原体、普氏菌、动弯杆菌）。

◆ 诊断

• 革兰染色（金标准）或 Amsel 诊断标准（四项中满足三项）。

○ 阴道液体 pH > 4.5。

○ Whiff 检测：本身存在鱼腥味儿或加入 10% KOH 后分泌物产生鱼腥味儿。

○ 生理盐水湿片可以见到线索细胞。

○ 稀薄、白色、均质分泌物。

• 不能由宫颈涂片诊断，敏感性低。

◆ 治疗

• 非妊娠期女性推荐用药以缓解症状。

• 推荐方案（以下其一）

○ 甲硝唑 500mg 口服，每日 2 次，共 7d。

○ 0.75% 甲硝唑凝胶，阴道内用药，每日 5g，共 5d。

○ 2% 克林霉素乳膏，睡前阴道内用药，5g，共 7d。

• 替代方案（以下其一）

○ 替硝唑 2g 口服，每日 1 次，共 2d。

○ 替硝唑 1g 口服，每日 1 次，共 5d。

○ 克林霉素 300mg 口服，每日 2 次，共 7d。

○ 克林霉素栓剂 100mg，每晚阴道用药，共 3d。

◆ 随访

• BV 增加其他 STI 风险，考虑进行筛查。

• 治疗期 100% 时间应该避免性生活或应用避孕套。

• 告知患者在应用甲硝唑治疗期间及用药完成后 24h 之内避免接触酒精；如果应用克林霉素，告知汽油可能减弱避孕套和避孕隔的作用。

☆ ☆ ☆ ☆

- 复发很常见，多次复发后可以考虑甲硝唑凝胶每周 2 次，应用 4 ～ 6 个月。
- 性伴侣：治疗男性伴侣并不减少复发风险。

◆ 特殊考虑

- 妊娠

○治疗所有有症状的女性，口服治疗更好（以下其一）。

甲硝唑 500mg 口服，每日 2 次，共 7d。

甲硝唑 250mg 口服，每日 3 次，共 7d。

克林霉素 300mg 口服，每日 2 次，共 7d。

○BV 与未足月胎膜早破（PPROM）、早产、绒毛膜羊膜炎、子宫内膜炎相关，但是治疗仅对减少症状有明确作用。

○无症状女性：目前明确建议，可能对有早产高风险的女性有所收益。

○避免阴道应用克林霉素，因为有报道其与妊娠不良结局相关。

- 妇科手术：BV 可增加术后感染风险（如阴道残端蜂窝织炎），考虑术前治疗或依据诊断进行治疗。

13. 滴虫病

- 有症状性感染可以表现为恶臭的阴道分泌物，颜色为黄色或绿色，并且伴有阴道不适，很多也可表现为无症状。
- 本病由原生动物阴道毛滴虫引起。

◆ 诊断

- 阴道分泌物湿片和镜检：最常用，敏感度 60% ～ 70%。
- 如果怀疑感染但是镜检不能确定可以进行培养。
- OSOM 滴虫快速检测（免疫层析技术）和 Affirm VP Ⅲ（核酸试验），两者均快速得到结果，敏感度 > 80%，特异度 > 90%，但是可能存在假阳性。
- PCR 检测：尿检、阴道和宫颈标本均可以得到结果，敏感度和特异度均较高。
- NAAT：APTIMA 核酸扩增检测可以用拭子同时检测滴虫、衣原体和淋球菌，敏感度为 74% ～ 98%，特异度为 87% ～ 98%。

◆ 治疗

- 推荐方案（两者其一）

☆ ☆ ☆ ☆

- ○ 甲硝唑 2g，单次口服。
- ○ 替硝唑 2g，单次口服。
- 替代方案
- ○ 甲硝唑 500mg 口服，每日 2 次，共 7d。
- ○ 甲硝唑凝胶不推荐应用，因为其与口服药物相比有效性较差。
- ○ 甲硝唑用药后 24h 之内，替硝唑用药后 72h 之内避免应用酒精。

◆ 随访

- 由于存在高重复感染风险，3 个月后应重新进行筛查。
- 患者在治疗完成和症状完全缓解之前应避免性生活。
- 性伴侣：所有的性伴侣都应该进行治疗。
- 治疗失败：有报道甲硝唑存在低水平的耐药，如果治疗失败（不是再次感染）可考虑应用甲硝唑 500mg 口服，每日 2 次，共 7d，如果无反应，应用甲硝唑或替硝唑 2g，每日服用，共 5d。

◆ 特殊考虑

- 妊娠：阴道滴虫感染与早产、胎膜早破、低出生体重相关，但是治疗并不减少上述发病率。有研究显示妊娠期治疗的预后更差，但是数据质量水平并没有足够到得到确定结论。建议如下。
- ○ 有症状的：解释病情并考虑应用甲硝唑 2g，单次口服，替硝唑在妊娠期的安全性目前并没有被证实。
- ○ 无症状的：解释相关风险和治疗受益，可将治疗延后至妊娠 37 周后。
- 哺乳：甲硝唑治疗后 12 ～ 24h、替硝唑治疗后 3d 内需要将奶吸出并废弃。
- 如果对甲硝唑或替硝唑过敏，应转诊至相关专家进行可能的脱敏治疗。

14. 外阴阴道念珠菌病（VVC）

- 症状包括阴道分泌物伴有瘙痒、排尿困难、性交困难、外阴 / 阴道烧灼感或不适。
- 临床表现：外阴发红、肿胀和疼痛，豆渣样阴道分泌物。
- 通常本病由白念珠菌感染引起，但是也可以由其他念珠菌或酵母菌引起。
- 分类包括非复杂性 VVC 和复杂性 VVC。

◆ 非复杂性 VVC

● 包括以下情况

○ 散发，不频繁发作。

○ 或者轻中度。

○ 或者发生于非免疫缺陷患者。

○ 或者可能由白念珠菌感染引起。

◆ 诊断

● 患者存在以上的症状和体征，并且分泌物革兰染色证实酵母菌或培养阳性及附加实验阳性。

● 通常阴道 pH 值正常（< 4.5）。

● 10% KOH 处理分泌物并且镜检：使细胞物质破坏，菌丝和芽孢更容易可见。

● 对有症状但湿片检查阴性的患者进行培养。湿片结果阴性、培养未得到结果，但是有其他临床征象的患者可以给予治疗。

● 10% ～ 20% 的患者常规阴道内存在酵母菌，无症状女性不需要治疗。

◆ 治疗

● 推荐方案如表 2-28 所示。

表 2-28 外阴阴道念珠菌病治疗推荐方案

非处方药（阴道内剂型）	处方药（阴道内剂型）
布康唑 2% 乳膏 5g，用 3d	布康唑 2% 乳膏 5g，单次应用（持续释放）
克霉唑 1% 乳膏 5g，用 7 ～ 14d	制霉菌素 100 000U，用 14d
克霉唑 2% 乳膏 5g，用 3d	特康唑 0.4% 乳膏 5g，用 7d
咪康唑 2% 乳膏 5g，用 7d	特康唑 0.8% 乳膏 5g，用 3d
咪康唑 4% 乳膏 5g，用 3d	特康唑 80mg 栓剂，用 3d
咪康唑 100mg 阴道内用，用 7d	
咪康唑 200mg 阴道内用，用 3d	口服剂型
咪康唑 1200mg 阴道内用，用 1d	氟康唑 150mg，单次口服
噻康唑 6.5% 软膏 5g，单次应用	

注：告知乳膏和栓剂可能会减弱避孕套和避孕隔的作用

★☆☆☆

- 对于有外部症状，特别是用口服药物治疗的患者，可同时应用抗真菌/类固醇局部用药（如 Mycolog Ⅱ）。

◆ 随访

- 如果 2 个月内症状持续存在或复发则重新进行检查。

- 性伴侣：不需要进行治疗，VVC 不从性生活获得。少见的情况为男性伴侣会出现阴茎腺体红肿、瘙痒、刺激症状（龟头炎），可对其进行常规的抗真菌治疗。

◆ 特殊考虑

- 口服药物可能引起肝功能检查异常，并且可能与其他药物相互作用（如华法林、口服降糖药、钙通道阻滞剂等）。

- 注意：妊娠及 HIV 感染 VVC 的情况见"复杂性 VVC"。

◆ 复杂性 VVC

复杂性 VVC 包括以下情况：复发；严重；免疫抑制、妊娠、操劳过度或未控糖尿病患者；由非白念珠菌感染引起的。

◆ 复发性 VVC

- 一年内 4 次或以上有症状的 VVC 感染。

- 诊断：阴道培养确定诊断并确认非白念珠菌感染。

- 非白念珠菌感染可能对常规治疗方式无反应且可能并不产生透明假菌丝等，在镜检无法观察（如光滑念珠菌）。

- 治疗：可延长治疗时间。

○ 局部治疗应用 7 ～ 14d。

○ 或者氟康唑 100mg、150mg 或 200mg，每 3 日 1 次，共用 3 次。

- 随访：持续应用氟康唑 100mg、150mg 或 200mg，每周 1 次，直到 6 个月。替代方案可考虑间断进行局部方案治疗。

- 30% ～ 50% 患者在持续治疗结束后仍会复发。

◆ 严重 VVC

- 严重症状：外阴水肿、抓痕、裂开、严重红斑。

- 治疗：局部唑类药物治疗 7 ～ 14d，或氟康唑 150mg 口服，每 3 日 1 次，共用 2 次。

◆ 非白念珠菌引起的 VVC

- 更难治疗；避免应用氟康唑，应用其他口服或局部唑类药，用 7 ～ 14d。

☆ ☆ ☆ ☆

- 复发：应用硼酸（凝胶胶囊）600mg，每日阴道用药，共 2 周。

◆ 需要特殊考虑的患者

- 妊娠：局部只用唑类药物 7d。

- HIV：治疗方案无不同。

- 其他过度劳累 / 免疫缺陷患者（未控制的糖尿病、慢性类固醇激素应用者）需要延长治疗疗程（7 ～ 14d）并且根据情况进行调整。

15. 阴道分泌物的鉴别诊断　如表 2-29 所示。

表 2-29　阴道分泌物的鉴别诊断

特征	正常	细菌性阴道病	滴虫阴道炎	念珠菌阴道病
分泌物颜色	白色至石板灰色	脏灰色	脏灰色至绿色	白色
性质	均质，液体至糊状	液体	液体	糊状
异味	无	鱼腥味	恶臭	无
pH	3.8 ～ 4.2	≥ 5	≥ 5	< 4.5
胺试验	阴性	阳性	±	阴性
线索细胞	无	阳性	±	阴性

十七、正常女性护理指南

不同年龄女性护理指南如表 2-30 所示。

十八、免疫接种

1. 人乳头瘤病毒（human papilloma virus，HPV）

- 男性和女性理想接种年龄为 11 ～ 12 岁，否则推荐 13 ～ 26 岁男性及女性接种。

　○ Gardasil（四价疫苗，HPV6、HPV11、HPV16、HPV18）——0、2、6 个月注射 3 次。

　○ 或者 Cervarix（2 价疫苗，HPV16、HPV18）——0、1、6 个月注射 3 次。

- 如果错过注射时机或注射时间被打乱，可以随时继续而不必重新开始。

☆ ☆ ☆ ☆

表 2-30 不同年龄女性护理指南

	13～18 岁	19～39 岁	40～64 岁	>65 岁
病史	• 主诉 • 既往内科和外科病史、用药、过敏史、社会史、营养、物理活动 • 应用补充/替代药物治疗 • 吸烟、饮酒、成瘾药物应用 • 暴力、抑郁筛查 • 性生活	同 13～18 岁组，加失禁及大便失禁	同 13～18 岁组，加尿失禁及大便失禁	同 13～18 岁组，加尿失禁和大便失禁
物理检查	• 生命体征、身高、体重、BMI • Tanner 分期 • 必要时进行盆腔检查 • 皮肤	• 生命体征、身高、体重、BMI • 颈部：淋巴结、甲状腺 • 乳腺（>22 岁） • 腋窝、腹部 • 盆腔检查 • 皮肤	• 生命体征、身高、体重、BMI • 颈部：淋巴结、甲状腺 • 口腔 • 乳腺、腋窝 • 腹部、盆腔、皮肤	• 生命体征、身高、体重、BMI • 颈部：淋巴结、甲状腺 • 口腔 • 乳腺、腋窝 • 腹部 • 盆腔检查 • 皮肤

续表

	13～18 岁	19～39 岁	40～64 岁	＞65 岁
实验室、影像学检查	● 如果有性生活则进行 STI 筛查 ● 高危组 　○ CBC 　○ 尿培养 　○ STI, HIV, HCV 检查 　○ 基因检测/基因咨询 　○ 风疹滴度检测 　○ TB 皮肤测验 　○ 血脂检测 　○ 快速血糖测验 　○ 结直肠癌筛查（如果有家族性腺瘤样息肉病）	● 宫颈癌筛查（见相关章节） ● STI 检测 ● 高危组 　○ CBC 　○ 尿培养 　○ 乳腺 X 线 　○ 快速血糖 　○ 基因检测，基因咨询 　○ 风疹病毒检测 　○ TB 皮肤检测 　○ 血脂检测 　○ 快速血糖检测 　○ 结直肠癌筛查 　○ 甲状腺刺激激素检测 　○ DEXA（用于检测骨质疏松）	● 宫颈癌筛查（见相关章节） ● 乳腺 X 线检查 ● 血脂（45 岁开始每 5 年检测 1 次） ● 结直肠癌筛查（50 岁） ● 甲状腺刺激激素（50 岁开始每 5 年检测 1 次） ● HIV 检测 ● 快速血糖检测（45 岁开始每 3 年检测 1 次） ● 高危组：CBC，尿培养，STI/HCV 检测，TB 皮肤检测验，DEXA（用于检测骨质疏松）	● 宫颈癌筛查（见相关章节） ● 尿液分析 ● 乳腺 X 线摄片 ● 血脂检测（每 5 年检测 1 次） ● 结直肠癌筛查 ● 甲状腺刺激激素检查（每 5 年检测 1 次） ● 快速血糖（每 3 年检测 1 次） ● DEXA（骨质疏松） ● 高危组：CBC，STI/HIV/HCV 检测，TB 皮肤检测

☆ ☆ ☆ ☆

续表

咨询	13~18 岁	19~39 岁	40~64 岁	>65 岁
咨询	• 避孕 • 预防 STI • 预防约会男友强奸 • 运动及饮食 • 骨骼健康 • 安全带、枪支 • 学校及工作相关 • 锻炼运动相关 • 紫外线防护 • 戒烟、戒酒	同 13~18 岁组，加以下几项 • 孕前检测/基因咨询 • 乳腺自查	同 13~18 岁组，加以下几项 • 必要时妊娠前/基因咨询 • 绝经 • 性功能 • 乳腺自检	同 13~18 岁组，加以下几项 • 性功能 • 乳腺自检

☆ ☆ ☆ ☆

- 禁忌证：之前注射存在过敏或对其成分有严重过敏反应。

2. 百白破疫苗（tetanus diphtheria pertussis，Tdap）（译者：美国习惯）

- 应该对之前未接种的＞11岁女性进行1次接种。Tdap加强剂应该每10年进行1次。
- 妊娠女性在每一次妊娠的27～36周都应该进行注射，不论上次注射Tdap/Td在何时。
- 禁忌证：之前注射存在过敏或对其成分有严重过敏反应。

3. 流感疫苗

- 6个月以上患者每年注射。
- 禁忌证
  ○ 灭活：之前注射或对其成分有严重过敏反应、鸡蛋蛋白过敏。
  ○ 重组：之前注射或对其成分有严重过敏反应。
  ○ 减毒活疫苗：之前注射或对其成分有严重过敏反应、鸡蛋蛋白过敏、免疫抑制状态、哮喘、糖尿病、心脏疾病、肾脏疾病、妊娠。

4. 乙肝疫苗

- 未接种的儿童在任何时间开始均可注射3次（0、1、6个月）；高风险的成人。
  ○ 大于1个性伴侣、MSM、静脉应用毒品、性伴侣感染。
  ○ 慢性肾脏或肝脏疾病、60岁以下糖尿病患者、HIV感染者。
  ○ 医疗工作者、HBV的家庭成员、到有地方病流行的地区旅行。
- 妊娠期可以接种。
- 之前注射存在过敏或对其成分有严重过敏反应。

5. 脑膜炎球菌疫苗

- 青少年第1针在11～12岁，第2针（加强针）在16岁。
- 对于以下人群进行2次注射（至少间隔2个月）：功能性无脾、补体缺乏、生物学家、到地方流行的地区旅行、新兵等。
- 禁忌证：之前注射存在过敏或对其成分有严重过敏反应。

6. 甲肝疫苗（HAV）

- 儿童时期未进行注射应该接受2次注射（0、6个月）；有风险的成人。
  ○ 旅行至地方流行地区（最好提前1个月注射）。

☆ ☆ ☆ ☆

○ MSM、静脉应用毒品的人。

○ 慢性肝脏疾病、接受浓缩凝血因子治疗者。

○ 与 HAV 患者一同工作者、HAV 暴露者或希望获得免疫者。

● 禁忌证：之前注射存在过敏或对其成分有严重过敏反应。

7. 肺炎疫苗

● > 65 岁成人或存在侵袭性肺炎球菌疾病风险的年轻患者。

● 禁忌证：之前注射存在过敏或对其成分有严重过敏反应。

8. 麻风腮疫苗（MMR）（译者注：美国习惯）

● 大多数人在儿童时期均接受过 2 次 MMR 接种。

● 以下成人应该接受 MMR 接种

○ 1956 年之后出生的人应该接种至少 1 次 MMR，除非之前接种过或患过全部 3 种疾病。

○ 医务工作者，新入大学者及跨国旅行者应该接受 2 次 MMR 接种。

○ 育龄期女性应该进行风疹免疫情况检查，如果未免疫应该接受 MMR 或风疹疫苗。

● 禁忌证：之前注射存在过敏或对其成分有严重过敏反应者、严重免疫功能不全者、妊娠者。

9. 水痘疫苗

● 如果有证据证明成人无免疫则应该进行 2 次疫苗注射（至少间隔 28d）。

● 所有妊娠女性都应该进行免疫情况筛查，如果需要则在产后立即进行接种。

● 免疫的证据

○ 医疗机构证实患病或疫苗接种史。

○ 1980 年前在美国出生者，除了免疫、免疫缺陷或医疗工作者。

○ 实验室证实存在免疫力或疾病活动。

● 禁忌证：之前注射存在过敏或对其成分有严重过敏反应、严重免疫缺陷、妊娠。

10. 带状疱疹

● 60 岁及以上者接种 1 次，不论是否之前患过病。

● 禁忌证：之前注射存在过敏或对其成分有严重过敏反应、严重免疫缺陷、妊娠。

十九、宫颈癌筛查

1. 背景

- HPV 感染对宫颈癌的发生很重要

○ 16、18 型 HPV 感染导致 70% 的宫颈癌。

- 女性一生 HPV 感染的风险约 80%。

- 年轻女性感染率更高，但也更容易清除感染，21 岁以下女性在 8～24 个月可清除感染。

- 年纪略大的女性更容易持续感染。

- 必须应用 FDA 证实的 HPV 检测方法检测，根据其结果进行分层随访。

- 可用智能手机登录 "papapp.org"，可找到有用资源。

2. 筛查时间（表 2-31）

- 谁应该进行更频繁的检测？

○ HIV 感染者：CDC 建议在诊断的第 1 年每 6 个月进行 1 次，接下来每年 1 次。

○ 之前治疗过的 CIN 2～3 或宫颈癌：继续根据年龄进行筛查 20 年。

○ 免疫降低者（移植患者、慢性激素使用者）。

○ 子宫暴露乙菧酚（diethylstilbestrol，DES）的女性。

- 何时停止筛查？

○ > 65 岁的女性，3 次连续细胞学阴性，或者过去 10 年内连续 2 次联合筛查阴性。

○ 65 岁以上的女性，过去 20 年里有对 CIN2 以上的病变进行治疗或上述列出的项目则应该继续进行筛查。

- 子宫切除之后何时停止筛查？

○ 如果因为良性病变进行子宫切除（有病理学确定）并且之前无高级别 CIN 病变，应停止筛查。

○ 如果全子宫切除并且既往有 CIN 2、CIN 3 病史，在最初术后监测结束后应该每 3 年单独进行细胞学筛查，共 20 年（HPV 在此作用不清）。

☆☆☆☆

- 既往宫颈癌患者进行全子宫切除术后应定期进行筛查。

表 2-31　宫颈癌筛查方法

人群	推荐筛查方法	评价
21 岁以下	无须筛查	
21 ～ 29 岁	每 3 年单独进行细胞学筛查	
30 ～ 65 岁	每 5 年进行 HPV 和细胞学联合筛查（推荐）	不推荐单独进行 HPV 筛查
> 65 岁	之前检测足够阴性结果后即没必要进行筛查	有 CIN 2、CIN 3 或者原位腺癌的女性应该继续进行相关年龄的筛查，至少持续 20 年
进行全子宫切除的女性	没必要进行筛查	适用于没有宫颈，在过去 20 年内没有 CIN 2、CIN 3、原位腺癌或癌症病史的女性
接受 HPV 疫苗接种的女性	依照年龄进行推荐的筛查（与未接种疫苗者相同）	

注：CIN. 宫颈上皮内瘤变；HPV. 人乳头瘤病毒

经许可引自 Salslow D, Solomon D, Lawson HW, et al. American Cancer Society, American Society for colposcopy and cervical Pathology, and American Society for clinical Pathology screening guidelines for the prevention and early detection of cervical cancer. CA Cancer J Clin, 2012, 62: 147-172.

3. HPV 检测

- 用于 21 岁以上患有无明确诊断意义的不典型鳞状细胞（ASCUS）女性或是绝经后患有 LSIL 的女性进行风险分层。
- 辅助细胞学用于 30 岁以上女性初次筛查。
- 宫颈刮片异常同时进行 HPV 检测，然后进行阴道镜检查。

4. 异常宫颈刮片结果的管理

- 很多原因可以导致宫颈癌筛查结果异常：样本量不足、HPV

阳性、存在鳞状细胞或腺体细胞不典型增生。

- 最新数据表明，25 岁以下女性患癌风险较小，所以对于 21 ~ 24 岁女性推荐进行较少侵入性的管理治疗方式。
- 青少年（< 21 岁）不应该进行筛查，如果进行了筛查，应该根据 21 ~ 24 岁组的指南进行随访。
- 如果满足阴道镜指征，应该对除妊娠女性之外的全部患者进行宫颈内口搔刮（ECC）。如果没有看到病灶或阴道镜不满意时应该进行 ECC。
  - ECC 可用宫颈刷或刮匙进行，先用刮匙然后用宫颈刷可以避免进一步取样。
- 阴道镜检测 CIN Ⅱ的敏感性较低，如果存在多病灶、大病灶，应该进行多处活检来增加检出率。

◆ 不满意的细胞学

- 原因：血液、炎症等干扰；重复检查之前尽量修正条件。
- 建议
  - HPV 阴性（≥ 30 岁）或 HPV 不明（任何年龄）。

  2 ~ 4 个月重复进行细胞学检查。

  如果阴性，回到常规筛查。

  如果仍为不满意，则进行阴道镜检查。

  - HPV 阳性（≥ 30 岁）：进行阴道镜检查，或者 2 ~ 4 个月重复进行细胞学检测。

  如果阴性，1 年内重复细胞学和 HPV 检测。如果仍不满意，进行阴道镜活检。

◆ 正常细胞学检查，但转化区（transformation zone,TZ）不足或不见

- 以往建议 6 ~ 12 个月重复细胞学，但是
  - 细胞学不见 TZ 的女性并不存在发生 CIN3 以上病变的更高风险。
  - HPV 检测可以不管 TZ 样本量如何而独立解释结果。
  - CIN2 以上病史的女性，TZ 不见并不与宫颈异常风险增高有关。
- 建议
  - 21 ~ 29 岁女性：正常筛查。

☆ ☆ ☆ ☆

○≥ 30 岁：HPV 阴性，常规筛查；

HPV 不明，如果可以进行 HPV 筛查或 3 年内重复细胞学；

HPV 阳性，1 年内重复细胞学和 HPV 检测，进行 HPV16 ～ 18 分型检测，并根据情况进行处理（见下文）。

◆ 细胞学正常，HPV 检测阳性

● 本建议应用于≥ 30 岁的女性，因为年轻女性没必要进行 HPV 筛查。

● HPV 持续感染 1 年的女性，21% 在 30 个月以可能发展为 CIN2 以上病变。

● 建议

○选择 1：1 年内重复细胞学和 HPV 检查。

如果细胞学阴性且 HPV 检查阴性，3 年内复查细胞学和 HPV。

如果细胞学阴性，HPV 阳性，进行阴道镜检查。

如果细胞学异常，不论 HPV 状态都应该进行阴道镜检查（意思是重复细胞学 ASCUS，HPV 阴性，仍应该进行阴道镜检查）。

○选择 2：进行 HPV16 ～ 18 分型检测。

如果 HPV16 或 HPV18 阳性，进行阴道镜检查。

如果 HPV16 和 HPV18 均为阴性，1 年内重复细胞学和 HPV 检查。

◆ 无明确诊断意义的不典型鳞状细胞（atypical squamous cells of undetermined significance, ASCUS）

● 最常见的细胞学异常，CIN3 及以上病变风险最低。

● 建议（根据不同年龄及妊娠状态）

○21 ～ 24 岁

HPV 阴性：3 年内重复细胞学。

HPV 情况不明或阳性：1 年内重复细胞学（不推荐进行阴道镜）。

如果重复细胞学阴性，ASCUS 或 LSIL，1 年内再次重复细胞学。

如果第 1 年和第 2 年细胞学正常，回归到正常筛查。

如果第 1 年细胞学异常但是第 2 年细胞学正常，1 年内重复细胞学，连续 2 次正常结果后可恢复到正常筛查。

如果第 2 年细胞学不正常，进行阴道镜检查。

☆ ☆ ☆ ☆

如果重复细胞学是 ASC-H、AGC 或者 HSIL 以上，进行阴道镜检查。

○25 ～ 64 岁

HPV 阴性：3 年内重复细胞学和 HPV。

HPV 情况不明：如果可以则重复 HPV 检测或 1 年内重复细胞学检测。

如果重复细胞学阴性，3 年内重复细胞学检测。

如果重复细胞学异常，进行阴道镜（见下文）。

HPV 阳性：进行阴道镜检查。

○ ≥ 65 岁

与 25 ～ 64 岁女性组处理相同。

ASCUS、HPV 阴性并不可以停止筛查，应该在 1 年之内重复细胞学，如果可以同时检测 HPV，如果同时阴性，停止筛查。

○ 妊娠：按照相关年龄指南进行筛查；如果指南建议行阴道镜，可以在产后 6 周进行。

◆ 低级别鳞状上皮内病变（low-grade squamous intraepithelial lesion,LISL）

● LSIL 的发病率与 ASCUS ＋ HPV 阳性的发病率类似。

● 因为 LSIL 存在 HPV 的高发病率，所以 LSIL 并不与 HPV 联合解释结果，但是对于 30 岁以上女性应该同时进行 HPV 检测以便对疾病进行分级治疗。

● 建议

○21 ～ 24 岁

HPV 情况不明，不再进行 HPV 检测（reflex test）。

1 年内重复进行细胞学检查（不推荐阴道镜）。

如果重复的细胞学为阴性，ASCVS 或 LSIL，1 年内重复细胞学检查。

如果第 1 年和第 2 年细胞学正常，进行正常的筛查。

如果第 1 年细胞学异常，第 2 年细胞学正常，1 年内重复细胞学。要得到连续 2 次正常的结果后恢复正常筛查。

如果第 2 年的细胞学异常，进行阴道镜检查。

如果重复细胞学是 ASC-H、AGC、HSIL 则进行阴道镜检查。

☆ ☆ ☆ ☆

○ 25 岁至绝经前

HPV 阴性：1 年内重复细胞学和 HPV 或进行阴道镜检查。

如果重复细胞学和 HPV 均为阴性，3 年内重复这 2 项检查。

如果重复细胞学或 HPV 是异常 / 阳性，进行阴道镜检查。

HPV 不明或阳性：进行阴道镜检查。

○ 绝经后

HPV 阴性：1 年内重复细胞学。

HPV 不明：进行 HPV 检测并根据结果治疗，或者 6 个月或 12 个月重复细胞学检查，或者进行阴道镜检查。

HPV 阳性：进行阴道镜检查。

○ 妊娠：根据不同年龄段指南进行处理，如果指南建议阴道镜，应该在妊娠期进行阴道镜检查，但是也可在产后 6 周再进行。

◆ 不典型鳞状细胞，不能除外高级别病变（atypical squamous cell, cannot exclude high-grade lesion, ASC-H）

● 发生率高于 LSIL/ASCUS，但是低于 HSIL。

● HPV 对于治疗策略制订无帮助，即使 ASC-H，HPV 阴性，5 年内患癌风险仍为 2%。

● 所有 HSIL 女性都应进行阴道镜检查并且随访。

◆ 高级别鳞状上皮内瘤变（High-Grade Squamous Intraepitbelial Lesion，HSIL.）

● CIN2+ 的患者 HSIL 的发生率为 60%。应行阴道检查。

● HPV 检查并不能延后处理时间，但对于 24 岁以上的女性来说进行 HPV 检查可以帮助决定是进行阴道镜检查还是直接进行宫颈环状电切（Loop Electrosurgical Excision Procedure，LEEP）。

● HPV 感染的 HSIL 患者 CIN3+ 的风险高，且 5 年癌症风险升高。

● 建议

○ 21 ～ 24 岁女性

进行阴道镜及 ECC，不必立即行 LEEP 手术。

○ ≥ 35 岁女性

方案 1：立即行 LEEP

方案 2：行阴道镜及 ECC 检查

○ 妊娠女性

进行阴道镜检查；不能立即进行 LEEP 手术或 ECC。

◆细胞学显示不典型腺细胞（atypical glandular cell,AGC）

●AGC 与很多诊断相关：息肉，宫颈、子宫输卵管卵巢的腺癌等，但是最常见与其相关的还是 CIN。

●报告分为 AGC-NOS（not otherwise specified）即非典型腺细胞无其他特殊意义，AGC-favor neoplasia，即 AGC 倾向瘤变，不典型子宫内膜细胞或原位腺癌（adenocarcinoma in situ, AIS）。

●不典型子宫内膜细胞应单独处理（见下文）。

●大于 35 岁的女性存在癌症高风险。

●HPV 检测结果并不改变治疗方案。

●建议（AGC-NOS、AGC-favor neoplasia、AIS）

○< 35 岁女性：阴道镜及 ECC（如果存在子宫内膜癌高风险应进行子宫内膜活检）。

○≥ 35 岁：阴道镜、ECC、子宫内膜取样。

○妊娠女性：阴道镜，不能进行 ECC 或子宫内膜取样。

●不同年龄段的随访

○最初细胞学 AGC-NOS

如果无 CIN2 以上、AIS 或癌：1 年和 2 年重复细胞学和 HPV 检测。

如果所有的检测均为阴性，在第 3 年重复细胞学和 HPV 检测。

如果任何检测为阳性，进行阴道镜。

如果 CIN2 以上但是没有 AIS 或癌症：根据 CIN2 ～ 3 的年龄分层指南进行筛查。

○最初细胞学 AGC-favor neoplasia 或 AIS：如果没有确定的进展性病变，进行切除 [推荐冷刀锥切（cold knife conization，CKC）以确定切缘情况]。

◆细胞学显示不典型子宫内膜细胞：进行 ECC 和子宫内膜取样，可将阴道镜延后进行，并且只有在检测并无宫颈管或子宫内膜异常发现时进行阴道镜检查。

◆细胞学显示良性子宫内膜细胞

出现于无症状的绝经前女性为正常。

绝经后女性或绝经前子宫异常出血女性应进行子宫内膜取样，因为与子宫内膜癌相关。

☆ ☆ ☆ ☆

子宫切除后的女性偶尔可报告良性腺细胞，并不需要后续处理。

5. 异常筛查后组织学 / 阴道镜的结果解读和处理　应该根据年龄、异常宫颈刮片和确定的增生情况(如 CIN1 或 CIN2、CIN3)进行处理。

◆ 无病变或 CIN1

● 21 ～ 24 岁

○ 最初刮片为 ASCUS 或 LSIL

1 年内重复细胞学。

如果细胞学正常 /ASCUS/LSIL，1 年内再次重复细胞学。

如果 2 年的细胞学正常，恢复正常筛查。

如果 2 年的细胞学不正常，进行阴道镜检查。

如果细胞学为 ASC-H 或 HSIL，进行阴道镜检查。

○ 最初刮片为 ASC-H 或 HSIL。

每 6 个月重复阴道镜和细胞学（达 2 年）。

如果细胞学 2 次阴性并且阴道镜无高级别改变，恢复正常筛查。

如果 HSIL 持续 2 年且无 CIN2、CIN3 病变，进行 LEEP 手术。

根据指南对其他异常细胞学进行处理 (见上文)。

如果阴道镜检查不充分则进行 LEEP。

○ 本组内的持续 CIN1 不推荐进一步处理。

● ≥ 25 岁

○ 初始刮片细胞学正常并持续 HPV 阳性、HPV16 ～ 18 阳性、ASCUS 或 LSIL。

无病变或确定 CIN1，则 1 年内重复细胞学和 HPV 检测。

如果细胞学和 HPV 同时阴性，3 年内重复相应年龄的合适筛查方式，如果为阴性，则返回进行常规筛查。

注意：需要连续 2 次的正常结果才能恢复正常筛查途径。

如果细胞学或 HPV 阳性，重复阴道镜检查。

如果 CIN1 持续 2 年或以上，可以选择继续随访或者进行消融、切除手术。

如果阴道镜不充分或患者之前进行过治疗则建议进行切除手术。

○ 最初刮片为 ASC-H 或 HSIL：进行 LEEP，或者重新检查切片及阴道镜的病理结果诊断以确定初始诊断的正确性，或者 1 年和 2 年时重复细胞学和 HPV 检测。

☆　☆　☆　☆

如果细胞学和 HPV 结果 2 次均为阴性，3 年内进行相应年龄对应的筛查方式。

如果 HPV 阳性或细胞学阳性（< HSIL）进行阴道镜检查。

如果第 1 年或第 2 年细胞学 HSIL，进行 LEEP 手术。

如果阴道镜不充分，进行 LEEP 手术。

● ECC 得到的 CIN1 结果不需要立即切除，可以按以上进行随访并且 1 年后重复 ECC 检查。

◆ CIN2、CIN3、CIN2/3

● 管理和治疗不因之前的异常刮片结果而确定，但不同年龄的处理方式不同。

● CIN2 和 CIN3 可能分辨较为困难，这时诊断为 CIN2/3。

● 通常对大多数女性都推荐进行治疗。

○ 切除（LEEP、CKC）：如果阴道镜不充分、病变为复发或 ECC$^+$ 或 CIN2$^+$ 则推荐切除。

○ 替代方案：消融。

○ 治疗后随访

消融，切缘 < CIN2，ECC < CIN2。

1 年和 2 年后重复细胞学和 HPV 检测。

如果细胞学和 HPV 在 2 年时仍为同时阴性，第 3 年再次重复细胞学和 HPV。

如果细胞学和 HPV 阴性，则恢复正常筛查程序随访至治疗后 20 年。

如果随访时任何细胞学或 HPV 检测异常，进行阴道镜和 ECC。

如果切缘阳性——CIN2$^+$ 或 ECC CIN2$^+$（切除同时进行的 ECC）。

4 ～ 6 个月重复细胞学和 ECC，或者重复切除，或者如果不可能重复切除则进行子宫切除术。

○ 例外情况 1：年轻女性。

○ CIN2 或 CIN2、CIN3 时可考虑每 6 个月进行阴道镜和细胞学随访来代替治疗。

○ 如果阴道镜不充分或确定 CIN3，推荐进行治疗。

○ 随访

如果阴道镜和细胞学有 2 次阴性，1 年内重复细胞学和 HPV

☆ ☆ ☆ ☆

检查。

如果细胞学和HPV均为阴性，3年内重复细胞学和HPV检查。

如果任意检测为异常，重复阴道镜检查。

如果阴道镜发现1年后病情加重或持续存在、HSIL持续1年，重复阴道镜和活检检查。

如果CIN2、CIN2/3持续存在2年或者在随访任意时刻发现CIN3，建议进行治疗。

治疗后的随访在普通人群和"年轻女性"中相同。

- 例外情况2：妊娠女性。

○ 如果妊娠期发现CIN2$^+$，每3个月复查阴道镜和细胞学，尽在病变加重或细胞学提示浸润癌时重复活检。

○ 替代：推迟随访至产后6周或更晚。

○ 仅有怀疑浸润癌时才进行切除治疗。

- 原位腺癌（adenocarcinoma in situ，AIS）

○ 完成生育计划的女性推荐进行子宫切除术。

○ 可考虑切除及观察，应了解疾病大多数为多病灶的，可能有忽略的病灶存在，即使切缘阴性并不代表不存在更多的疾病。

推荐进行CKC切除同时进行ECC。

如果CKC切缘阳性（任何增生异常），推荐再次切除。

6个月后同时阴道镜＋细胞学和HPV可接受；治疗后HPV阴性表明持续存在或复发疾病的风险很低。

二十、外阴皮肤病变

- 外阴皮肤病变可能无症状，但是通常表现为外阴瘙痒；鉴别诊断如下。

○ 急性：真菌感染、滴虫病、传染性软疣、疥疮、过敏性皮炎。

○ 慢性：接触性/特应性皮炎、萎缩、硬化性苔藓、扁平苔藓、神经性皮炎、银屑症、VIN、外阴癌、Paget病、克罗恩病、Behcet病。

1. 诊断

- 病史

○ 症状存在时间长短，可能相关内科合并症。

○ 外阴刺激物：染料、防腐剂、湿巾、精液、分泌物、洗涤剂、

☆　☆　☆　☆

卫生巾、外用药物、凡士林。

- 检查：视诊病灶、周围皮肤变化，相关分泌物。
- 放低活检门槛（穿刺、刮除、剪除）。

2. 外阴护理

- 避免衣服过紧，带气味的乳液／洗涤剂／肥皂，冲洗，长期应用潮湿护垫。
- 穿着纯棉内衣或不穿；沐浴后将外阴擦干。

3. 常见的皮肤病变

◆外阴阴道萎缩

- 表现：皮肤发白、变薄且干燥，易脆，通常分泌物较少，但是如果严重的萎缩可能产生脓性分泌物、皮肤裂开等。
- 治疗

○局部雌激素：雌二醇、共轭雌激素。

○阴道保湿：Replens、Gyne-moistrin、Moist again、K-Y、Luvena（均为阴道润滑保湿剂）。

○阴道润滑（性生活时）：水基的（K-Y、Astroglide）、有机硅基（Millennium 等）。

◆硬化性苔藓

- 表现：白斑，可能融合；解剖结构破坏，阴唇联合，裂开；治疗失败可能导致疾病进展；恶变率为 4%（鳞状细胞癌）。
- 治疗：0.05% 丙酸氯倍他索软膏（乳膏可能较为刺激），夜间应用，6～12 周；接下来每周随访 2 次；应该至少每年检查 1 次。

◆扁平苔藓

- 表现：慢性分泌物，重度瘙痒，发亮，红斑丘疹，可能有白色条纹，可能腐烂坏死，阴唇联合。
- 治疗：高效能局部应用皮质类固醇激素（丙酸氯倍他索、氢化可的松栓剂等），初始治疗约 12 周后维持剂量维持；疾病进展可以引起粘连，严重时阴道闭塞；较少与恶变存在明确相关性。

◆外阴上皮内瘤变（vulvar intraepithelial neoplasia，VIN）

- 表现：瘙痒、溃疡、疣状外生物、白斑、皮肤增厚（多样）；进行外阴阴道镜（用 3% 醋酸浸润，用药约 5min）对醋酸白的组织、血管增生的组织等进行活检；由 HPV 感染引起。

☆ ☆ ☆ ☆

- 治疗
○ 局部扩大切除 / 外阴切除。
○ 激光消融。
○ 局部用药（咪喹莫特）。

二十一、外阴囊肿 / 脓肿

1. 前庭大腺囊肿 / 脓肿

- 位置：在阴道口 4 点和 8 点的位置开口。

- 囊肿通常为良性；可能自行消退；如果有症状或 40 岁及以上女性持续存在（有较小风险变为腺癌）则应该进行治疗。

- 治疗
○ 切开和引流（incision and drainage，I&D）（如果 > 40 岁进行活检）。

○ I&D/ 可能活检 /Word 导管引流（图 2-20）

用 3ml 生理盐水充满导管的球囊，放置 2 ～ 4 周促进管内上皮化。

○ 造袋术。

○ 切除（最终办法）；有大量出血风险。

○ 如果感染应用口服抗生素 [克林霉素或甲氧苄啶 / 磺胺甲噁唑（新诺明）等], 考虑进行培养。

○ 可用坐浴进行外阴护理。

2. Gartner 管囊肿

- 位置：中肾管的残留；最常见在阴道侧壁中；同样可表现为阴道前壁和后壁的囊肿。

- 可能与输尿管脱垂沟通，在切开阴道囊肿之前应该进行造影对比的 MRI 检查。

3. 斯基恩腺（Skene Gland）囊肿 / 脓肿

- 位置：尿道导管引流处的下方或侧方；囊肿通常更多在前方；定位在输尿管远端；通常较为弯曲。

- 鉴别诊断：尿道憩室。

4. 化脓性汗腺炎（Hidradenitis Suppurativa）

- 慢性、多丘的脓肿，接近腺体。

- 治疗包括应用抗生素治疗、局部用药或外科切除。

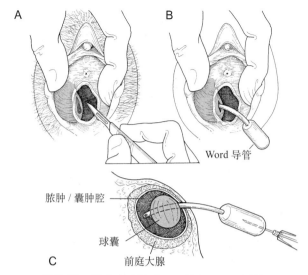

图 2-20　前庭大腺脓肿——置入 Word 导管

A. 小阴唇黏膜表面切开 0.5cm；B. 排清空洞并且置入导管；C. 球囊
内充满盐水

经许可引自 Kelly EW, Magilner D. Chapter 147. Soft tissue infections. In: Tintinalli JE, et al. eds. Tintinalli's Emergency Medicine: A Comprehensive study Guide. 7th ed. New York, NY: McGraw-Hill, 2011.

5. 表皮包含囊肿

● 良性，分界清楚，阴唇或阴阜表面的肿物。

6. 外阴脓肿

● 高危因素：肥胖、剃毛、糖尿病、免疫力减低状态、不良卫生条件。

● 诊断：外阴痛性肿物，检查以确定进展程度，患者稳定程度；可考虑进行有或无造影剂的 CT 检查，特别是如果存在糖尿病或免疫损害情况时，可增加坏死性筋膜炎可能。

● 治疗

○ 连续随访 / 口服抗生素（甲氧苄啶 / 磺胺甲噁唑、头孢唑林、克林霉素）：脓肿＜ 2cm，能引流（无波动感），稳定；热敷；坐浴。

○ 切开和引流（I&D）：＞ 2cm 脓肿，表面波动感，用于免疫功能受损者；可以住院，静脉应用抗生素，手术室进行引流，对更大脓肿进行包扎，用于情况不稳定患者。

第三部分
妇科肿瘤

一、术前准备及并发症

1. 肠梗阻

◆ 小肠梗阻（small bowel obstruction,SBO）

● 检查应包括影像学（腹部 X 线片、CT 扫描）、CBC、生化全项（CMP）、乳酸水平。

● 如果没有穿孔、缺血或绞窄的证据可以进行保守治疗（非手术治疗）。

○ 第一步应进行胃肠减压，可用鼻胃（nasogastric，NG）管。

○ 应用雷尼替丁（Zantac）（50mg，静脉应用，每 8 小时 1 次）或质子泵抑制剂（如泮托拉唑）保护胃肠道。

○ 补充经 NG 管液体流失量（每 4 小时计算，NG 每流失 1ml 补充 1ml 生理盐水）及补充电解质流失。

注意：如果术后 1 周出现急性肠梗阻，很可能需要手术干预。

● 如果非手术治疗失败

○ 评估手术干预的风险和受益：告知可能的风险包括：开腹探查、可能肠道切除、可能肠道吻合、可能造口。

○ 术前考虑进行泛影葡胺胃肠造影以排除合并大肠梗阻情况（large bowel obstruction，LBO）。

○ 预后不好的患者不适合进行手术（如腹腔内广泛肿瘤转移、多部位梗阻、一般情况不好或大量腹水）。

注意：卵巢癌患者所患肠梗阻，数据显示有 90% 可通过手术缓解，但是主要并发症发病率（瘘和吻合口瘘）约为 32%，围术期死亡率为 15%，术后再次梗阻率为 10%～50%。

○ 如果患者不能进行手术，可以进行经皮内镜胃造瘘（percutaneous

endoscopic gastrostomy,PEG）置管。

奥曲肽（100～300μg，每日经皮应用 2～3 次）可减少胃分泌并减少肠道运动，从而减少 SBO 相关的恶心 / 呕吐。

肿瘤相关肠梗阻及黏液性肿瘤与梗阻复发相关。

◆大肠梗阻（large bowel obstruction, LBO）

●卵巢癌患者中比较少见。

●大肠梗阻通常考虑为外科急症。

●手术通常包括肠造口。

●经内镜放置直肠支架可有选择地应用（一般情况稳定、无腹膜刺激征、部分梗阻、不适合手术）。

◆闭锁梗阻

●本病通常为外科急症。

●本病通常与粘连相关，小肠两端连接处均发生梗阻，导致中间部分出现坏死及水肿。

●腹部 X 线片表现类似无气的腹部表现，CT 诊断可发现腹腔中部磨玻璃影、相邻肠道移位，水肿的肠道丛样膨胀或呈经典的 U 征或 C 征（特征性）。

2. 便秘

◆一线用药

●比沙可啶（Dulcolax）10mg 口服，每日 1 次，或 10mg 每日经直肠用药。

●多库酯钠（Colace）100mg 口服，每口 2 次。

●矿物油 15～45mg/d。

●用鼠李树皮制成的缓泻药 325mg，每晚口服。

◆二线 / 更猛烈的药物

●聚乙二醇（MiraLax）240～720ml/d。

●乳果糖 15～30ml，每日 2 次。

●25% 山梨醇 120ml，每日 1 次。

●甘油 3g 每日经直肠应用，或 5～15ml 灌肠。

牢记：连续应用阿片类药物的患者均需应用肠道制剂。

◆抑制肠道蠕动类药物

●高位结肠造口或短肠综合征的患者可以应用此类药物来避免脱

☆☆☆☆

水及其他电解质紊乱，包括低钙血症、低镁血症或低钾血症。

- 如果每日造瘘口排出量 > 1000ml 应引起注意。

- 洛派丁胺（Imodium）2mg 口服，每日 3 次。

- 地芬诺酯 / 阿托品（Lomotil）：需要麻醉药品处方，口服，2.5mg，每日 3 次。

- 阿片酊 6mg，口服，每日 4 次，有时用滴剂（2 滴，每日 3 次，可能有效），需要麻醉药品处方。

注意：教育患者自我管理是非常重要的！

3. 电解质异常

◆ 钾

- 低钾血症（血清钾 < 3.5mmol/L）

○ 原因

细胞内外转移：代谢性碱中毒、胰岛素、β 受体兴奋剂。

肾外因素：钾摄入不足、胃肠道丢失（包括呕吐及腹泻）。

肾性因素：多尿、高酮血症（原发性、继发性）、糖皮质激素增加（库欣综合征）、肾小管疾病（肾小管酸中毒）。

○ 症状和体征：弥漫性肌无力，精神状态改变。

心电图改变，最早的改变是 T 波低平，然后变成倒置，可能会出现 U 波，ST 段压低，心律失常。

检查镁离子浓度，因为低血镁同样可以引起难治性低钾血症。

一定确定血钾水平正常来保证补钾治疗有效。

○ 治疗

< 3mmol/L：40mmol KCl 静脉应用 > 4h（用药 2 次）。

3.0 ～ 3.5 mmol/L：40mmol KCl 静脉应用 > 4h，用药 1 次，或 40mmol KCl（KDur）口服，每 4 小时 1 次。

< 2.5mmol/L：做心电图并且按上述方法进行补充。

补充速度不要超过 10mmol/L。

每补充 10mmol 血清钾约上升 0.1mmol。

高钾血症

○ 原因

细胞内外转移：代谢性酸中毒、胰岛素不足、β 受体阻滞药、组织损伤。

肾外性因素：钾摄入过多。

肾性：醛固酮减少症、急性或慢性肾损伤。

其他：液体不足、保钾利尿。

假性高血钾可能继发于溶血。

○症状和体征

心电图改变，T 波高耸，P-R 间期延长，QRS 波群增加，P 波消失，正弦波，心室颤动，心搏骤停（图 3-1）。

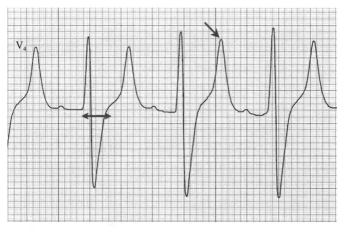

图 3-1　高血钾的心电图表现

经许可引自 Ritchie JV, Juliano ML, Thurman R. Chapter 23. ECG Abnormalities. In: Knoop KJ, Stack LB, Storrow AB, Thurman R., eds. The Atlas of Emergency Medicine. 3rd ed. New York, NY: McGraw-Hill, 2010.

○治疗：葡萄糖酸钙 1g，2 ～ 3min（降低细胞膜兴奋性）；胰岛素 / 葡萄糖（将钾转移至细胞内）；10U 胰岛素，然后 1 安瓿 D50，接下来 0.9% 生理盐水（D5-NS）以 50ml/h 速度应用 6h，或者用 1L bolus D5 后给予 4U 胰岛素；磺苯聚乙烯酸钠（与钾结合）；透析。

◆ 钙

● 低钙血症

○Ca^{2+} < 8.4mg/dl，葡萄糖酸钙 1g，应用 > 2h，或者 650mg 口服，每日 3 次。

○应用人血白蛋白进行血钙的矫正：白蛋白每减少 1.0（每比 4.0 少 1.0），矫正血钙时应增加 0.8（血钙 < 8.4mg/dl 时）。

☆ ☆ ☆ ☆

- 高血钙

○ 鉴别诊断：原发性甲状旁腺功能亢进、恶性肿瘤、甲状腺功能亢进、慢性肾脏疾病、Milk-Alkali 综合征（又称乳 - 碱综合征）、维生素 D 过多症、结节病、锂中毒、噻嗪类利尿药、嗜铬细胞瘤、肾上腺功能不全、横纹肌溶解 / 急性肾损伤、茶碱中毒、家族性低钙尿性高钙血症、干骺端软骨发育不良、先天性乳糖酶缺乏症。

○ 对于癌症患者，高血钙通常与疾病进展和不良预后相关。

○ 实验室指标

（1）血清甲状旁腺激素（PTH）（如果升高则可诊断原发性甲状旁腺功能亢进），癌症人群中发生原发性甲状旁腺功能亢进的比例较高，所以此激素升高可以理解。

（2）如果 PTH 正常或减低，送检 PTH 相关蛋白和维生素 D 代谢物（骨化二醇和骨化三醇），以评价恶性高钙血症和维生素 D 中毒。

（3）如果怀疑恶性病变应进行骨扫描。

（4）如果诊断仍不清楚可以进行附加实验室检查，如血清和尿蛋白电泳（为了检测可能的多发性骨髓瘤）、TSH、维生素 A、血清磷酸盐、24h 尿钙值。

○ 治疗

（1）有症状患者、血钙急剧升高患者或血钙浓度 > 14mg/dl（3.5mmol/L）者需要治疗。

（2）等张盐水 200 ～ 300ml/h（纠正容量不足及尿盐流失），使尿液量减少速度保持在 100 ～ 150ml/h。水肿、心脏及肾脏疾病的患者要密切监测。如果水肿进展，应停止静脉输液并应用袢利尿药。

（3）每 12 小时肌内注射降钙素 5IU/kg，但可以每 6 小时增加至 6 ～ 8IU/kg。快速抗药反应在 48h 之内发生。鼻用降钙素无效。

（4）二碳磷酸盐化合物（最大效果产生于 2 ～ 4d）。

◆ 镁

- 补充（维持血镁浓度 > 1.7mEq/L）。
- < 1mEq/L：$MgSO_4$ 6g 静脉应用，时间 > 6h。
- 1.1 ～ 1.3mEq/L：$MgSO_4$ 4g 静脉应用，时间 > 4h。
- 1.4 ～ 1.6mEq/L：$MgSO_4$ 2g 静脉应用，时间 > 2h。
- 口服：氧化镁 400mg 口服，每日 3 次。

☆ ☆ ☆ ☆

◆ 磷

● 补充

○ 血磷（phos）＜ 2.7mg/dl：K-phos（磷酸氢二钾）或 Na-phos（磷酸氢二钠）15 ～ 20mmol/L 静脉应用，大于 6h，如果口服，选择中性磷（neutra–phos）250mg，每日 3 次。

● 中性磷约包含 8mmol 磷 /250mg 和 7mmol 钾 /250mg。

● 高磷血症在慢性肾脏疾病患者中可见，此类患者应常规用乙酸钙治疗（PhosLo）。

◆ 钠

● 低钠血症（图 3-2）

○ 血清渗透压计算：$2 \times Na^+ +$ 糖 /18 ＋ BUN/2.8。

（1）血浆渗透压＞ 295mOsm/L（高渗）：高血糖或甘露醇治疗。

（2）血浆渗透压为 280 ～ 295mOsm/L（正常）：血脂增高。

（3）血浆渗透压＜ 280mOsm/L（低渗）：评估容量状态，检查尿钠。

○ 预防脑桥中央髓鞘溶解，不要纠正过快。

○ 抗利尿激素分泌异常综合征（syndrome of inappropriate antidiuretic hormone secretion SIADH）：抗利尿激素（ADH）分泌过量，导致尿量减少，低钠血症。

● 治疗：找到可能导致 CNS 紊乱的原因（特别是肺部恶性病）。治疗原因并且缓慢应用生理盐水纠正血钠。

◆ 快速补充

● 应用含电解质的静脉液体（表 3-1）。

● 快速治疗指南如表 3-2 所示。

4. 肿瘤患者影像学诊断

● CT 扫描：对 1 ～ 2cm 的肿瘤敏感。

● PET 扫描：对约 8mm 的肿瘤敏感。

● 造影剂过敏：在扫描前 24h、12h 及扫描前即刻口服泼尼松 40mg 预处理。

● 肌酐升高：肾小球滤过率（GFR）＜ 60ml/min 或肌酐＞ 1.5mg/ml 的情况要特别小心（尤其糖尿病患者）。如果没有补液的禁忌证则在检查前 1h 静脉应用等张碳酸盐（6ml/kg），并且在检查后以 1ml/（kg•h）的速度应用 6 ～ 12h（如果严重肾功能不全的患者应用时间应该更长）。

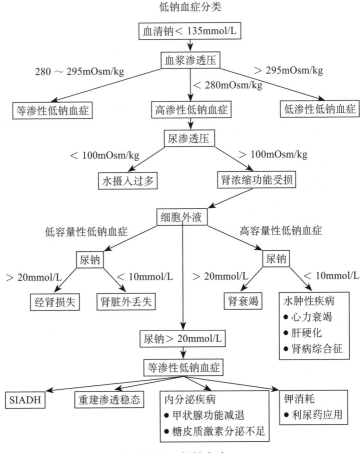

图 3-2　低钠血症

经许可引自 Douglas I.Hyponatremia:why it matters, how it presents, how we can manage it. Cleve Clin J Med 2006, 73(suppl 3): S4-S12.Copyright©2006 Cleveland Clinic Foundation.

如果使用等张盐水 [1ml/(kg·h)] 应在检查前及检查后各应用 6h。

　　5. 肺栓塞（pulmonary embolism，PE）

　　◆临床可疑：呼吸困难、心动过缓、低氧血症、濒死感。

　　◆辅助检查

　　●动脉血气分析（arterial blood gas，ABG）：A-a 血氧梯度（A－aDO$_2$）[A－aDO$_2$=148－1.2（PaCO$_2$）－PaO$_2$]。

表 3-1 静脉液体

溶液	pH	Na⁺ (mmol/L)	Cl⁻ (mmol/L)	K⁺ (mmol/L)	Ca²⁺ (mg/dl)	乳酸 (mmol/L)	葡萄糖 (g/L)	血浆渗透压 (mOsm/L)
9% 生理盐水	5.0	154	154	0	0	0	0	308
乳酸林格液 (LR)	6.5	130	109	4	3	28	0	275
5% 葡萄糖溶液 (D5W)	4.0	0	0	0	0	0	50	252
0.45% 盐水 (1/2D5-NS) (0.45%NS)	4.5	77	77	0	0	0	50	406

☆ ☆ ☆ ☆

表 3-2　电解质异常快速治疗指南

原因	心电图变化	处理
低钾血症（< 3.5mmol/L）		
细胞内外转移 利尿剂应用 经肾丢失 鼻胃（NG）管 镁不足 腹泻 胰岛素应用	T 波倒置／低平 U 波 ST 段压低	补充镁和钾
高钾血症（> 5.5mmol/L）		
细胞内外转移 酸中毒 β 受体阻滞剂 地高辛 NSAID 肝素 血管紧张素转化酶抑制剂 琥珀酰胆碱 输血 肾功能不全 肾上腺功能不全 保钾利尿剂	T 波高耸 P 波低平 更严重： P-R 间期延长 QRS 波延长 心搏骤停	● 膜拮抗作用 葡萄糖酸钙（如果不稳定） 氯化钙(更严重情况) 细胞内外转移 胰岛素／葡萄糖（如果稳定） β_2肾上腺素拮抗剂 $NaHCO_3$ ● 增加清除 透析 呋塞米 聚磺苯乙烯（降钾树脂）
低钙血症（< 8.4mg/dl）		
镁缺乏 脓毒症 碱中毒 输血 氨基糖苷类药物 肝素 肾衰竭 胰腺炎 甲状旁腺功能减退症 肿瘤溶解综合征	Q-T 间期延长 室性心动过速	补充钙剂

续表

原因	心电图变化	处理
高钙血症（> 12mg/dl）		
甲状旁腺功能亢进 恶性疾病	Q-T 间期缩短	给予生理盐水 呋塞米 氢化可的松 双磷酸盐 降钙素 普卡霉素(光辉霉素) 透析 不要给予 5% 葡萄糖溶液（D5W）
低钠血症（< 135mmol/L）		
● 低血容量性 肾外丢失（尿钠 < 10mmol/L） 呕吐、腹泻 经肾脏丢失(尿钠 > 20mmol/L) 肾小管利尿剂肾上腺功能不全 ●血容量正常 水中毒（尿钠 > 10mmol/L） SIADH（尿钠 > 20mmol/L， 　尿渗透压 > 100mOsm/kg） 类固醇缺乏症、应激、脓毒症 ● 血容量增加 心脏、肝脏(尿钠 < 20mmol/L)， 　肾衰竭（尿钠 > 20mmol/L）		● 低容量性 生理盐水或高张盐 　水（如果有症状） ● 正常容量 限制液体入量，盐 　酸地美环素 ●高血容量性 限制液体或静脉液 　体 ± 利尿药 迅速纠正：脱髓鞘 　作用
高钠血症（> 145mmol/L）		
● 低血容量 丢失低张力的液体 ● 正常容量（ADH 不足） 糖尿病、尿崩症、头部损伤、 　肾源性 ● 高血容量型：盐、$NaHCO_3$ 输液		● 低血容量 缓慢输入液体，生 　理盐水 / 白蛋白， 　然后游离水 ● 正常血容量：游离 　水 ● 高血容量：呋塞米 　并观察 ● 迅速纠正脑水肿

☆ ☆ ☆ ☆

续表

原因	心电图变化	处理
低镁血症		
呋塞米 氨基糖苷类药物 顺铂 酒精 糖尿病 急性心肌梗死 腹泻	尖端扭转型室性心动过速 Q-T 间期延长	补充镁离子
高镁血症		
肾功能不全 溶血 糖尿病酮症酸中毒 肾上腺功能不全 甲状旁腺功能亢进 锂中毒		透析 葡萄糖酸钙 生理盐水 / 呋塞米
低磷血症		
葡萄糖负荷 脓毒血症 呼吸性碱中毒 糖尿病酮症酸中毒 β 受体激动剂		补充磷（Na-Phos 或 K-Phos） 对于肝切除非常重要
高磷血症		
与低钙相关		

○方程假定患者处于海平面水平（$FiO_2=0.21$）。

○A-a 血氧梯度受年龄和吸氧状况影响。正常的梯度随年龄增长而升高，> 40 岁的患者可高达 25 ～ 35mmHg。

○对于吸氧患者，正常的 A-a 血氧梯度 FIO_2 浓度每增加 10% A-a 血氧梯度增加 5 ～ 7mmHg。

●心动过速时检查心电图

●胸部 X 线片检查以排除其他原因。

- 胸部螺旋 CT 检查。

◆ 下肢血管多普勒超声检查评估深静脉血栓（DVT）情况

- Wells 标准：确定 PE 的可能性（> 4 分为非常可能）。

○ DVT 的临床症状体征：3 分。

○ 其他引起血氧饱和度下降的原因（desaturation unlikely）：3 分。

○ 心率 > 100 次 / 分：1.5 分。

○ 不能活动 > 3d，或过去 4 周进行手术：1.5 分。

○ 之前 DVT/PE 病史：1.5 分。

○ 咯血：1 分。

○ 恶性病：1 分。

◆ 治疗

- LMWH 或 UFH 有同等治疗效果，如果合适之后则转为应用华法林（coumadin）（开始每日 5mg 口服，用 2d，接下来根据 INR 调整）。

- LMWH 依诺肝素（Lovenox）1mg/kg 皮下注射（SQ），每 12 小时 1 次。

○ LMWH 不需要监测或调整剂量，但是半衰期更长（中心静脉置管和硬膜外注射等操作时更困难）。

- UFH

○ 注意：由于存在出血风险，术后应用单次剂量一定小心，可开始时仅应用维持剂量。

○ 开始 UFH 治疗

（1）基础实验室指标：APTT、PT、INT、CBC，基础代谢功能检查试验组合（basic metabolic panel，BMP）。

（2）每日监测 CBC 直到 UFH 不再应用。

（3）如果 CBC 在 7d 内连续正常，可以将检查频率减少至 3 ～ 14d，如果仍为稳定状态可每周检查。

○ UFH 的列线图（Nomogram）如表 3-3 所示。

◆ 抗因子 X a UFH 活性

- UFH 的直接抗因子 X a 因子抗凝活性。

- 并不受狼疮抗凝物、因子Ⅷ或因子Ⅻ活性及华法林水平影响。

- 无 lot-to-lot 差异（不同批次之间的差异）。

- 研究表明，与应用 APTT 监测的患者相比，应用抗因子 X a

☆☆☆☆☆

UFH 活性监测的患者可更快达到治疗水平，并且需要更少的监测检查。

表 3-3　UFH 列线图

肝素列线图	APTT 目标值
标准：心房颤动、VTE、动脉血栓栓塞、机械瓣膜、产科 VTE 预防、外周血管疾病	50 ～ 80s
低：年龄 > 70 岁，肺动脉高压，心房颤动患者缺血性卒中，急性冠状动脉综合征（包括应用 GP Ⅱ B/ Ⅲ A 抑制剂或纤溶药物者）	50 ～ 65s
高：血管手术患者	65 ～ 80s
术后：心室辅助装置患者，器官移植者（与"低"组的主要区别为无 BOLUS 剂量）	50 ～ 65s

- 治疗范围仍然一致（0.3 ～ 0.7IU/ml）。
- 治疗开始后每 6 小时用药（或改变剂量），直到达到 2 倍治疗水平，接下来每日用药。
- 注意：存在抗因子 X a LMWH 检测（用于监测 LMWH）和抗因子 X a UFH 检测（检测 UFH）。

◆ 过渡
- 从 UFH 过渡到 LMWH：应用第一剂 LMWH 时停用 UFH。
- UFH 和 LMWH 过渡到华法林

○急性栓塞的治疗，UFH（或 LMWH）持续至少 5d，INR 需要达到目标范围至少 24h 后停用 UFH（或 LMWH）。

○注意：华法林剂量在改变后 2 ～ 3d 并不在 INR 上有所反映，不推荐每日增加剂量。

◆ 长期抗凝治疗的选择
- 华法林依赖于维生素 K 的持续摄入，癌症患者存在很大的饮食习惯波动（由于化疗、肠梗阻等）。一些数据表明癌症患者应用 LMWH 的预后好于应用华法林者。但是 LMWH 非常昂贵。
- 抗凝方案的研究如表 3-4 所示。

☆ ☆ ☆ ☆

表 3-4 抗凝方案的研究

试验	结论
Clot 试验	RCT：达肝素钠与华法林相比，应用于癌症患者可减少 50% 的 VTE 复发风险
Canthanox 试验	RCT：与依诺肝素相比，华法林增加出血风险（有统计学意义），并且复发性 VTE 发生率为其 2 倍（无统计学意义）
Cochrane 综述	LMWH 与维生素 K 拮抗剂（如华法林）比较，前者 VTE 复发率低，但是总体生存率或出血发生率并无差异

注：RCT. 随机对照试验

6. 输血

◆ 血制品

● 浓缩红细胞（packed red blood cell,PRBC）：大多数血浆被去除；总量 1U 的 PRBC 为 250 ～ 300ml；血细胞比容可增加 3% 或血红蛋白增加 1g/dl。

● 血小板：1 包（6U）增加血小板计数 5000 ～ 8000。

● 何时输血小板

○ 应用 PRBC 进行液体复苏时。

○ 血小板 < 10 000（预防自发出血）。

○ 血小板 < 50 000 且进行操作、存在活动性出血或血小板功能障碍。

○ 血小板 < 100 000（中枢神经系统损伤、多系统损伤，进行神经系统手术或需要置入鞘内导管者）。

○ 正常血小板计数但是存在出血及血小板功能不良（先天性疾病、慢性阿司匹林治疗、尿毒症）。

● 血浆冷沉淀：包含凝血因子Ⅷ、因子ⅩⅢ、vW因子和纤维蛋白原。1U 约为 10ml。

● 新鲜冷冻血浆（fresh frozen plasma,FFP）包含凝血因子。FFP必须在 37℃ 的水浴中解冻，通常需要 30min。FFP 只有 24h 的保存期限；因此，最好在使用当日申请，1U 为 150 ～ 250ml。

☆ ☆ ☆ ☆

◆ 输血

● 输注 PRBC 的注意事项

○ 预处理（每单位应用之前）：单次口服或经直肠应用 650mg 泰诺；苯海拉明（benadryl）25mg 单次口服或静脉应用。

○ 每单位应输注 > 3 ～ 4h。

○ 预处理并不一定减少发热性非溶血性输血反应。

○ 存在心脏危险因素的患者可能需要呋塞米（10 ～ 20mg），在每相邻单位红细胞之间应用来预防容量过大（呋塞米避免应用于对磺胺类药物过敏的患者）。

● 如果需要大量的 PRBC，同时给予相应的血小板和 FFP。

● 对于急性失血性贫血，目前建议 1 ： 1 或 1 ： 2（PRBC ： FFP）进行输血。

● 急诊情况下，任何人可以接受 O 型 PRBC（推荐 O 阴性），AB 型患者可接受任何 ABO 血型的 PRBC。O 型血是万能捐献者，AB 型血患者为万能受血者。而且，AB 型血浆可以用于所有血型受血者。

◆ 传播风险：如表 3-5 所示。

表 3-5 传播风险

丙肝病毒	1/1.6 亿
乙肝病毒	1/180 000
人免疫缺陷病毒	1/1 900 000
致死性红细胞溶血反应	1/（250 000-1 100 000）
延迟红细胞溶血	1/（1000 ～ 1500）
输血相关急性肺损伤（transfusion related acute lung injury, TRALI）	1/5000 1/100
发热性红细胞非溶血反应	1/100
过敏（荨麻疹）	1/150 000
过敏反应	

经许可引自 Jones HW, Rock JA.control of pelvic hemorrhage.in Rock JA,Jones HW(eds)Te Linde's Operative Gynecology. 9th ed.Philadelphia, PA:Lippicott Williams and Wilkins,2003.

☆ ☆ ☆ ☆

二、病危护理

1. 机械通气——基础

◆ 传统机械通气

● 机械通气增加气体交换并减少呼吸运动。

● 机械通气按照吸气结束的方式分类，最常见的为定容、定压、定流、定时机械通气。

● 大多数术后患者应用定容呼吸机给予一定压力支持。

● 容量控制呼吸机

○ 到达预先设定潮气量后吸气相结束。

○ 医师设置吸气量、潮气量和呼吸频率。

○ 气道压力和吸气时间与患者有关。

○ 容量控制通气模式有以下 3 种常见方式。

（1）容量控制通气，controlled mechanical ventilation（CMV）：每分通气完全是由预先设置的呼吸频率和潮气量完成。患者并不对通气产生任何贡献，适用于无呼吸运动的患者。

（2）辅助或控制通气，assist-control ventilation (A/C)：呼吸机根据患者的吸气运动进行反应，为其提供设置的潮气量。控制模式在低通气时给予支持。

（3）间歇指令通气，intermittent mandatory ventilation（IMV）：预先设置的潮气量和呼吸频率在设置的时间间隔自动产生。大多数此类机械性呼吸与患者自己的呼吸运动是同步的（同步间歇指令通气，synchronized intermittent mandatory ventilation，SIMV）。

● 流量控制呼吸机

○ 由患者自身的吸气继发；并不预先设定潮气量和呼吸频率。

○ 如果达到了设定流速吸气终止。

○ 压力支持（如呼气末正压，positive end expiratory pressure，PEEP）是流量通气。

○ 预先设定一直保持，到患者的吸气流量下降至其最大值的百分比设定为止。

○ 压力支持减少呼吸运动；使患者可以开始自己的呼吸。

○ 其可以在为患者脱机时与 SIMV 联合应用。

☆☆☆☆

◆设定

● 潮气量：理想体重下约为 8ml/kg，与 $PaCO_2$ 成反比。这个情况不适用于急性呼吸窘迫综合征（acute respiratory distress syndrome，ARDS）的患者。$PaCO_2$ 受每分通气量和潮气量影响。

● 呼吸频率：呼吸频率和潮气量决定每分通气量，通常每分钟 12～16 次。

● 激发模式：呼吸机感受负气道压并且激发 1 次呼吸，通常敏感性为 $-1\sim-3cmH_2O$。

● PEEP：改善通气与流量灌注比值 V/Q 以进一步改善气体交换。

● FiO_2：通常设置为最小以维持 SaO_2。

● 流率：调整以提供合适的吸呼比（I/E）值，通常为 1：3。

◆ARDS 标准

● 低氧血症型呼吸衰竭。

● 胸部 X 线片典型表现为双侧肺泡浸润。

● 通常合并急性呼吸性碱中毒和高 A-a 血氧梯度。

● 肺动脉楔压（pulmonary capillary wedge pressure，PCWP）< 18mmHg 为经典；但是更新的诊断标准中不存在。

● PaO_2/FiO_2 < 300。

● 保持平均压力 < $30cmH_2O$。

○ 保持低潮气量。

○ 在 FiO_2 前增加 PEEP。

● 可登录 ARDSnet.org 查询。

◆脱机参数

● 脱机之前一定达到一定目标。

● 首先而且最为重要：应该在拔管前评价患者的觉醒程度——患者足够觉醒并可处理自己的分泌物。

● 分析拔管之前一段时间患者应该用何种最小的通气设置很重要——最小呼吸机设定（笔者所在机构）为压力支持 $5cmH_2O$，PEEP $5cmH_2O$，FiO_2 40%。

● 评价患者拔管前的容量状态同样重要。经过大量液体复苏的患者在拔管之前应用利尿药（增加肺顺应性）尤为受益。

☆ ☆ ☆ ☆

- Tobin/RSBI
- 浅快呼吸指数，呼吸频率与潮气量比值（rapid shallow breathing index，RSBI）＜105 呼吸 /（L·min）与脱机成功相关。潮气量大并且没有过度通气的患者与低 RSBI 相关，并且增加脱机镇静的概率。
- 理想呼吸频率为 25 次 / 分。
- 吸气负压（negative inspiratory force，NIF）＜ − 20mmHg 为理想状态，NIF 测量呼吸肌的力量。检测方法为使患者通过气管插管吸入气体。
- 气囊漏气（positive cuff leak）（气囊排空后潮气量的变化）表明喉部水肿很可能不存在；这样拔管后气道不会塌陷。
- 肺活量：理想体重患者拔管时的肺活量应该在 10 ～ 15ml/kg，潮气量为 2 ～ 3ml/kg。

2. 酸碱平衡相关问题

- 败血症：高阴离子间隙代谢性酸中毒。
- 肾小管酸中毒：正常阴离子间隙代谢性酸中毒。
- 尿流改道：正常阴离子间隙代谢性酸中毒。
- 呕吐最不可能产生酸中毒。
- 长期使用鼻胃管可以引起持续性代谢性碱中毒。
- 正常值
- pH 7.35 ～ 7.45。
- HCO_3^- 22 ～ 26mmol/L。
- $PaCO_2$ 38 ～ 42mmHg。
- 患者评估
- 酸碱性：pH ＜ 7.38 为酸，＞ 7.42 为碱。
- 最重要的问题：判断是呼吸性还是代谢性，通过 $PaCO_2$ 和 HCO_3^- 判断（表 3-6）。

表 3-6　代谢参数

HCO_3^-（mmol/L）	$PaCO_2$（mmHg）	$PaCO_2$（mmHg）	HCO_3^-（mmol/L）
＜ 24	＞ 40	＜ 40	＞ 24
代谢性酸中毒	呼吸性酸中毒	呼吸性碱中毒	代谢性碱中毒

☆ ☆ ☆ ☆ ☆

○ 如果存在代谢性酸中毒，判断阴离子间隙情况（检查人血白蛋白）：阴离子间隙 $= Na^+ - (HCO_3^- + Cl^-)$；阴离子间隙 > 12 为增高，阴离子间隙 < 12 为正常；如表 3-7 所示。

表 3-7 代谢性酸中毒：高阴离子间隙型及正常阴离子间隙型

高阴离子间隙型（有机酸的累积，H^+）	正常离子间隙型（HCO_3^- 的丢失）
MUDPILES	HEART CCU
甲醇（M）	低醛固酮（H）、艾迪生病
尿毒症（U）、肾衰竭	液体扩容（E）
糖尿病酮症酸中毒（D）	酸中毒 (A)
三聚乙醛（P）	肾小管酸中毒 (R)
铁（I）、异烟肼、吸入剂、异丙醇	粪（腹泻）(T)
乳酸酸中毒（L），脓毒症	慢性肾盂肾炎（C）
乙二醇（E）	碳酸酐酶抑制剂(乙酰唑胺)(C)
水杨酸盐（S），阿司匹林，溶剂	尿流改道、胃肠道损失（U）
治疗	
治疗根本原因	给予 HCO_3^-（如果 $PaCO_2 < 20mmHg$）

• 如果存在代谢紊乱，判断呼吸系统是否代偿？

○ 代谢性酸中毒时

检查 $PaCO_2$：$(1.5 \times HCO_3^-) + 8 \pm 2$。

如果 $PaCO_2$ 小于预测值，则存在呼吸性碱中毒。

如果 $PaCO_2$ 大于预测值，则存在呼吸性酸中毒。

• 如果代谢性碱中毒

$PaCO_2 < 40mmHg$，同时存在原发性呼吸性碱中毒。

$PaCO_2 > 50mmHg$，同时存在原发性呼吸性酸中毒。

• 如果为高阴离子间隙型代谢性酸中毒，是否同时存在其他代谢性紊乱情况？

检查矫正 HCO_3^+：测量的 HCO_3^+ +（阴离子间隙 $- 12$）。

如果 $> 24mmol/L$，则同时存在原发性代谢性碱中毒。

如果 $< 24mmol/L$，则同时存在正常离子间隙代谢性酸中毒。

☆ ☆ ☆ ☆

3. 急性肾衰竭　计算钠排泄分数（fractional excretion of sodium, FENa）。

- 分析肾衰竭原因为肾前性、肾后性或肾脏本身病变（表 3-8）。
- FENa%=[（尿钠 × 血肌酐 / 血钠 × 尿肌酐）×100]。
- ○ 肾前性：FENa < 1%：低容量，泵衰竭。
- ○ 肾后性：梗阻（宫颈癌、输尿管损伤等）。
- ○ 肾性：肾小管（颗粒管型，尿钠 > 40，尿素氮 / 肌酐 < 15；可能由于缺血、药物、横纹肌溶解）；间质性（白细胞，嗜酸性细胞；可能由于药物、肾盂肾炎）；肾小球（红细胞，红细胞管型，蛋白尿；可能来源于链球菌感染后、结缔组织病）；血管（血管炎、DIC、恶性高血压）。

牢记：万古霉素应根据肾功能应用。3 次剂量的万古霉素之后及第 4 次应用之前 1h 测量浓度。

表 3-8　肾衰竭原因

	肾前性	肾后性	肾性
FENa	< 1%		> 2% ～ 3%
尿素氮 / 肌酐	> 20 : 1	（10 ～ 20）: 1	< 10 : 1

4. 血流动力学

- 血流动力学参数如表 3-9 所示。
- 休克分类如表 3-10 所示。

表 3-9　血流动力学参数

参数	正常值
全身血管阻力（SVR）	$800 \sim 1200 dynes/（s \cdot cm^5）$
心排血量（CO）	4 ～ 8L/min
平均动脉压（MAP）	70 ～ 105mmHg
中心静脉压（CVP）或右心房压	2 ～ 8mmHg
肺毛细血管楔压（PCWP）	5 ～ 12mmHg
非动脉压（PAP）	15 ～ 30mmHg

表 3-10 休克分类

	机制	测量	处理	混杂因素
脓毒性休克	动脉和静脉血管张力消失（血管容量增加）	PCWP 低 心排血量高 SVR 低 CVP 低 PCWP 低	抗生素 扩容 多巴胺或去甲肾上腺素 不用多巴酚丁胺	TNF-α 启动；白细胞介素 2（IL-2）
出血性休克	血容量减少，心室充盈减少	心排血量低 SVR 高 CVP 低	扩容 给予 $NaHCO_3$（如果酸中毒） 避免加压物质	
心源性休克	心功能下降（心排血量下降）导致静脉淤血	PCWP 高 心排血量低 SVR 高 CVP 高	多巴酚丁胺	ECHO（心脏超声）可帮助鉴别

三、宫颈癌

1. 概述

● 世界上最常见的妇科恶性肿瘤。

● 世界第二常见的肿瘤（第 1 位为乳腺癌）。

● 美国第三常见的妇科恶性肿瘤，且在妇科肿瘤引起死亡最常见原因中排名第 3 位。

● 在美国患宫颈癌的终生风险为 0.68%（147 名中即有 1 名）。

● 一半的女性在 35 ～ 55 岁诊断。

● 平均诊断年龄为 48 岁，双峰分布的 2 个峰值在 35 ～ 39 岁和 60 ～ 64 岁。

● 5 年存活率（SEER 1999 ～ 2006 年数据）为 70.2%，如果为局限性疾病则为 91%。

● 不同种族的发病率：西班牙＞黑种人＞白种人＞美国印第安人＞亚洲／太平洋岛民。

2. 发病

● 感染：HPV 16、HPV18、HPV31、HPV33、HPV45、PV51 ～ 53；HSV 和衣原体感染为辅助因素。

○ HPV16 型占浸润性宫颈癌的 40% ～ 70%。

○ HPV18 型感染不那么常见，但是与宫颈癌快速进展相关。

3. 危险因素

● 初次性生活时间＜ 16 岁（初次性生活＞ 20 岁减少风险）。

● 多个性伴侣。

● 多产次。

● 吸烟。

● 免疫缺陷（HIV 感染、Fanconi 贫血、慢性激素应用、移植后）。

● 社会经济地位低下。

4. 种类

● 鳞状细胞癌：角化型、非角化型、疣状、湿疣性、乳头状、淋巴上皮瘤样。

● 腺癌：黏液性（宫颈管内／间质／印戒细胞型），内膜样（子宫内膜样腺癌伴鳞状细胞化生），透明细胞性，浆液性，宫颈微偏腺癌（宫

☆ ☆ ☆ ☆ ☆

颈内／内膜样），中肾管腺癌、绒毛管状腺癌。

- 其他上皮性癌：腺鳞癌，玻璃细胞癌，黏液性表皮样瘤，腺样基底细胞癌，类癌样肿瘤，小细胞，未分化。

5. 症状、体征

- 早期：无症状。

- 晚期：全身症状（食欲差、体重减轻、虚弱）；阴道出血（不规则、性交后）；血清样或黄色分泌物；疼痛（腹部及盆腔，下背部，性交困难）；尿频；下肢水肿；肾盂积水／急性肾功能不全；咯血。

- 实验室发现：贫血、血小板增多、肌酐升高。

6. 诊断

- 筛查：宫颈刮片和 HPV 检测 [详见目前的美国阴道镜检查和宫颈病理学会（American Society for Colposcopy and Cervical Pathology，ASCCP）指南]

- 诊断：阴道镜活检、宫颈内管搔刮（endocervical curettage ECC）、病灶切除（宫颈锥切，cold knife cone CKC）、宫颈环形电切术（loop electrosurgical excision procedure，LEEP）。

- 评估疾病状况：超声、腹部及盆腔 CT、MRI、PET/CT。

7. 恶性转移 宫颈癌通过以下途径转移。

- 直接浸润至宫颈间质、宫体、阴道和宫旁。

- 淋巴转移至主韧带（引起输尿管堵塞）、宫颈旁淋巴结、闭孔淋巴结、髂外淋巴结、髂内淋巴结；宫旁淋巴结、臀下淋巴结和骶前淋巴结；髂总淋巴结、腹主动脉旁淋巴结、腹股沟淋巴结、锁骨下淋巴结（通常为左侧）。

- 血源性转移。

- 腹腔内转移。

8. 分期——临床分期（不是手术病理分期）

- FIGO 标准

○ 允许的：视诊、触诊、阴道镜、ECC、宫颈活检（包括锥切）、膀胱、直肠、宫腔镜、膀胱镜、直肠镜、静脉泌尿系造影、胸部及骨骼的放射线检查。

○ 不包括：淋巴造影检查、动脉造影、CT、MRI、PET、腹腔镜、开腹探查（但是这些可能会帮助制订治疗策略）。

☆ ☆ ☆ ☆

● 修订的 FIGO 分期（2010）（表 3-11）

表 3-11　FIGO 分期（宫颈癌）

Ⅰ期	肿瘤严格局限于宫颈
Ⅰ A	镜下浸润癌，间质浸润 ≤ 5mm，水平扩散 ≤ 7mm
Ⅰ A1	间质浸润 ≤ 3mm，水平扩散 ≤ 7mm
Ⅰ A2	间质浸润 > 3mm，水平扩散 ≤ 7mm
Ⅰ B*	肉眼可见病灶局限于宫颈，或镜下病灶 > Ⅰ A2
Ⅰ B1	肉眼可见病灶最大径线 ≤ 4cm
Ⅰ B2	肉眼可见病灶最大径线 > 4cm
Ⅱ期	肿瘤超过宫颈，但未达到骨盆壁或未达阴道下 1/3
Ⅱ A	无宫旁浸润
Ⅱ A1	肉眼可见病灶在阴道上 1/3，最大径线 ≤ 4cm
Ⅱ A2	肉眼可见病灶在阴道上 1/3，最大径线 > 4cm
Ⅱ B	有明显宫旁浸润
Ⅲ期+	肿瘤扩展到骨盆壁和（或）累及阴道下 1/3 和（或）引起肾盂积水或肾无功能
Ⅲ A	肿瘤累及阴道下 1/3，没有扩展到骨盆壁
Ⅲ B	肿瘤扩展到骨盆壁和（或）引起肾盂积水或无功能肾
Ⅳ期	肿瘤超过真骨盆或侵犯（活检证实）膀胱、直肠黏膜（泡状水肿不能分为Ⅳ期）
Ⅳ A	扩散或生长至邻近器官（包括膀胱或直肠）
Ⅳ B	远处器官转移（肺、肝、远处淋巴结）

* 所有肉眼可见病灶，甚至于仅仅是浅表浸润也都定为 IB 期；+ 直肠检查时，肿瘤与盆腔壁间无肿瘤浸润间隙。任何不能找到其他原因的肾盂积水及肾无功能都应包括于此期

经许可引自 FIGO Committee on Gynecologic Oncology. Revised FIGO staging for carcinoma of the vulva, cervix, and endometrium. Int J Gynecol Obstet, 2009, 105(2):103-104.

○ 此分期仍然为临床分期

○ 影像学检查评估原发肿瘤大小可以进行，但并不是必需的。影像检查有利于疾病的评估和治疗，但是 > 80% 发生宫颈癌的患者，

☆☆☆☆

PET、CT、MRI 并无发现。

　○麻醉下检查，膀胱镜、乙状结肠镜和静脉肾盂造影可选择性进行，但不是必须的。

　　○诊断性切除手术为 CKC 而不能做 LEEP

　　○不同分期宫颈癌的存活数据如表 3-12 所示。

表 3-12　不同分期宫颈癌的存活率

分期	5 年生存率	分期	5 年生存率
0	92.8%	ⅢA	35.4%
ⅠA	93.2%	ⅢB	32.4%
ⅠB	80.3%	ⅣA	16.1%
ⅡA	63.2%	ⅣB	14.5%
ⅡB	58%		

　　经许可引自 Edge S，Byrd DR,Compton CC, et al. AJCC cancer staging manual, 7th ed.Springer, 2010.National Cancer Database.

　9. 手术治疗

　●初始手术治疗只限于分期为Ⅰ～ⅡA 的患者（表 3-13）。

　●手术治疗的优点（尤其对于年轻患者）：可以进行盆腹腔探查，制订个体化的治疗策略，并在放疗前将卵巢进行保护（移位至照射范围之外的位置）。

　●放疗患者中仅＜50% 可保留卵巢功能。

　●保留生育功能的方法如表 3-14 所示。

　●子宫切除的类型（表 3-15）及各种类型的不同（表 3-16）。

　●盆腔廓清术（表 3-17）。

　○可能的禁忌证:三联征 [单侧腿肿胀、肾积水、坐骨神经痛（此为骨盆侧壁受累的证据）]。

表 3-13　宫颈癌的手术治疗

	淋巴结和复发风险	治疗	混杂因素
微小浸润（ I A1）	0.5%～1.2% 淋巴结转移 复发：1%	单纯子宫切除（ I 型），CKC 或根治性宫颈切除，选择性进行卵巢切除	
腺癌	1.5% 淋巴结转移 复发：2.5%		
I A2	5%～7% 淋巴结转移 复发：3%～5%	如果考虑保留生育功能则可进行根治性宫颈切除及淋巴结切除，妊娠时行宫颈环扎	
I B1	13%～15% 淋巴结转移 5 年生存率：90%		I B～ⅡA 肿瘤进行手术和放疗治疗，患者预后情况相同
I B2	24%～44% 淋巴结转移 5 年生存率：70%～73%		
I B～ⅡA			

☆ ☆ ☆ ☆

表 3-14　保留生育功能的治疗方式

分期	保留生育功能的方法
Ⅰ A1（伴有淋巴血管间隙受累）及Ⅰ A2	● CKC 活检，切缘阴性（最好不间断连续切片，距离切缘 3mm 阴性），并且进行盆腔淋巴结切除及腹主动脉旁淋巴结取样（可考虑前哨淋巴结显像技术） 　○ 如果切缘阳性，则重复 CKC 或进行根治性宫颈切除 ● 广泛根治性宫颈切除 + 盆腔淋巴结切除及腹主动脉旁淋巴结取样（可先进行前哨淋巴结显像）
Ⅰ B1	广泛根治性宫颈切除 + 盆腔淋巴结切除及腹主动脉旁淋巴结取样（可先进行前哨淋巴结显像）

表 3-15　子宫切除的类型

Ⅰ	筋膜外子宫切除，切除耻骨宫颈韧带	CIN、Ⅰ A1、Ⅰ B
Ⅱ	Wertheim 式经腹根治性子宫切除或改良根治性切除（切除 1/2 骶韧带主韧带及阴道上部 1 ～ 2cm，盆腔淋巴结切除）	Ⅰ A2 ～ Ⅰ B1
Ⅲ	Meigs 试手术广泛子宫切除或根治性子宫切除，切除全部骶、主韧带及阴道上 1/3，并进行盆腔淋巴结切除术	Ⅰ B2 ～ Ⅱ A
Ⅳ	扩大根治性子宫切除术，切除全部宫旁组织、膀胱上动脉、阴道上 3/4，淋巴结切除	Ⅰ B（肿块）～Ⅲ B
Ⅴ	部分廓清术，切除部分膀胱及远端输尿管	中心型复发，累及膀胱或输尿管远端

☆ ☆ ☆ ☆

表 3-16 不同子宫切除方式的区别

	单纯子宫切除术（Ⅰ）	改良广泛子宫切除（Ⅱ）	广泛子宫切除（Ⅲ）
指征	最高至ⅠA1期的微浸润	ⅠA1～ⅠB1期	ⅠB1期及一部分经选择的ⅡA
子宫动脉		输尿管水平进行结扎	起始处结扎
输尿管		从阔韧带处打通隧道	从阔韧带处打通隧道
主韧带	子宫、宫颈边缘	在输尿管穿过阔韧带处切断	侧盆壁
宫骶韧带	宫颈边缘	部分切除	近骶骨处
阴道	无	1～2cm边缘	上1/4～1/3
直肠	无	宫颈下方	阴道中部下方
路径	开腹、腹腔镜、机器人辅助腹腔镜		

表 3-17 盆腔廓清术

种类	手术	5年生存率
前盆腔廓清术	广泛膀胱切除术、子宫切除术、阴道切除术	33%～60%
后盆腔廓清术	经腹会阴联合直肠切除术、广泛性子宫切除术、阴道切除术	
全盆腔廓清术	全膀胱切除术、尿道切除术、直肠、阴道切除术	20%～40%

10. 放射治疗

• 放射治疗可用于绝大多数疾病期别及大多数患者，不论年龄、生活习惯或合并的内科合并症（表 3-18）。

• 同时进行同步化疗，顺铂（cisplatin，40mg/m^2）作为放射治疗

☆ ☆ ☆ ☆

的增敏剂。与单用放射治疗相比，此方法的无进展生存期和总生存期均有所改善。

表 3-18　宫颈癌的放射治疗

盆腔外照射（external beam radiation therapy，EBRT）	镜下：4500cGy（180～200cGy，每日） 未切除淋巴结：可用最大剂量为 1000～1500cGy。治疗未切除的巨大淋巴结 临床明显可见的肿瘤：> 6000cGy	对于大多数患者来说，在进行 EBRT 的同时应进行顺铂或顺铂＋5-FU 联合化疗
近距离放射治疗	腔内放射治疗（宫颈管）和阴道插管（ovoid、ring、cylinder）（图 3-3）	对于不能进行手术的患者非常重要 早期病变可不进行 EBRT（期别≤ⅠA2） 切缘阳性或邻近切缘（子宫切除后）可用 EBRT 辅助

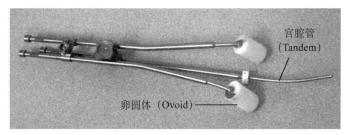

宫腔管（Tandem）

卵圆体（Ovoid）

图 3-3　放射治疗的参考点

经许可引自 Hoffman BL, et al. Chapter 28. Breech Delivery. In Hoffman BL, et al. eds.Williams Gynecology, 2nd ed. New York, NY: McGraw-Hill, 2012.

◆外照射放射治疗（external beam radiation therapy，EBRT）

治疗范围应该包含肿块病变（如果存在）及其边缘至少 3cm，包括骶前淋巴结和其他受累或存在风险的淋巴结。

◆近距离放射治疗（brachytherapy）

☆ ☆ ☆ ☆

● 低剂量率（low dose rate，LDR）：住院 3 ~ 4d=40 ~ 100cGy/h。LDR 过程需要在麻醉下进行，且为了放疗的安全及患者不能活动应住院，用 ^{192}Ir 或 ^{137}Cs。

● 高剂量率（high dose rate，HDR）无须住院，门诊 3 ~ 5 次，100cGy/min，HDR 治疗应在清醒镇静（或低于此）状态下完成，且患者应该为阴道解剖结构良好者，应用宫腔管（Tandem）和 Ring，应用 ^{192}Ir 或 Cobalt（钴）。

优点：减少治疗时间，而且可在门诊进行，不足为需要镇静。

● HDR 和 LDR 对于控制肿瘤有同等效果，且发生并发症的概率也相等。

◆ 广泛性子宫切除后的辅助放射治疗

● 高风险的早期疾病（GOG 109）

○ 宫旁阳性。

○ 淋巴结阳性。

○ 切缘阳性。

● 中间风险的早期疾病（GOG 92）

○ 广泛子宫切除和淋巴结切除加辅助放射治疗减少ⅠB期的复发，代价为增加 3 级和 4 级不良事件。

○ 淋巴血管间隙受累（lymphovascular space involvement，LVSI）。

○ 深度间质浸润（中间或深部 1/3 或 > 1/3 间质浸润）。

○ 肿瘤 > 4cm。

◆ 放射治疗的并发症

● 皮肤发红，脱屑，色素沉着，纤维化，变薄，腺体减少，坏死。

● 阴道分泌物，宫颈变短，出血，性交痛。

● 放射性膀胱炎、结肠膀胱瘘、膀胱阴道瘘。

● 放射性肠炎。

● 卵巢衰竭。

● 应力性骨折、股骨头缺血性坏死。

11. 化疗

● 应用于远处转移、肿瘤复发或之前手术或放疗且并不能进行盆腔廓清手术者。

● 最适用于化疗的为状况良好，在放疗区域外发现肿瘤并不能做

☆☆☆☆

手术切除的患者。

● 顺铂/紫杉醇目前为之前进行过放射治疗，且不能进行盆腔廓清的复发患者的最佳方案（GOG 204）。

● GOG 240 的数据显示应用顺铂/紫杉醇同时加用贝伐珠单抗可改善进展或复发疾病患者的总生存期及反应率。

12. 预后因素　预后差的相关因素有年龄大、非洲裔美国人、社会经济状况低下、HIV 感染或其他免疫缺陷状况、鳞状细胞亚型、组织分化不好、更高的 FIGO 分期、阳性淋巴结数目更多、肿块体积、浸润深度更多、LVSI、治疗前血红蛋白 < 12g/dl。

13. 复发（表 3-19）

表 3-19　宫颈癌复发率

分期	仅做放射治疗后的盆腔复发率（%）
Ⅰ B	10%
Ⅱ A	17%
Ⅱ B	23%
Ⅲ	42%
Ⅳ A	74%

经许可引自 Perez CA, Grigsby PW, Camel HM, et al. Irradiation along or combined with surgery in stage IB, ⅡA, and ⅡB carcinoma of the uterine cervix: Update of a nonrandomized comparison.Int J Radiat Oncol Biol Phys, 1995, 31: 703-716.

● 50% 为初始治疗 1 年之内复发,80% 为初始治疗 2 年之内复发。

● 复发最容易出现于阴道顶部(22% ～ 56%)、侧壁(28% ～ 37%),其次为远处转移（15% ～ 61%）。

● 治疗后 6 个月内出现则为持续性肿瘤。

● 大于 6 个月出现复发。

● 症状：疼痛、腿肿、食欲欠佳、阴道出血、消瘦、精神症状。

● 如果初始治疗为手术治疗，则可进行放射治疗。

● 如果初始治疗为放射治疗，可能需要手术治疗。

● 远处转移者可采取姑息性化疗、放射治疗或两者联合。

● 治疗前对阳性淋巴结进行活检（CT 引导的细针穿刺）。

● 对于小病灶、中心复发的宫颈癌可以行盆腔廓清。

14. 监测　美国国立综合癌症网络（national comprehensive cancer network，NCCN）指南。

● 2 年内每 3 ～ 6 个月进行复查，3 ～ 5 年 6 ～ 12 个月进行 1 次，> 5 年每年进行 1 次。

● 每年进行刮片检查。

● 下生殖道异常者每年进行宫颈 / 阴道细胞学检查。

● 如症状和检查结果需要则进行影像学检查。

● 放射治疗后进行阴道扩张。

● 对患者进行疾病复发的教育。

● 鼓励戒烟。

15. 生存

● 诊断时的分期、期别分布和 5 年生存率如表 3-20 所示。

● 单独放射治疗和放射治疗 + 手术治疗的 IB ～ Ⅱ B 宫颈癌患者的存活率如表 3-21 所示。

表 3-20　宫颈癌的初始分期、期别分布和 5 年生存率

诊断时分期	期别分布（%）	5 年生存率（%）
局限	47	91.5
区域（区域淋巴结转移）	36	57.4
远处（转移）	12	16.5
不明（未分期）	4	53.2

引自 SEER 18 2005-2011. http://seer. cancer. gov/statfacts/html/cervix. html. Accessed May 4, 2015.

表 3-21　单独放射治疗（RT）和放射治疗 + 手术的存活率比较

分期	放射治疗的 5 年生存率	放射治疗和手术治疗的 5 年生存率	10 年生存率
Ⅰ B(无肿块)	90%	85%	每种治疗方式的生存率均为 84%

☆☆☆☆

续表

分期	放射治疗的5年生存率	放射治疗和手术治疗的5年生存率	10年生存率
ⅠB（存在肿块）	61%	66%	RT及RT加手术的生存率分别为61%和63%
ⅡA(无肿块)	75%	83%	RT及RT加手术的生存率分别为66%和71%

引自 Perez CA, Grigsby PW, Camel HM, et al. Irradiation alone or combined with surgery in stage IB, IIA, and IIB carcinoma of the uterine cervix: Update of a nonrandomized comparison. Int J Radiat Oncol Biol Phys, 1995, 31: 703-716.

四、卵巢癌

- 女性因癌症死亡原因排名第5位，女性因生殖系统癌症死亡原因排名第1位。
- 患卵巢癌终生风险为1/72或1.4%。
- 上皮性卵巢癌最为常见；其他类型卵巢癌包括生殖细胞肿瘤、性索间质肿瘤或混合细胞型肿瘤等。
- 转移性卵巢癌最常见来源于子宫内膜癌、乳腺癌或来源于胃肠道的 Krukenberg 肿瘤。
- 绝经前女性附件肿物的恶性率为7%，而绝经后的恶性率为30%。
- 原发性卵巢癌的 FIGO 分期如表3-22所示。

1. 上皮性卵巢癌（epithelial ovarian cancer，EOC）

◆ 流行病学

- 85%～90%的卵巢癌为 EOC。
- 诊断的平均年龄：50岁左右；50岁之前发病者应怀疑遗传性或家族性疾病。

○ BRCA1 或 BRCA2（突变终身风险分别为25%～60%和15%～25%）。

○ Lynch 综合征 Ⅱ型（遗传性非息肉性结直肠癌，hereditary nonpolyposis colorectal cancer，HNPCC）。

☆ ☆ ☆ ☆

表 3-22 卵巢癌的 FIGO 分期

I 期	肿瘤局限于卵巢（单侧或双侧）
I A	肿瘤局限于单侧卵巢，包膜完整，表面无肿瘤，腹水或腹腔冲洗液中无恶性细胞
I B	肿瘤局限于双侧卵巢，包膜完整，表面无肿瘤，腹水或腹腔冲洗液中无恶性细胞
I C	肿瘤局限于单侧或双侧卵巢
I C1	手术导致包膜破裂
I C2	手术前包膜破裂或卵巢表面有肿瘤
I C3	腹水中有肿瘤细胞或腹腔冲洗液中找到恶性细胞
II 期	肿瘤侵犯单侧或双侧卵巢，并扩散至盆腔，或原发性腹膜癌
II A	肿瘤蔓延至子宫和（或）输卵管
II B	肿瘤侵及其他盆腔腹膜内组织
III 期	肿瘤侵犯单侧或双侧卵巢，伴有组织学或细胞学证实的盆腔外腹膜转移，和（或）转移至腹膜后淋巴结
III A	腹膜后淋巴结阳性和（或）盆腔外显微镜下转移
III A1	仅有腹膜后淋巴结转移
III A1(i)	转移灶最大直径 ≤ 10mm
III A1(ii)	转移灶最大直径 > 10mm
III A2	镜下转移伴或不伴腹膜后淋巴结转移
III B	肉眼可见转移，转移灶最大直径不超过 2cm，伴或不伴腹膜后淋巴结转移肿瘤浸润肝或脾包膜，不伴器官实质受累
III C	肉眼可见转移，转移灶最大直径 > 2cm，伴或不伴腹膜后淋巴结转移（肿瘤浸润肝或脾包膜，不伴器官实质受累）
IV 期	远处转移
IV A	胸腔积液可见癌细胞
IV B	器官实质受侵犯，转移至腹腔外器官（包括腹腔外腹股沟淋巴结和腹腔外其他淋巴结）

经许可引自 FIGO Guidelines.Staging classification for cancer of the ovary, fallopian tube, and peritoneum. Int J Gynecol Obstet, 2014, 124: 1-5.

☆ ☆ ☆ ☆

- 危险因素如表 3-23 所示。

表 3-23　卵巢癌的危险因素及相关风险

危险因素	相对危险度
2 个或 3 个亲属患有卵巢癌	4.6
1 级亲属患有卵巢癌	3.1
年龄大	3
在北美 / 欧洲生活	2 ～ 5
受教育水平 / 收入水平高	1.5 ～ 2
白种人	1.5
未产	2 ～ 3
不孕	2 ～ 5
月经来潮早	1.5
绝经晚	1.5 ～ 2
会阴滑石粉暴露	1.5 ～ 2
OCP 应用史	0.65
子宫切除史	0.5 ～ 0.7
输卵管结扎史	0.59
妊娠史	0.5

◆ 筛查

- 目前没有对卵巢癌的筛查方式推荐，CA125 在很多良性情况及其他类型肿瘤发生时也会升高。

- 因此，不建议进行常规筛查，除非对于高风险女性拒绝降低风险的双侧输卵管卵巢切除（bilateral salpingo oophorectomy，BSO）的情况。

○ 专家意见推荐每 6 个月检查 1 次，直到可以进行预防性 BSO 或全子宫双附件切除术。

- 目前对于预防性卵巢切除的意见：完成生育的 40 岁女性，有 BRCA1 或 BRCA2 突变或 Lynch 综合征 II 型。

◆ EOC 的种类

- 浆液性肿瘤：占所有 EOC 的 75%；其组织学表现类似输卵管上皮细胞，可见砂粒体。通常本病为高级别，但是也可见低级别情况。

☆ ☆ ☆ ☆

- 黏液性肿瘤：占所有 EOC 的 10%，病灶体积较大（平均直径为 18 ～ 20cm），但是比浆液性肿瘤局限于卵巢本身时间更长。组织学类似于宫颈内皮细胞。

- 内膜样肿瘤：占所有 EOC 的 10%，组织类型类似子宫内膜癌并且可来源于子宫内膜异位症。

- Brenner 肿瘤：良性或恶性，由移行细胞组成。

- 透明细胞癌：组织学类似肾脏透明细胞癌，伴有高钙血症、高热、VTE，并且转移较早。本型通常为单侧。组织学通常可以同时见到透明细胞和鞋钉样细胞（核插入顶端细胞质）。

- 混合细胞癌：存在 2 种或以上的组织亚型，每一种至少占有肿瘤的 10%；如果存在浆液性癌或肉瘤通常预后差。

◆ 诊断

- 症状通常不特异，主要包括腹部不适和（或）腹胀、腹部膨隆、便秘、消瘦、消化不良、尿频或性交困难。晚期疾病通常由腹水、肠道或大网膜转移引起严重的腹胀、早饱腹感，恶心呕吐；胸腔积液可能导致呼吸困难。

- CA125 ：80% EOC 女性 CA125 升高 > 65U/ml（正常为 < 35U/ml，通常浆液性肿瘤 CA125 最高）。

  ○ CA125 并不是卵巢癌特异性的标志物，在其他恶性病变（子宫内膜癌和胰腺癌）或良性情况（子宫内膜异位症、子宫肌瘤或 PID）中也可以升高。

  ○ 术前检测 CA125 基础值，如果在术前就升高，则可监测 CA125 水平以评价治疗效果：平台说明耐药。

  在 CT 出现疾病证据之前发现其升高提示复发。

- 超声：恶性的表现如下。

  ○ 实性成分，通常为结节状或乳头状，或者囊实性。

  ○ 厚、增强的分隔（> 3mm），多普勒超声可见血流。

  ○ 存在腹水。

  ○ 形状不规则。

  ○ 腹膜肿物，淋巴结增大或存在缠结肠袢。

  ○ 放射影像学（CT、MRI）可能证实肿瘤转移情况，对制订手术策略很重要；如果没有腹水或盆腔肿物，则考虑为卵巢外原发肿瘤

☆ ☆ ☆ ☆

（乳腺、胃肠或胰胆管）。

◆ 治疗

● 手术治疗

○ 分期手术或初始肿瘤细胞减灭术。理想的肿瘤细胞减灭术定义为残余肿瘤＜ 1cm，但残留肿瘤＜ 1cm 越多则预后越好。

○ 手术目标为没有肿瘤残余。

○ 新辅助化疗（neoadjuvant chemotherapy，NACT）可用于不适用于手术或手术难以切除的患者（如弥漫性肠系膜受累），如果可以则接下来进行间歇性肿瘤细胞减灭术。

○ 分期手术

（1）获取腹水或腹腔冲洗液进行细胞学检查。

（2）系统探查所有器官及其表面，包括肠道、肝脏、胆囊、膈肌、肠系膜、大网膜及腹膜。

（3）如果没有可疑区域，则在子宫直肠窝、结肠旁沟、胆囊、肠系膜、膈肌等区域随机取材进行活检。

（4）切除大网膜。

（5）盆腔及腹主动脉旁淋巴结切除。

（6）全子宫切除 +BSO（如果渴望生育，可有选择地对患者进行子宫及单侧卵巢保留）。

（7）如果肿瘤侵犯阑尾或是黏液性肿瘤则行阑尾切除。

（8）可用最小损伤方式进行。

○ 肿瘤细胞减灭术

（1）剖腹探查术。

（2）TAH/BSO。

（3）切除所有肉眼可见病灶：可能包括肠道切除、脾切除、腹膜切除、膈肌剥离 / 切除、肝脏部分切除等。

脾脏切除后的患者应对无包膜微生物进行疫苗接种（肺炎链球菌、流感嗜血杆菌及脑膜炎奈瑟菌）。如果患者出现了败血症，则应用万古霉素、头孢曲松和左氧氟沙星。

○ 如果不能达到满意的结果，关腹并进行新辅助化疗。

● 化疗

○ 一线：铂类 + 紫杉醇联合化疗。

☆ ☆ ☆ ☆

- GOG 111：静脉应用（IV）顺铂 + 紫杉醇（Taxol）效果优于顺铂 + 环磷酰胺。

- GOG 157：早期卵巢癌应用 3 个周期化疗与 6 个周期化疗相比，无证据表明 6 个周期可在复发及生存期上有益，但是毒性有所增加。但是事后分析（post–hoc）证实，6 个周期化疗可改善 EOC 的预后，但是并不有益于其他类型的卵巢癌。

- GOG 158：静脉应用卡铂 + 紫杉醇（paclitaxel）3h 效果并不差于顺铂 + 紫杉醇（paclitaxel）输液 24h，且毒性更小。顺铂更多地发生神经毒性、肾毒性、耳毒性和胃肠道毒性，卡铂更多发生骨髓抑制。

- 剂量密集紫杉醇应用：与传统的卡铂 + 紫杉醇（Taxol）疗法相比，剂量密集每周应用紫杉醇和卡铂增加无进展生存期（progression free survival PFS）（28 个月 vs 17 个月）及总生存期（OS）（3 年时 72.1% vs 65.1%）。两种用法的毒性反应大致相同。但是如果将本方法制定为标准治疗方式，应等待非日本患者的临床研究结果。

○ Ⅲ期患者：腹腔内化疗（intraperitoneal chemotherapy，IPC）效果优于静脉化疗（GOG 172），但只有 42% 患者完成了 6 个周期的 IPC 方案。

- PFS 18.3 个月（IV）vs 23.8 个月（IPC）。

- OS 49.7 个月（IV）vs 65.6 个月（IPC）。

- IP 增加胃肠道、骨髓、神经和感染毒性反应，并且在 4 个周期前和治疗完成 3 ~ 6 周生活质量降低（quality of life，QOL），但是 1 年的 QOL 并无差别。

- 手术时应同时置入 IPC 港（如果没有进行肠道切除），或者在再探查（second look）时置入。

- 并发症：腹膜炎及管路堵塞。

○ 贝伐珠单抗：血管生成抑制剂，新的治疗靶点（GOG 218，ICON 7）。

○ NACT：手术之前进行化疗。

对于不能切除病灶的患者或不能进行肿瘤细胞减灭的患者。

欧洲 RCT 建议 NACT 后进行中间型肿瘤细胞减灭术来处理巨大肿物的Ⅲ C 或Ⅳ期卵巢癌，其效果并不弱于单独进行手术治疗，但 2 种方式治疗后预后均较差。

★ ☆ ☆ ☆

◆ 复发

● 铂类敏感（无疾病期＞ 6 个月 / 无铂期大于 6 个月）。

○ 考虑再次肿瘤细胞减灭术：理想的患者应用足够长的无铂期，无肿瘤扩散且病灶为局限可切除。

○ 再次应用铂类进行治疗 [卡铂＋吉西他滨、卡铂＋多柔比星（Doxil）、单独卡铂]。

● 铂类耐药（最后一次铂类药物停药后 6 个月之内复发）。

○ 化疗可选择脂质体多柔比星、拓扑替康、吉西他滨、紫杉醇、多西他赛、长春新碱、培美曲塞、依托泊苷、六甲蜜胺。

○ 非细胞毒性治疗：贝伐珠单抗、激素治疗（他莫昔芬、来曲唑）、阿纳托唑。

○ 临床试验。

◆ 预后

● 期别分布和 5 年生存率如表 3-24 所示。

● 不同期别的生存率（SEER 1988 ～ 2001 年数据）如表 3-25 所示。

表 3-24　期别分布和 5 年生存率

诊断时期别	期别分布（%）	5 年生存率（%）
局限	15	92.1
区域（区域淋巴结受累）	19	73.2
远处（转移）	60	28.3
不明（未分期）	6	22.9

引自 SEER 18 2005-2011. http://seer.cancer.gov/statfacts/html/ovary.html. Accessed May 4,2015.

表 3-25　不同期别的生存率

分期	1 年生存率（%）	5 年生存率（%）
Ⅰ A	98.9	94.0
Ⅰ B	98.0	91.1
Ⅰ C	92.4	79.8
Ⅱ A	96.4	76.4
Ⅱ B	88.3	66.9
Ⅱ C	80.4	57.0

☆ ☆ ☆ ☆

续表

分期	1 年生存率（%）	5 年生存率（%）
ⅢA	86.4	45.3
ⅢB	81.5	38.6
ⅢC	82.2	35.2
Ⅳ	61.7	17.9

2. 遗传性癌综合征 如表 3-26 所示。

表 3-26 遗传性癌症综合征

综合征	相关癌症	基因 / 定位	其他特点
遗传性乳腺癌和卵巢癌综合征	● 乳腺、卵巢、胰腺、前列腺、宫颈、子宫体	*BRCA1* 17q21	AD 遗传；HR 通路；DNA 双链修复
	● 乳腺、卵巢、胰腺、胃、男性乳腺、黑色素瘤、胆囊、胆管、前列腺	*BRCA2* 13q12	AD 遗传；HR 通路；DNA 双链修复
遗传性非息肉病性结直肠癌综合征	结肠、子宫内膜、膀胱、卵巢	*MLH1*、*MSH2*、*MSH6*、*PMS2* 或 *EPCAM* 错配修复基因，7 号染色体	AD 遗传；识别错配 DNA 并且切除 / 修复
Li-Fraumeni 综合征	乳腺、肉瘤、白血病、脑、肾上腺、结直肠、胰腺	*TP53*（和 *CHEK2*）17p 13.1	
Cowden 综合征	乳腺、胃肠道、子宫内膜、甲状腺	*PTEN* 10q23	AD 遗传；多发性血肿综合征；*PTEN* 突变

☆ ☆ ☆ ☆

续表

综合征	相关癌症	基因/定位	其他特点
共济失调毛细血管扩张症	乳腺、白血病、淋巴瘤、胰腺、胃癌	*ATM* 11q22.3	AR遗传；小脑共济失调；构音障碍；内分泌失调；免疫缺陷；微血管扩张
多发性内分泌瘤综合征（Ⅱb）	不增加乳腺癌风险 甲状腺髓样癌	*RET* 10q11.2	AD遗传；嗜铬细胞瘤；甲状旁腺功能亢进
Peutz-Jeghers综合征	乳腺、结肠、胰腺、胃、卵巢（性索间质肿瘤和卵泡膜细胞瘤）、恶性腺瘤	*STK11* 19q13.3	AD遗传；肠息肉病Ⅱ型（来源于胃肠道和性腺的良性肿瘤）；环管状性索间质肿瘤（SCSTAT）；宫颈恶性腺瘤；卵泡膜细胞瘤

注：HR. homologous recombination，同源重组；AD. autosomal dominant，常染色体显性；AR. autosomal recessive，常染色体隐性

◆ 遗传性非息肉病性结直肠癌（hereditary nonpolyposis colorectal cancer，HNPCC）综合征。

● Lynch综合征。

● 子宫内膜癌的风险为27%～41%。

● HNPCC发生卵巢癌风险为3%～14%。

● *MSH2*和*MLH1*突变占有杂合生殖细胞突变的90%。

● 不同突变发生卵巢癌风险不一（*MSH6* 71%，*MSH2* 40%，

MLH1 27%)。

● 其占有所有子宫内膜癌的 2%～5%，年轻女性、BMI 正常女性及子宫下段受累的女性考虑检测。

● NCCN 指南及美国癌症遗传学联合会建议此类患者从 30～35 岁开始每年进行子宫内膜取样、经阴道超声（为了筛查卵巢癌，对子宫内膜癌筛查作用不大），20～25 岁开始每 1～2 年进行结肠镜检查。

◆ *BRCA1/BRCA2*

● 常染色体显性遗传。

● *BRCA1*（染色体 17q21）：乳腺癌风险 60%，卵巢癌风险 59%，卵巢癌发生较早。

● *BRCA2*（染色体 13q12-13）：乳腺癌风险 55%，卵巢癌风险 16.5%，男性乳腺癌风险增高。

● 基因检测标准：受累亲属数量，患者及受累亲属的血缘级别，诊断于更小年龄，2 处乳腺癌原发病灶，男性乳腺癌患者，多处原发灶患者。

● *BRCA* 突变与三阴性乳腺癌关系密切。

● 携带者在 35～40 岁建议进行减少风险的 BSO 手术，减少卵巢癌和乳腺癌风险。

● 监测：每年进行 2 次卵巢癌监测，应用经阴道超声和血 CA125 检查（在家族中最早诊断年龄之前 5～10 年或从 30 岁开始）。

● OCP 减少卵巢癌的风险。

3. 生殖细胞肿瘤

● 生殖细胞肿瘤由卵巢的原始生殖细胞而来。

● 生殖细胞肿瘤占有所有卵巢肿瘤的 20%～25%，但是只有 3% 是恶性，占有所有卵巢恶性病变的比例＜5%。

● 生殖细胞肿瘤通常在 10～30 岁女性发生。

● 症状：腹部增大和（或）疼痛、性早熟、妊娠症状等。

◆ 生殖细胞肿瘤的种类

● 无性细胞瘤。

○ 无性细胞瘤占有非 EOC 的 30%～40%。

○ 75% 发生于 10～30 岁(1/3 的卵巢恶性肿瘤发生在此年龄段)。

○ 10%～15% 为双侧受累。

☆☆☆☆

　○临床表现多为疼痛、迅速生长、扭转或破裂。

　○组织学包含未分化生殖细胞；合体滋养层巨细胞产生 LDH 和胎盘碱性磷酸酶。

● 内胚窦瘤（卵黄囊）

　○内胚窦瘤占所有生殖细胞肿瘤的 1/5。

　○平均发生年龄为 18 岁，1/3 为绝经前发生。

　○组织学类似卵黄囊的内胚窦；起源于原始卵黄囊。

　○产生甲胎蛋白（alpha fetal protein，AFP）。

　○组织学：Schiller-Duvall 小体。

　○通常建议进行辅助化疗。

● 胚胎癌

　○胚胎瘤占所有恶性生殖细胞肿瘤的 4%。

　○平均诊断年龄为 15 岁。

　○胚胎瘤为恶性侵袭性肿瘤，细胞学有高度核异型性特征。

　○多核巨细胞产生 β-hCG、AFP。

　○临床表现：盆腔巨大肿物，可能包括性早熟、不规则出血、多毛或闭经，因为肿瘤可能分泌雌激素和（或）雄激素。

　○妊娠试验为阳性。

● 多胚瘤

　○多胚瘤非常罕见，通常与其他生殖细胞成分同时存在。

　○多胚瘤由类似于正常胚胎的胚胎体组成。

　○AFP、β-hCG 升高。

● 未成熟畸胎瘤

　○未成熟畸胎瘤占恶性生殖细胞肿瘤的比例 < 1%。

　○未成熟畸胎瘤存在 3 种生殖细胞胚层的组织（外胚层、中胚层、内胚层）。

　○分级依靠的是中性成分、分化程度及胚胎组织的存在。

　○肿瘤标志物 / 激素升高并不常见，因为肿瘤丧失了分泌激素的能力。但是可能出现 AFP、LDH 和 β-hCG 的升高。

◆ 治疗

● 手术：同 EOC 一样，手术治疗取决于疾病的分期及未来的生育要求，应用 EOC 的指南。手术分期应该以相同的方式进行，并且考虑保留生育功能。

• 化疗：博来霉素、依托泊苷、顺铂（BEP）是首选方案，通常效果不错。其他方案包括长春碱、长春新碱、放线菌素D和环磷酰胺（Cytoxan）。

注意：ⅠA期无性细胞瘤或ⅠA期分化1级的畸胎瘤不需要化疗。

• 放疗应用于转移性疾病；尤其是无性细胞瘤对放疗特别敏感，中等剂量－25～30Gy分20～25次治疗通常有效。

4. 性索间质肿瘤

• 性索间质肿瘤占所有卵巢原发性肿瘤的5%～8%。

• 性索间质肿瘤通常由卵巢细胞产生，但是偶尔由睾丸或混合卵巢和睾丸细胞产生。

• 分期依照FIGO卵巢癌分期。

• 症状：与生殖细胞肿瘤一样（包块、性早熟、不规则性出血或闭经、男性化表现）。

◆ **分类**

• 颗粒-间质细胞肿瘤

○ 颗粒-间质细胞肿瘤占有性索间质肿瘤的70%。

○ 根据组织学分为成人型（95%）和青少年型；成人型通常发生于绝经后女性。成人型有Call-Exner小体［团索排列的肿瘤细胞中有腺样或花环样腔隙，其中有粉染（嗜伊红）蛋白样物质］。

○ 颗粒-间质细胞肿瘤产生抑制素、苗勒管抑制物质（mullerian inhibiting substance, MIS）。抑制素可以用于评价治疗效果及检测复发。目前临床不能检测MIS。

○ 子宫内膜增生发生于约20%～25%的患者，5%～10%发生子宫内膜癌。

• 泡膜细胞瘤

○ 泡膜细胞瘤通常为间质的良性纤维瘤；存在恶性成分提示纤维肉瘤或弥漫性颗粒细胞肿瘤。

○ 单侧。

○ 绝大多数发生于绝经后女性。

○ 泡膜细胞瘤通常表现为异常子宫出血（由于泡沫细胞产生雌激素）。内膜增生发生率为15%，内膜癌为25%。

☆ ☆ ☆ ☆

- 纤维瘤
  - 间质的实性肿瘤，通常为良性且单侧。
  - 大多数发生于绝经后女性。
  - 可见 Meigs 综合征（卵巢纤维瘤、腹水、胸腔积液），腹水与分泌的血管内皮生长因子有关。手术切除治疗，复发较为少见。
- Sertoli-Leydig 肿瘤
  - Sertoli-Leydig 肿瘤占有所有卵巢肿瘤的 < 0.5%。
  - 诊断的平均年龄为 25 岁。
  - 临床表现：1/3 女性出现男性化（闭经、多毛、乳腺萎缩、粉刺和阴蒂长大），因为肿瘤分泌雄激素。
- 两性母细胞瘤
  - 两性母细胞瘤是罕见的肿瘤，由 Sertoli-Leydig 和颗粒细胞瘤两种成分组成，每种成分至少占有 10%。
  - 本病可能与雄激素和（或）雌激素产生有关。
  - 本病通常为良性，可通过单侧输卵管卵巢切除进行治疗。

◆ 治疗

- 对于大多数性索间质细胞肿瘤来说，初始治疗为手术治疗；大多数病例诊断时肿瘤都局限于单侧或双侧卵巢。关于 EOC 的指南可用于确定合适的治疗和分期方案。对大多数患者来说（Ⅰ期），长期的无疾病生存率为 75% ～ 90%。
- 化疗并不推荐用于Ⅰ期的患者，因为单独手术治疗即可获得很好地预后。但是，术后化疗应用于Ⅱ～Ⅳ期患者可改善患者生存期。化疗应包括铂类，并联合其他药物 [如 BEP、环磷酰胺和（或）多柔比星]。

◆ 标记物

卵巢生殖细胞和性索间质细胞的肿瘤标记物如表 3-27 所示。

5. 腹膜假黏液瘤 （pseudomyxoma peritonei，PMP）

- 弥漫性胶样物质。
- 黏液性。
- 其常被称作"果冻样腹"。
- 其通常来源于阑尾的囊腺瘤，阻塞阑尾腔，破裂，导致产生黏液的细胞种植于腹部。

表 3-27 卵巢生殖细胞和性索间质细胞的肿瘤标记物

种类	LDH	AFP	hCG	E₂	抑制素	睾酮	雄激素	脱氢表雄酮 (DHEA)
无性细胞瘤	+	-	-	-	-	-	-	-
胚胎癌	-	+/-	+/-	-	-	-	-	-
未成熟畸胎瘤	-	-	-	+/-	-	-	-	+/-
绒毛膜癌	-	-	+	-	-	-	-	-
内胚窦瘤	-	+	-	-	-	-	-	-
卵泡膜瘤	-	-	-	-	-	-	-	-
颗粒细胞瘤	-	-	-	+/-	+	-	-	-
Sertoli- Leydig 肿瘤	-	-	-	-	+/-	+	+	-
两性母细胞瘤	-	-	-	+/-	+/-	+/-	+/-	+/-

☆☆☆☆

- 腹围增加是常见的临床表现。
- CT检查密度类似于水，表现为异源性。
- 压迫肝脏和脾脏产生"贝壳征"，肠系膜清晰可见，钙化较为常见。

◆治疗

肿瘤细胞减灭术后进行EBRT，腹腔内放射性同位素治疗，IP化疗和系统性化疗。

◆进行或不进行IP化疗的存活率如表3-28所示。

表3-28　进行或不进行IP化疗的存活率

	5年生存率（%）	
	不进行IP化疗	进行IP化疗
播散性腹膜黏液腺瘤	84	81
腹膜黏液癌	7	59
中间特征肿瘤	38	78

引自 Ronnett BM, Zahn cM,Kurman RJ, et al. Disseminated peritoneal adenomucinosis and peritoneal mucinous carcinomatosis. A clinicopathologic analysis of 109 cases with emphasis on distinguishing pathologic features, site of origin, prognosis, and relationship to "pseudomyxoma peritonei" Am J Surg Pathol, 1995, 19: 1390-1408; chua tc, Moran BJ, Sugarbaker PH, et al. early- and long-term outcome data of patients with pseudomyxoma peritonei from appendiceal origin treated by a strategy of cytoreductive surgery and hyperthermic intraperitoneal chemotherapy. J Clin Oncol, 2012, 30: 2449-2456.

6. 低度恶性潜能的交界肿瘤

- 低度恶性潜能的交界肿瘤占EOC的10%～20%，占所有卵巢恶性病变的约10%。
- 诊断的平均年龄为49岁，但是研究之间存在偏差；发病率最高的年龄段为15～29岁年龄组。
- *BRCA1* 和 *BRCA2* 突变并不引起发病风险增加。

◆诊断

- 患者通常无症状，CT或超声表现为附件区肿物，表现的症状通常与肿物相关。
- 超声：单房或复杂性肿物；常见乳头。

☆　☆　☆　☆

- 高达 50% 的患者 CA125 正常，< 25% 的患者 CA125 > 100U/ml。

◆ 分期

- 存在矛盾，即使淋巴结受累情况下预后也很好（最近的回顾性研究显示，随访 6.5 年，98% 存活）。

- 但是，对于 25% 存在浸润性病灶的患者来说，分期手术可以提供最后治疗需要的信息，所以通常进行分期手术。

- 浸润性转移可能性较低。

◆ 组织学亚型

- 浆液性

○ 大多数肿瘤为此类型。

○ 75% 为 I 期。

○ 25% ～ 50% 为双侧。

○ 高达 25% 的最初诊断交界性肿瘤的患者最终病理分期升级为浸润性癌。

- 黏液性

○ 大多数为 I 期（> 90%）。

○ 小于 10% 为双侧，除了宫颈内膜细胞类型（高达 40% 为双侧）。

○ 卵巢的黏液性肿瘤可能真正来源于阑尾，而且并不是交界性；此类型肿瘤对阑尾和肠道进行检查是很重要的。

◆ 治疗

- 因为预后情况好，治疗通常仅为手术治疗。

- 可以进行单侧输卵管卵巢切除，或者如果患者渴望生育甚至可以单纯进行囊肿剔除。但是单纯囊肿剔除的复发率高达 30%。

◆ 不同期别的存活率：如表 3-29 所示。

表 3-29　不同期别低度恶性潜能的交界肿瘤的生存率

分期	5 年生存率（%）	10 年生存率（%）
I	99	97
II	98	90
III	96	88
IV	77	69

☆ ☆ ☆ ☆

五、子宫体癌

- 子宫体癌是美国最常见的妇科恶性肿瘤。
- 早期表现为异常子宫出血或点滴出血。
- 白种人发生率比黑种人多 40%，但是黑种人病死于该疾病的风险为白种人的 2 倍。
- 诊断时 69% 病灶为局限性。

1. 危险因素

- 年龄、雌激素暴露增加（PCOS、未对雌激素进行拮抗的激素治疗、肥胖、未产）、他莫昔芬应用。
- HNPCC 综合征在 70 岁时存在 39% 的内膜癌风险。
- 减少循环雌激素含量的因素如吸烟和口服避孕药应用，可以减少此激素风险。
- 子宫内膜增生是子宫内膜癌的前驱病变。

2. 分类

- 子宫内膜癌：75% ～ 80%。
- 透明细胞癌：1% ～ 5%。
- 浆液性乳头状癌：5% ～ 10%。
- 混合型：少见。
- 肉瘤：4% ～ 5%。

3. 子宫内膜癌　最常见的子宫恶性病变（＞ 90%）；腺癌。

- Ⅰ 型
- 组织类型为子宫内膜样癌。
- 本型与未拮抗的雌激素暴露有关。
- 本型由子宫内膜增生发展而来。
- Ⅱ 型：Ⅱ 型子宫内膜癌（更具有侵袭性）。
- 浆液性癌：类似于卵巢或输卵管的肿瘤；高级别病变；通常与 LVSI、深肌层浸润有关；此类肿瘤类似卵巢癌的生物学行为，转移较早且程度严重。
- 透明细胞癌：常发生于年龄大的女性，极具侵袭性。同样经常为高级别。
- 无激素相关性。

☆ ☆ ☆ ☆

　4. 子宫肉瘤　占子宫恶性疾病约 4%。

●临床表现 / 子宫肉瘤的评估

○阴道出血（最常见）、疼痛、盆腔胀满感、阴道分泌物恶臭是常见的临床症状。

○子宫增大，检查可能见到宫颈外部生长物。

○如果没有子宫内膜受累则内膜活检可能为阴性。

○CT、MRI、超声检查并不能可靠鉴别肉瘤、肌瘤、癌、腺肌症。

●GOG 分类

○平滑肌肉瘤。

○子宫内膜间质肉瘤。

○混合型同源苗勒管肉瘤——癌肉瘤。

○混合型异源苗勒管肉瘤——癌肉瘤。

○其他。

●平滑肌肉瘤（leiomyosarcoma, LMS）

○平均发生年龄为 43 ～ 53 岁，绝经前患者预后较绝经后预后好。

○因为肌瘤进行子宫切除的患者病理很少表现为 LMS（0.23%）。

○本病对激素治疗无反应。

○每高倍视野（high power field，HPF）＞ 10 个核分裂象，核异型性，凝固性坏死。

○局限性疾病考虑辅助放疗，进展性疾病考虑系统性化疗。

○吉西他滨、多西他赛为一线辅助化疗用药。

○多柔比星同样有高反应率。

●子宫内膜间质肉瘤（endometrial stromal sarcoma，ESS）

○本病类似于子宫内膜间质细胞侵袭子宫肌层。

○通常为低级别并且对激素反应好（绝经可以作为辅助治疗）。

●癌肉瘤（子宫恶性混合性苗勒管肿瘤，malignant mixed Müllerian tumors，MMMT）

○本病是最常见的子宫肉瘤；生物学行为类似癌性成分。

○肉瘤成分类似于平滑肌肉瘤、纤维肉瘤、恶性纤维组织细胞瘤（同源），或横纹肌肉瘤、软骨肉瘤、骨肉瘤或脂肪肉瘤（异源性）。

○早期癌肉瘤 5 年生存率为 50%；进展期为 20%。

○手术分期：TAH、BSO、盆腔冲洗液、淋巴结切除。

☆☆☆☆☆

- ○30% 患者出现子宫外疾病。
- ○盆腔放疗能够起到局部控制作用但是不能改善预后。
- ○应用异环磷酰胺和紫杉醇联合化疗与单独应用异环磷酰胺相比，可改善反应率、总生存期和无进展生存期，但是神经毒性更多。
- ○卡铂/紫杉醇为可接受方案，且毒性更少。
- ●未分化子宫内膜肉瘤
- ○未分化子宫内膜肉瘤极具侵袭性，预后不好，且缺乏相关数据。
- ○血管浸润与 5 年生存率更差相关（17% vs 83%）。
- ○并没有完全定义理想的治疗方式，手术后进行卡铂 + 紫杉醇 ± 盆腔放疗为可接受方案。
- ○复发可进行卡铂 + 紫杉醇或多柔比星或异环磷酰胺方案。

5. 子宫内膜增生

- ●10 年未处理的子宫内膜增生，可能进展为子宫内膜癌，如表 3-30 所示。
- ●社区医院诊断的存在异型性的不典型增生有 43% 的癌症发生率。

表 3-30　未治疗的子宫内膜增生进展情况

病理	恢复(%)	持续存在(%)	进展为癌(%)
单纯增生，无不典型性	80	19	1
复杂性增生，无不典型性	79	17	3
单纯性增生，有不典型性	69	23	8
复杂性增生，有不典型性	57	14	29

经许可引自 Kurman RJ, Kaminski PF, norris HJ, the behavior of endometrial hyperplasia. A long-term study of "untreated" hyperplasia in 170 patients. Cancer, 1985, 56: 403-412.

6. 子宫内膜癌的临床表现及评估

- ◆子宫内膜癌通常表现为异常子宫出血或绝经后出血。所有的绝经前或绝经后的异常子宫出血都应查明原因。
- ●10% 存在癌变，60%～80% 为萎缩，5%～10% 内膜增生，2%～12% 息肉，15%～25% 激素治疗。
- ◆应用他莫昔芬治疗的患者发展为子宫内膜癌的风险增加。筛查并不有效；由于他莫昔芬引起上皮下间质肥大，所以超声评估效果有限；子宫内膜厚度增加；任何阴道出血都应该进行检查和进一步评估。

◆ HNPCC 综合征的患者应考虑预防性子宫切除和双附件切除，如果未进行切除，应每年进行子宫内膜活检和超声检查进行监测。

◆ 绝经后出血的合适评估方式目前仍有争议，目前超声和子宫内膜活检是 2 种合适的检查方式，很多研究试图确认两者哪种更好。

• 子宫内膜厚度的超声测量——cut-off 值为 5mm。

○ 阳性预测值为 9%，阴性预测值为 99%。

○ 诊断子宫内膜癌的敏感度为 90%，特异度为 48%。

○ Meta 分析：超声提示如果内膜＜ 5mm，检测后发生子宫内膜癌的可能为 2.5%，如果子宫内膜＞ 5mm，检测后发生子宫内膜癌的可能为 32%。

○ 如果超声检查为第一步，50% 需要进一步评估。

• 子宫内膜活检

○ 特异度为 98%，敏感度为 99%。

○ 假阴性率为 5% ～ 15%。

○ 检测阳性后发生子宫内膜癌的可能为 82%，如果检测阴性为 0.9%。

○ "样本量不足" 应进一步评估（特别是超声提示子宫内膜厚时）；20% 可能得到病理，且 3% 为癌症。

○ 子宫内膜萎缩伴超声提示子宫内膜增厚需要进行进一步评估。

◆ 如果出血持续存在或临床怀疑为恶性，应进行 D&C 以评估。

7. 子宫内膜癌的分期（手术病理分期）

◆ 子宫切除、双附件切除、盆腔及腹主动脉旁淋巴结切除。

◆ 特别注意

• 前哨淋巴结显影。

• 如果子宫外存在巨大病灶应进行肿瘤细胞减灭术。

• 如果确定宫颈受累则进行广泛子宫切除。

• 组织学提示高级别则进行大网膜切除。

◆ 手术当中评估淋巴结受累情况

• 存在增大、可疑的淋巴结。

• 高级别病变、深部浸润或肿瘤＞ 2cm 可进行冷冻病理检查。

☆ ☆ ☆ ☆

- 如果存在子宫外巨大病灶则进行肿瘤细胞减灭术。

◆ LVSI 预测盆腔淋巴结转移风险为 27%，腹主动脉旁淋巴结转移风险为 19%。

8. FIGO 分期（2009 年修订）

- 子宫内膜癌如表 3-31 所示。
- 子宫肉瘤如表 3-32 所示。
- 癌肉瘤应按照子宫内膜癌的分期标准进行。

表 3-31　子宫内膜癌的 FIGO 分期

Ⅰ	肿瘤局限于子宫体
ⅠA	肿瘤局限于子宫内膜或侵及肌层 < 1/2
ⅠB	肿瘤侵及肌层 ≥ 1/2
Ⅱ	肿瘤侵及宫颈间质但无子宫外病变 *
Ⅲ	子宫外盆腔转移或腹膜后转移
ⅢA	肿瘤侵及浆膜和（或）附件（直接扩散或转移）+
ⅢB	阴道或宫旁受累（直接扩散或转移）+
ⅢC	盆腔和（或）副主动脉旁淋巴结转移
ⅢC1	盆腔淋巴结转移
ⅢC2	腹主动脉淋巴结转移伴或不伴盆腔淋巴结转移
Ⅳ	肿瘤侵及膀胱和（或）直肠黏膜，和（或）远处转移
ⅣA	肿瘤侵及膀胱黏膜和（或）直肠（大疱样水肿不为Ⅳ A）
ⅣB	远处转移（包括腹股沟淋巴结，腹腔内转移或肺、肝、骨骼转移，不包括腹主动脉旁淋巴结、阴道、浆膜或附件转移）

* 宫颈内膜腺体受累为Ⅰ期；+ 腹腔细胞学阳性不影响分期

引自 FIGO Committee on Gynecologic Oncology. Revised FIGO staging for carcinoma of the vulva, cervix, and endometrium. Int J Gynecol Obstet, 2009, 105(2): 103-104.

表 3-32　子宫肉瘤的 FIGO 分期

平滑肌肉瘤和子宫内膜间质肉瘤	
Ⅰ期	肿瘤局限于宫体
ⅠA	最大径 ≤ 5cm
ⅠB	最大径 > 5cm

Ⅱ期	肿瘤侵犯子宫外盆腔器官
ⅡA	肿瘤侵犯附件
ⅡB	盆腔其他组织受累
Ⅲ期	肿瘤侵犯腹腔内器官（不仅仅是肿瘤突出达腹腔）
ⅢA	肿瘤侵犯一个部位
ⅢB	肿瘤侵犯一个以上部位（≥2）
ⅢC	区域淋巴结转移／盆腔和（或）腹主动脉旁淋巴结转移
Ⅳ期	累及膀胱和（或）直肠黏膜及远处转移
ⅣA	肿瘤侵犯膀胱和（或）直肠
ⅣB	远处转移（除外附件、盆腔及腹腔组织）

注：与卵巢或盆腔子宫内膜异位症相关，同时发生的子宫体和卵巢／盆腔肿瘤应该作为原发性肿瘤单独分类

经 FIGO 许可引自 FIGO Committee on Gynecologic Oncology. Revised FIGO staging for carcinoma of the vulva, cervix, and endometrium. Int J Gynecol Obstet, 2009, 105(2): 103-104.

9. 治疗

• 治疗由分期、分化级别、组织学亚型和患者耐受能力来决定的。

• 低风险疾病（ⅠA、ⅠB 期分化为 1 级和 2 级，ⅠA 期分化 3 级无 LVSI）在手术之后不需要进一步治疗（应用"旧"分期）。

• 高风险或中间风险疾病：年龄增加，分化为 2 级或 3 级，LVSI，外 1/3 肌层浸润。如果年龄＜50 岁存在 3 个危险因素，50～70 岁存在 2 个危险因素，或＞70 岁存在 1 个危险因素，则推荐进行辅助放疗。

• 虽然术后放疗 [阴道近距离放疗和（或）盆腔 EBRT] 可以显著控制局部疾病，但不影响生存率，存在显著的毒性反应。

• Ⅱ期：如果术前已知宫颈受累，应该进行广泛子宫切除。如果在术后诊断宫颈受累，应该进行阴道内照射放疗。

• Ⅲ期和Ⅳ期的患者：理想的肿瘤细胞减灭术可改善预后。推荐进行手术后的辅助化疗；但是，理想方案目前并不确定；放疗的作用目前也并不明确。

• 透明细胞癌和浆液性乳头状癌不论期别都应该进行辅助治疗。虽然进行了治疗，但此类肿瘤通常极具侵袭性。

☆ ☆ ☆ ☆

• 极早期的子宫内膜癌渴望保留生育功能者可进行黄体酮治疗而不是手术。每 3 个月进行 D＆C 以评价患者对药物的反应情况。

10. 预后

• 最显著的影响因素：分期、组织分级、肌层浸润深度。

• 年龄、组织亚型、LVSI、黄体酮受体情况同样对预后具有一定意义。

• 更有侵袭性的组织学亚型预后通常不好，即使没有肌层浸润，36% 的子宫浆液性癌可能存在淋巴结阳性。

• Ⅰ 期和 Ⅱ 期的 5 年生存率为 36%。

• Ⅰ 期透明细胞癌 5 年生存率为 72%，Ⅱ 期的 5 年生存率为 60%。5 年的总无疾病生存率为 40%。复发通常为远处复发，通常发生于肺部、肝脏或骨骼。

• 子宫腺肉瘤的预后较好（除非肉瘤过度生长或肌层浸润）。

11. 监测

• 2 年内每 3 ～ 6 个月进行 1 次检查，然后每年检查 1 次。如果诊断时存在 CA125 升高，每次随访均应进行此检查。

• 单纯的阴道复发通常可以通过手术或阴道放疗解决。复发者可用化疗或孕激素治疗。

12. 预后

• 期别相关的分期和 5 年生存率如表 3-33 所示。

表 3-33　期别相关的分期和 5 年生存率

诊断时分期	期别分布（%）	5 年生存率（%）
局限	67	95.3
区域性（转移至区域淋巴结）	21	68.2
远处（转移）	8	16.9
不明确（未分期）	4	48.5

引自 SEER 18 2005-2011. http://seer.cancer.gov/statfacts/html/corp.html. Accessed May 4, 2015.

六、外阴癌

• 外阴癌在妇科肿瘤发病率中排名第 4 位；占女性生殖道恶性病变的 5%。

☆ ☆ ☆ ☆

- 危险因素：宫颈癌病史；免疫缺陷。
  - 年轻女性：吸烟、VIN、CIN、HPV。
  - 年长女性：外阴营养不良。
- 临床表现：外阴白斑，溃疡或大阴唇的肿物（会阴、阴蒂、阴阜比较少见）；瘙痒是最常见的症状。
- 诊断：对病变中央部位进行活检，如果临床高度怀疑外阴癌但并没有发现明显病变，则行阴道镜检查。
  - 外阴病变的管理原则：活检！活检！
- 鳞状细胞癌：占外阴癌的86.2%。
  1. FIGO分期（2009修订）　如表3-34所示。

表3-34　外阴癌的 FIGO 分期

Ⅰ期	肿瘤局限于外阴
ⅠA	肿瘤局限于外阴或会阴，最大直径≤2cm，间质浸润≤1mm，无淋巴结转移
ⅠB	肿瘤最大径线＞2cm，局限于外阴会阴，间质浸润＞1mm[*]
Ⅱ期	肿瘤局部扩散至邻近会阴器官（下1/3尿道、下1/3阴道、肛门），无淋巴结转移
Ⅲ期	腹股沟淋巴结转移，无论肿瘤大小或有无邻近会阴器官（下1/3尿道、下1/3阴道、肛门）受累
ⅢA	1个淋巴结受累（≥5mm）或 1～2个淋巴结转移（＜5mm）
ⅢB	≥2个淋巴结转移（≥5mm）或 ≥3个淋巴结转移（＜5mm）
ⅢC	阳性淋巴结出现囊外扩散
Ⅳ期	肿瘤侵犯其他区域（上2/3尿道、上2/3阴道）或远处器官
ⅣA	肿瘤侵犯以下部位 上尿道和（或）阴道黏膜，膀胱黏膜，直肠黏膜或固定于骨盆，或腹股沟淋巴结固定或溃疡形成
ⅣB	任何部位（包括盆腔淋巴结）的远处转移

　＊肿瘤浸润深度指肿瘤从接近最表皮乳头上皮 - 间质连接处至最深浸润点的距离

　经许可引自 Revised FIGO staging for carcinoma of the vulva, cervix,and endometrium. Int J Gynecol Obstet, 2009, 105(2): 103-104.

☆ ☆ ☆ ☆

2. 预后   期别分布和 5 年生存率如表 3-35 所示。

表 3-35   期别分布和 5 年生存率（外阴癌）

诊断时分期	期别分布（%）	5 年生存率（%）
局限	59	85.8
区域（区域淋巴结转移）	31	55.4
远处（转移）	5	15.5
不明（未分期）	5	49.3

引自 SEER 18 2005-2011.http://seer.cancer.gov/statfacts/html/vulva.html. Accessed May 4,2015.

3. *治疗*
- 按肿瘤大小进行治疗（表 3-36）。
- 腹股沟阳性淋巴结数目是预后的最好预测因素。

表 3-36   根据肿瘤大小进行治疗

肿瘤	治疗
直径 ≤ 2cm，深度 ≤ 1mm	如果没有 LVSI 则进行局部切除，距离肿瘤边缘 1cm
直径 > 2cm 或深度 > 1mm	• 如果为单侧（距离尿道、阴蒂和后阴唇系带 > 2cm），进行广泛局部切除并进行单侧淋巴结切除 ○ 如果所有淋巴结均为阴则无须进一步治疗 ○ 如果淋巴结阳性切除其他腹股沟淋巴结。如果 > 2 个淋巴结阳性则进行辅助放疗 • 如果距离中线 < 2cm，则进行广泛局部切除，并进行双侧腹股沟淋巴结切除。如果 > 2 个 LN 淋巴结阳性则行盆腔淋巴结切除、放疗
扩散超过外阴（尿道、阴道、肛门、淋巴结）	标准治疗方式为新辅助放疗 只有在不适合放化疗时行广泛外阴切除 + 淋巴结切除，或盆腔廓清术

☆ ☆ ☆ ☆

4. 术后关怀

● 广泛外阴切除后（进行或不进行外阴重建），应进行卧床休息和（或）避免坐位 3～5d，预防 VTE，进行物理学治疗、腹股沟引流，采取低渣饮食。

● 并发症：血清肿、DVT/PE、慢性下肢水肿、复发性淋巴管炎，腹股沟相关并发症的发生率高达 50%～60%。

● 保留隐静脉可减少外阴切除后的感染风险。

5. 非鳞状细胞外阴肿瘤

◆ 黑色素瘤：占外阴癌的 4.8%；占所有女性黑色素瘤的 3%～7%。

● 绝经后白种人女性容易发生，中位年龄为 68 岁。

● 分期：Breslow 标准（基于病灶的深度）。

● 治疗：如果＜ 0.76mm，则进行局部切除（wide local excision，WLE），距病灶边缘 1cm；如果＞ 0.76mm，则行 WLE 加双侧腹股沟淋巴结切除。

◆ 前庭大腺腺癌：占外阴癌的 5%。

● 40 岁以上前庭大腺增大。

● 对所有 40 岁以上女性的前庭大腺病灶进行活检。

● 本病常存在转移。

● 治疗：局部广泛切除并且术后进行放疗。

◆ 乳腺外 Paget 病（Paget disease）：占外阴癌的比例＜ 1%。

● 与乳腺 Paget 病的表现相类似，包括湿疹样外观、界线清晰、边缘略隆起、背景为红色，通常为多病灶，可发生于外阴的任何部位。

● 10%～ 12% 的 Paget 病患者存在浸润性病变且 4%～ 8% 存在上皮下腺癌；20%～ 30% 患者存在非邻接的癌变。

● 治疗：行 WLE 或外阴切除术，依据病灶大小进行。

● 12%～ 58% 发生局部复发。

◆ 基底细胞癌（占外阴癌的 2%）

● 基底细胞癌可发生局部浸润，但通常无转移。

● 既往及同时发生恶变的可能性高。

● 治疗：广泛局部切除，不进行淋巴结切除术。

◆ 肉瘤（占外阴癌的 1%～ 2%）

● 治疗：行 WLE，淋巴转移不常见。

☆☆☆☆

七、阴道肿瘤

- 阴道癌占所有妇科癌症的比例约为 1%

- 原发性阴道癌很少见，但是肿瘤转移也不常见。

- 3% ～ 7% 阴道上皮内瘤变（vaginal intraepithelial neoplasia, VAIN）患者可能进展为浸润癌。

1. **危险因素** 与宫颈癌相同(70% 的活检切片存在 HPV 16/18 型)。

2. **临床表现**

- 多数表现为阴道出血。

- 阴道上 1/3 后壁为最常见的发生部位。

- 影响年龄为 35 ～ 90 岁，> 50% 发生于 70 ～ 90 岁女性。

3. **诊断** 病灶活检（肿块、斑块或溃疡）。

- 窥器检查时可能阻挡视野，需要边移动边进行检查。

- 20% 的阴道肿瘤是在进行宫颈癌的宫颈刮片时发现的。

- 如果刮片异常且宫颈无异常表现则进行阴道镜检查。

4. **鳞状细胞癌**

- 鳞状细胞癌占阴道癌的 85%。

○ 临床表现为结节、溃疡、硬结、内生物或外生病变。

○ 本病与 HPV 感染相关。

5. **分期**

- 分期为临床分期如表 3-37 所示。

- 上 1/3 的癌变扩散至盆腔、腹主动脉旁淋巴结。

- 下 1/3 的癌变转移至腹股沟淋巴结。

表 3-37　阴道癌的临床分期

分期	描述	5 年生存率（%）
I	局限于阴道黏膜	95
II	宫旁侵犯，未达盆壁	67
III	肿瘤达盆壁、盆腔骨骼	32
IV A	肿瘤侵犯膀胱和（或）直肠，真骨盆之外	18
IV B	远处转移	几乎为 0

6. 治疗　个体化治疗（根据与膀胱、尿道和直肠的关系）。

● Ⅰ 期：阴道上部的病变通常进行广泛性手术切除，大多数其他病变行放疗处理（7000 cGy）和近距离放疗治疗；可同时进行顺铂增敏。下部 1/3 的病变需要对腹股沟淋巴结进行处理，采用放疗或手术切除的广泛。

● Ⅱ～Ⅳ 期：放疗。

● 复发疾病：可考虑行盆腔廓清。

7. 其他

● 腺癌：发生于更年轻的女性，通常由于 DES 的暴露。治疗：类似宫颈癌（广泛子宫切除，盆腔淋巴结切除，阴道切除），5 年生存率：Ⅰ 期为 87%；Ⅱ 期为 76%；Ⅲ 期为 30%。

● 胚胎横纹肌肉瘤（葡萄状肉瘤）：发生于婴儿。治疗：化疗（VAC，即长春新碱、放线菌素 D、环磷酰胺）、放疗、手术治疗。

● 黑色素瘤：占阴道恶性病变的比例 < 0.5%，蓝 - 黑色肿物，通常在阴道的外 1/3，具有侵袭性，5 年生存率 < 20%。

八、妊娠滋养细胞疾病 / 肿瘤

1. 妊娠滋养细胞疾病（gestational trophoblastic disease，GTD）种类

◆ 完全性

● 核型为 46，XX。

● 本型由空卵和 2 个精子结合而来，没有胎儿成分或红细胞，绒毛水肿。

● 15% 排空后发现局部浸润，4% 发生转移。

● 发生率为所有妊娠的 1/1945。

● 约 50% 存在较大的黄体囊肿。

● 常见的症状为阴道出血；25% 患者的子宫大于孕周（表 3-38）。

◆ 部分性

● 核型为 69,XXY 或 69,XXX。

● 本型由一个卵子和 2 个精子结合而成，可存在胎儿成分和红细胞。排空后有 2% ～ 4% 持续存在。

● 患者通常表现为不全流产的症状和体征，如表 3-38 所示。

⭐️☆☆☆

表 3-38　部分和完全性葡萄胎的特征

	部分性	完全性
核型	通常为 69,XXX 或 69,XXY	46,XX 或 46,XY
病理		
胎儿	通常存在	无
羊膜、胎儿红细胞	通常存在	无
绒毛水肿	多样、多灶	弥漫
滋养细胞增生	多样、局部、轻中度	弥漫，轻中度
临床表现		
诊断	稽留流产	葡萄胎妊娠
子宫大小	小于孕周	50% 大于孕周
黄体囊肿	少见	25%～30%
内科合并症	少见	常见
持续滋养细胞疾病	1%～5%	15%～20%

经许可引自 Cunningham F et al.Gestational trophoblastic disease.In: Cunningham F, et al. eds. Williams Obstetrics, 23rd ed. New York, NY: McGraw-Hill, 2010.

◆ 绒毛膜癌

● 3%～7% 的葡萄胎将发展为绒毛膜癌，50% 的绒毛膜癌由葡萄胎发展而来，25% 的绒毛膜癌来源于正常妊娠，25% 的绒毛膜癌来源于流产和足月产。

◆ 胎盘部位滋养细胞肿瘤

● 胎盘部位滋养细胞肿瘤是绒毛膜癌的罕见类型，β-hCG 通常上升幅度不大，而人胎盘生乳素（human placental site lactogen,HPL）升高。

● 本病对化疗耐药，需手术切除子宫。

2. 评估

● 诊断后进行 β-hCG 定量、胸部 X 线片、TFT（甲状腺功能）、CBC、PT/APTT、LFT（肝功能）检查。

3. 治疗

● D&C（一定给予缩宫素；并且进行麻醉，这并不是正常的

☆ ☆ ☆ ☆

D&C，测血型并交叉配血 4U)，如果需要给予 RhoGAM。如果未来没有生育计划则子宫切除为合适的治疗方式。

- 每周监测 β-hCG 直至正常满 3 次，接下来每个月复查，复查满 6 个月。患者在此期间（1 年内）应进行避孕。

- 对于未来的妊娠来说：早进行超声，胎盘送病理，产后 6 周查 β-hCG。1 次葡萄胎妊娠后将来再次发生葡萄胎的可能为 1%。

- 侵袭性葡萄胎：完全性葡萄胎清宫后约 15% 存在局部浸润。其他妊娠情况后发生较罕见。

4. 随访

- 如果葡萄胎治疗后，β-hCG 连续升高 2 周，或 3 周呈平台状态，或降至 0 后增加，考虑持续性妊娠滋养细胞疾病（GTD）。

- 持续性疾病进行检查：β-hCG、LFT、肾功能、CBC。

- 转移性疾病的检查：胸部 CT、腹部 / 盆腔 CT、头部 CT 或 MRI。

5. 妊娠滋养细胞肿瘤 WHO 评分（表 3-39）

表 3-39　妊娠滋养细胞肿瘤的 WHO 评分

预后因素	分数			
	0	1	2	4
年龄（岁）	< 39	≥ 39	—	—
前次妊娠	葡萄胎	流产	足月产	—
间隔（个月）	< 4	4 ~ 6	7 ~ 12	> 12
β -hCG（mIU/ml）	< 1000	1000 ~ 10 000	10 000 ~ 100 000	> 100 000
ABO 血型	—	O 或 A	B 或 AB	—
最大肿瘤直径，包括子宫（cm）	—	3 ~ 5	≥ 5	—
转移部位	肺、盆腔、阴道	脾、肾	胃肠道、肝	脑
转移部位数目	—	1 ~ 3	4 ~ 8	> 8
前次化疗	—	—	单药	多药

☆ ☆ ☆ ☆

◆ 评分系统计算风险

● 低风险：0 ～ 4 分。

● 中风险：5 ～ 7 分。

● 高风险：> 8 分。

6.持续性滋养细胞疾病的治疗

◆ 低风险

● 单药治疗：放线菌素 D 或 MTX。

● GOG 173：RCT 研究每周应用 MTX 30mg/m^2 和脉冲应用放线菌素 D。2 周进行放线菌素 D 比每周进行 MTX 治疗有更高的完全反应率。

● 每个月检测 β-hCG 12 个月，接下来每 2 个月查 1 次，共 12 个月。

◆ 高风险

● 最佳治疗方案仍不清楚。

● EMA-CO 方案。

○ 5 种药物连用（依托泊苷、MTX、放线菌素、环磷酰胺、长春新碱）。

○ 一线方案被广泛应用。

九、化疗

● 化疗药物的作用机制如表 3-40 所示。

● 化疗药物作用于不同的细胞周期如图 3-4 所示。

● 经常应用的化疗药物如表 3-41 所示。

表 3-40　化疗药物的作用机制

化疗药物	作用机制
烷化剂（铂类、异环磷酰酶）	干扰 DNA 复制
抗代谢物	阻止细胞分化或并入细胞核物质
植物碱（紫杉醇类）	诱导稳定微管聚合→阻止细胞复制
生物碱（依托泊苷、拓扑替康）	抑制拓扑异构酶 II →阻止细胞复制
抗肿瘤的抗生素	很多作用形式
单克隆抗体（贝伐珠单抗）	抗体通过阻止正常血管上皮生长因子（vascular endothelial growth factor，VEGF）和受体结合，阻止血管生成

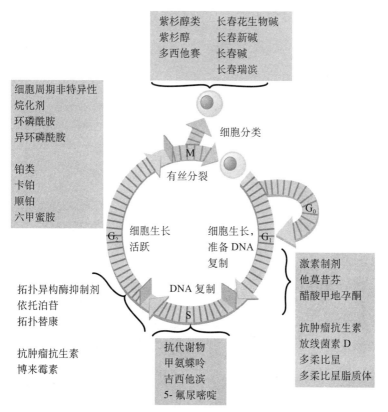

图 3-4　化疗药物作用于不同的细胞周期

经许可引自 Hoffman BL, et al. Chapter 27. Principles of chemotherapy. In: Hoffman BL, et al. eds. Williams Gynecology. 2nd ed. New York, NY: McGraw-Hill, 2012.

1. 混杂因素

● 中性粒细胞减少：中性粒细胞绝对值（absolute neutrophil count，ANC）＜ 500。

● 如患者有中性粒细胞减少＞ 7d，可能不论是否有发热都应预防性应用抗生素。

○ 预防性：环丙沙星 400mg，每日口服 2 次，共 10d。

○ 发热：最初可以应用哌拉西林他唑巴坦（Zosyn），3.375g 每 4 小时 1 次，或头孢吡肟 2g，静脉应用，每 8 小时 1 次，然后根据培养结果进行调整。

表 3-41 经常应用的化疗药物

化疗药	机制	指征	毒性	补充
5-FU	抗代谢	Vu, Va, C, Ov, RT增敏	骨髓抑制、色素沉着、口腔炎、急性小脑综合征、心脏毒性 (MI、心绞痛、心律失常)	
贝伐单抗 (Avastin)	单克隆抗体	Ov, Ut	高血压、蛋白尿；存在很小的鼻或肠道穿孔风险	
博来霉素	抗肿瘤抗生素	Ov, C	肺纤维化、黏膜炎、脱发、超敏感化	用量 > 283mg/m² 时肺纤维化
卡铂	类烷化剂	Ov, Ut, C	骨髓抑制 (血小板)、致突变、肾脏毒性 (血镁降低)	
顺铂	类烷化剂	Ov, Ut, C, RT	肾脏毒性 (血镁丢失)、耳鸣、周围神经病变、致突变、眼毒性	与卡铂相比骨髓抑制发生少
环磷酰胺	烷化剂	Ov, Ut, Sarc, C	骨髓抑制 (白细胞)、出血性膀胱炎 (应用美司钠预防)、致突变、脱发	
放线菌素 D (更生霉素)	抗肿瘤抗生素	Ov, Ut, 生殖细胞	致突变、口腔黏膜炎、脱发	

☆　☆☆☆

续表

化疗药	机制	指征	毒性	补充
紫杉醇 (Taxotere)	植物碱	Ov	骨髓抑制（中性粒细胞）、脱发、超敏感化、口腔炎、致突变、感觉异常、关节痛	
多柔比星（阿霉素）	抗肿瘤抗生素	Ov, Ut, Sarc	心脏毒性（550mg/m²）、骨髓抑制、致突变、食管炎、胆汁淤积、色素沉着	红色、橙色尿、右丙亚胺进行心脏保护
依托泊苷	植物碱	Ov, GTD, 生殖细胞	骨髓抑制、脱发、致突变、化学性静脉炎	
吉西他滨	抗代谢	Ov	骨髓抑制、超敏感化、致突变	
异环磷酰胺	烷化剂	Ov, Ut, Sarc, C	骨髓抑制、出血性膀胱炎（由丙烯醛致突变）、脱发、脑病、肾脏毒性	美司钠保护膀胱，用亚甲蓝处理脑病
脂质体多柔比星	抗肿瘤抗生素	Ov, Ut	骨髓抑制、手足综合征（手掌-脚底红肿）、超敏感化	与阿霉素相比心脏毒性小
甲氨蝶呤	抗代谢	GTD	骨髓抑制、口腔炎、致突变、肝炎、脱发、反射减少、外周神经病变、肾脏毒性	给予 > 250mg/m² 亚叶酸进行解救
紫杉醇 (Taxol)	生物碱	Ov	骨髓抑制（白细胞）、脱发、心脏毒性（心率缓慢、窦性心动过速）、超敏感化、周围神经病变、恶心/呕吐	用地塞米松、苯海拉明、雷尼替丁（zamtac）进行预处理

续表

化疗药	机制	指征	毒性	补充
拓扑替康	拓扑异构酶抑制剂	复发性卵巢癌	骨髓抑制（白细胞）、口腔炎、致突变、感觉异常	
PAPP 抑制剂 (Veliparib)	单克隆抗体 聚腺苷二磷酸核糖聚合酶	复发性卵巢癌	长期毒性仅有少量数据	BRCA1, BRCA2 突变的患者复发时有效

注：Vu. 外阴；Va. 阴道；C. 宫颈；Ov. 卵巢；RT. 放疗；Ut. 子宫；Sarc. 肉瘤；GTD. 生殖细胞疾病；PAPP. poly ADP ribose polymerase, 聚腺苷二磷酸核糖聚合酶

○ 化疗前 CBC 的目标

○ WBC > 4.5；ANC > 1500。

○ 血细胞比容 > 30%；血小板 > 100 000。

2. 肿瘤溶解综合征

● 高血钾、尿酸、血磷，低血钙。

● 肿瘤负荷大并发展为急性肾衰竭的患者应怀疑此病。

● 应纠正电解质紊乱，进行透析。

● 预防性应用别嘌醇和尿酸酶。

3. 腹腔内化疗

● 高分子量，不溶于水在腹腔内留存时间长。

● 被动传输起效。

4. 化疗相关的恶心呕吐

● 急性（24h 之内）。

● 延迟性（24h 之后）。

● 预期发生的（过去曾发生严重恶心和呕吐）。

◆ 一线用药

● 昂丹司琼（Zofran）4mg 静脉滴注 / 口服 / 含服（oral disintegrating tablet，ODT），每 4 小时应用 1 次，或 8mg 每 8 小时应用 1 次。

● 异丙嗪（Phenergan）12.5 ～ 25mg，口服 / 肌内注射 / 静脉滴注，每 4 小时 1 次，或每 12 小时 1 次，经直肠应用。

● 奋乃静（Compazine）5 ～ 10mg 口服，每 6 小时应用 1 次，或 2.5 ～ 10 肌内注射 / 静脉滴注每 3 小时应用 1 次，或经直肠 25mg 每 12 小时应用 1 次。

○ 盐酸异丙嗪和奋乃静可能发生锥体外系反应（静坐不能、帕金森、肌张力失常），用苯海拉明进行治疗。

● 甲氧氯普胺（胃复安，Reglan）5 ～ 10mg 口服 / 静脉滴注 / 肌内注射，每 6 小时 1 次，增加胃排空。副作用包括静坐不能、肌张力异常、迟发性运动障碍。

● 5- 羟色胺拮抗剂(格拉司琼、多拉司琼)效果很好但是价格昂贵。

● 阿瑞匹坦 125mg 化疗前口服（1h 前），第 1 日联合 5- 羟色胺激动剂，第 2 日和第 3 日每日 80mg 口服，第 4 日联合地塞米松应用。

● 劳拉西泮（Ativan）0.5 ～ 1mg，每 6 小时应用 1 次。对于化

☆ ☆ ☆ ☆

疗相关的恶心呕吐及焦虑效果非常好。

◆中等至高风险用药

●5- 羟色胺拮抗剂（昂丹司琼口服或静脉应用，两者有效性相同）和地塞米松 8mg 静脉化疗前应用。然后每日口服 2 次地塞米松 4 ～ 8mg，应用 2d 控制延期发生的呕吐。

◆极高风险化疗（特别是顺铂）

●化疗前应用 5- 羟色胺拮抗剂，地塞米松 8mg 静脉及阿瑞匹坦 125mg 口服。然后地塞米松 8mg 每日口服共 3d，加用阿瑞匹坦 80mg，每日口服，共 2 日。

◆预期发生的恶心

●根据需要应用阿普唑仑（Xanax）0.5 ～ 2mg。

◆其他选择

●东莨菪碱 1.5mg 皮下应用，每 72 小时 1 次。

●苯海拉明（Benadryl）25 ～ 50mg 口服，每 6 小时 1 次或 10 ～ 50mg 静脉应用。

●茶苯海明（乘晕宁）50mg 口服，每 4 小时 1 次。

●皮质类固醇对化疗引起的呕吐很有效。

●大麻素是适中的止吐药。合理用法为屈大麻酚 5 ～ 10mg 口服，每 6 小时 1 次。

●针灸。

十、解剖

1. 盆腔的八个无血管区域 / 潜在间隙

●盆腔的 8 个无血管区域 / 潜在间隙中的 4 个在中线部位，盆腔每个侧壁存在 2 个（图 3-5）。

2. 腹主动脉的分支　如图 3-6 所示。

3. 网膜血供

●右侧

○右侧胃网膜动脉。

○胃十二指肠动脉。

○肝总动脉。

●左侧

☆ ☆ ☆ ☆

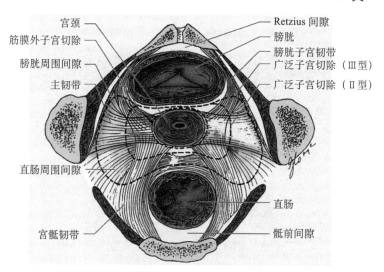

耻骨后	Retzius 间隙
膀胱阴道间隙	后方为骨盆内筋膜，前方为闭孔肌纤维，侧方为膀胱、子宫，进入此间隙需要切开膀胱子宫反折处的腹膜，分离闭孔肌纤维和盆前内筋膜。此间隙异位者直接可以到达膀胱、宫颈、阴道和远端输尿管
阴道直肠间隙	切开直肠纵向纤维及宫颈、阴道的盆内筋膜进入此间隙。侧方解剖学标记为宫骶韧带。进入此间隙暴露直肠、阴道和子宫后方支持组织
直肠后间隙	骶骨前方
直肠周围间隙	侧方为髂内动脉；中间为输尿管；下方为骶骨
膀胱周围间隙	是侧方无血管区域的最下部分，标记包括侧方的髂外血管和中间部分的闭塞胃下动脉。分离这些标记后，继续切开后方、下方和中间部位进入膀胱旁无血管间隙，最下部分为骶骨和肛提肌

图 3-5 盆腔的潜在间隙

经许可引自 Berek JS.Berek & Novak's Gynecology, 15th ed. Philadelphia, PA: Lippincott Williams & Wilkins, 2011.

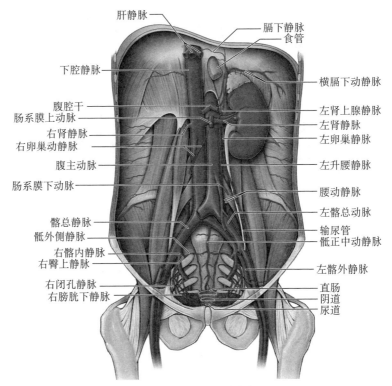

图 3-6 腹主动脉分支

经许可引自 Morton DA, Foreman K,Albertine KH.Chapter 11. Posterior abdominal wall. In: Morton DA, Foreman K, Albertine KH., eds. The Big Picture: Gross Anatomy. New York, NY: McGraw-Hill, 2011.

  ○ 左侧胃网膜动脉。

  ○ 脾动脉。

  4. *胃的血供*

● 来自脾动脉的胃短动脉。

● 来自肝总动脉的胃右动脉。

● 来自腹腔干的胃左动脉。

  5. *腹腔干——三个主要的分支。*

◆ **胃左动脉**

● 食管分支。

☆ ☆ ☆ ☆

- 胃小弯左侧的分支。

◆脾动脉

- 胰腺分支。

- 胃短动脉：提供胃底部区域。

○左侧胃网膜：汇入大网膜动脉，为胃大弯侧提供血供，最终与右侧胃网膜动脉汇合。

○脾分支。

◆肝总动脉

- 肝固有动脉。

○胃右动脉（肝固有动脉的小分支或肝左动脉分支；可能来源于胃十二指肠动脉、肝脏中动脉或肝右侧动脉，汇入小网膜动脉并与胃左动脉汇合）。

○终止形成肝左肝右动脉，胆囊动脉通常为肝右侧动脉的分支。

- 胃十二指肠动脉

○十二指肠上动脉（ies）。

○终支，胃网膜右动脉，汇入大网膜在胃大弯侧走行直到与胃网膜左动脉汇合。

○胰十二指肠上动脉，另一个终支向下走行于十二指肠第二部分及胰头之间，为这两部分供血。

6. 肠道的血供 如图 3-7 所示。

（1）肠系膜上动脉

- 此动脉为右结肠、小肠供血（损伤可以导致空肠坏死）。

- 胰十二指肠下动脉。

- 结肠右动脉。

- 回结肠动脉。

- 空回肠动脉。

（2）肠系膜下动脉

- 此动脉为大肠供血。

- 结肠左动脉。

- 乙状结肠动脉。

- 以直肠上动脉延续。

- 以直肠中动脉、直肠下动脉、胃下动脉与髂内动脉并行。

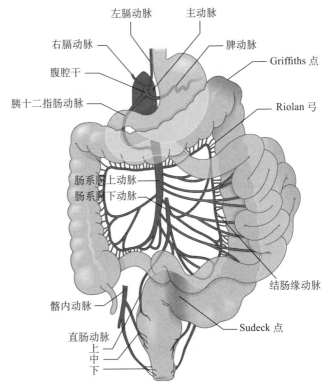

图 3-7　肠道的血供

经许可引自 Gearhart SL. Chapter 298. Mesenteric vascular insufficiency. In: Longo DL, Fauci AS, et al. eds. Harrison's Principles of Interal Medicine. 18th ed. New York, NY: McGraw-Hill, 2012.

7. 髂内动脉分支　如图 3-8 所示。

8. 腹股沟管

● 前壁：腹外斜肌腱膜。

● 底部：由与腹横筋膜相连的凹槽状的腹股沟韧带内侧半和陷窝韧带组成。

● 后壁：腹横筋膜和腹膜壁层。

● 顶部：没有真正的顶部，腹内斜肌和腹横肌弓。

● 浅环（外侧）：腹外斜肌腱膜裂孔。

● 深环（内侧）：腹横筋膜外部形成，在腹股沟韧带中点以上，

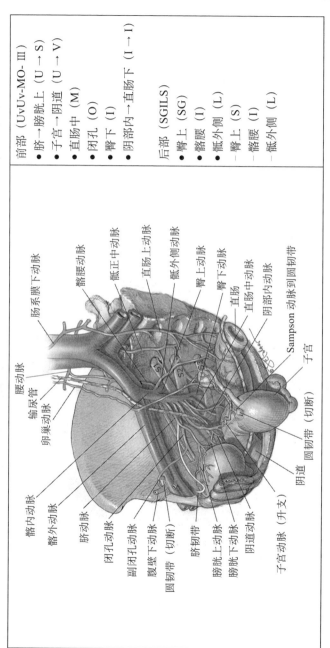

前部（UvUv-MO-Ⅲ）
- 脐→膀胱上（U→S）
- 子宫→阴道（U→V）
- 直肠中（M）
- 闭孔（O）
- 臀下（I）
- 阴部内→直肠下（I→I）

后部（SGILS）
- 臀上（SG）
- 髂腰（I）
- 骶外侧（L）

- 臀上（S）
- 髂腰（I）
- 骶外侧（L）

腰动脉
输尿管
卵巢动脉

肠系膜下动脉
髂腰动脉

骶正中动脉
直肠上动脉
骶外侧动脉
臀上动脉
臀下动脉
直肠
直肠中动脉
阴部内动脉
Sampson 动脉到圆韧带
子宫

髂内动脉
髂外动脉
脐动脉
闭孔闭孔动脉
副闭孔动脉
腹壁下动脉
圆韧带（切断）
脐韧带
膀胱上动脉
膀胱下动脉
阴道动脉
子宫动脉（升支）
阴道 圆韧带（切断）

图 3-8 髂内动脉分支

经许可引自 Hoffman BL, et al. Chapter 38. Anatomy. In: Hoffman BL, et al. eds. Williams Gynecology, 2nd ed. New York, NY: McGraw-Hill, 2012.

⭐⭐☆☆

腹壁下血管位于环的内侧。

9. 腹股沟三角（Hesselbach 三角）

- 腹壁的内侧下侧区域。
- 发生腹股沟直疝的位置。
- 界限
  - 下侧：腹股沟韧带。
  - 内侧：腹直肌外侧缘。
  - 侧方：腹壁下动脉。
- 组成
  - 不分性别：髂腹股沟神经。
  - 女性：子宫圆韧带。
  - 男性：精索。

10. 股三角解剖（图 3-9）

- 股三角
  - 上：腹股沟韧带。
  - 内侧：长收肌。
  - 侧方：缝匠肌。
  - 底部：耻骨肌。
  - 顶部：阔筋膜。
  - 股三角包含股动脉。

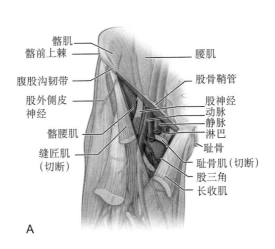

髂肌
髂前上棘
腹股沟韧带
股外侧皮神经
髂腰肌
缝匠肌（切断）
腰肌
股骨鞘管
股神经
动脉
静脉
淋巴
耻骨
耻骨肌（切断）
股三角
长收肌

A

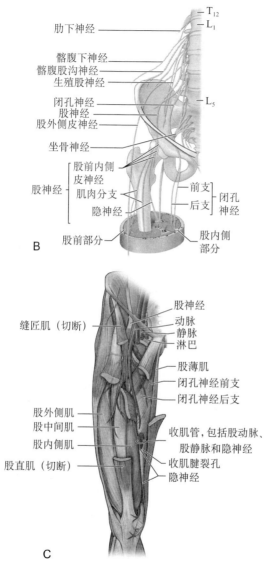

图 3-9 股三角解剖

经许可引自 Morton DA, Foreman K, Albertine KH. Chapter 36. Thigh. In: Morton DA, Foreman K, Albertine KH., eds. The Big Picture: Gross Anatomy. New York, NY: McGraw-Hill; 2011.

☆ ☆ ☆ ☆

- 股动脉分支—腹股沟三角
  ○ 腹壁浅动脉。
  ○ 旋髂浅动脉。
  ○ 外阴浅动脉。
  ○ 阴部深动脉。
11. 神经损伤 见妇科部分（表2-5）。

第四部分 ☆☆☆☆
生殖内分泌与不孕
☆☆☆☆

一、月经周期

月经周期变化如图 4-1 所示。

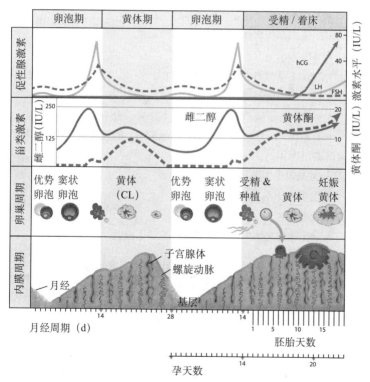

图 4-1　卵泡、内膜厚度、血清激素水平在 28 日周期的变化

经许可引自 Hoffman BL, et al. Chapter 15. Reproductive endocrinology. In: Hoffman BL, et al. eds. Williams Gynecology. 2nd ed. New York, NY: McGraw-Hill, 2012.

二、不孕

1. 定义

● 不孕：无保护性生活 1 年后未妊娠（如果年龄 > 35 岁，应该 6 个月即进行评估）。

● 原发不孕：从未妊娠的女性。

● 继发不孕：先前有过妊娠而后发生的不孕。

2. 数据

● 在生育年龄的夫妻中 7% 存在不孕。

● 不孕的 1 年发病率约为 15%。

● 不孕影响男性和女性是同等的

○ 20% 不孕为男性因素。

○ 38% 不孕为女性因素。

○ 27% 不孕为男女性因素同时存在。

○ 15% 为不明原因。

● 不孕和无子随着年龄增长发病率升高（表 4-1）。

● 自然流产（spontaneous abortion,SAB）的风险同样随着年龄增长而升高（表 4-2）。

3. 男性因素不孕

◆ 发生率 20%。

◆ 发病

● 下丘脑和垂体疾病（继发性性腺功能减退）：1% ～ 2%。

表 4-1　不孕随着年龄增长发病率升高

年龄（岁）	不孕发生率（%）	无子的发生率（%）
20 ～ 24	7	6
25 ～ 29	9	9
30 ～ 34	15	15
35 ～ 39	22	30
40 ～ 44	29	64

引自 Menken J, Trussell IJ, Larsen U, Age and infertility. Science, 1986, 233: 1389-1394.

☆ ☆ ☆ ☆

表 4-2　自然流产的风险随着年龄增长而升高

母体年龄（岁）	自然流产风险（%）
15 ~ 29	10
30 ~ 34	12
35 ~ 39	18
40 ~ 44	34
≥45	53

引自 Gindof PR, Jewelewicz R. Reproductive potential in the older woman. Fertil Steril, 1986, 46: 989-1001.

○机制：GnRH 或促性腺激素缺陷。

○先天性：Kallman 综合征、Prader-Willi 综合征。

○获得性：垂体及下丘脑肿瘤、结节病、结核、创伤、动脉瘤、梗死、高催乳素血症、雌激素或皮质类激素过量，药物作用。

○系统性：慢性疾病、营养不良、肥胖。

●原发性性腺功能减退：30% ~ 40%。

○先天性：Klinefelter 综合征、隐睾、雄激素不敏感综合征。

○获得性：精索静脉曲张、睾丸炎、药物应用 [酒精、四氢大麻酚（THC）、酮康唑、螺内酯、组胺拮抗剂、钙通道阻滞剂、皮质类激素]、环境毒性因素、创伤、扭转、系统性疾病（肾脏疾病、肝硬化、癌、镰状细胞贫血）。

●睾丸后缺陷（精子运输障碍）：10% ~ 20%。

○先天性：输精管缺陷 [囊性纤维化跨膜调节因子（cystic fibrosis transmembrane conductance regulator，CFTR）突变]。

○获得性：感染、脊髓疾病、勃起障碍、早泄、逆行射精、输精管切除术。

○梗阻性：良性前列腺增生（benign prostatic hyperplasia，BPH）、感染、瘢痕。

●不能解释的原因：40% ~ 50%。

◆评估：精液分析（表 4-3）。

●应在禁欲 2 ~ 3d 后取得样本（不大于 7d）。

●采集标本后应在 1 ~ 2h 送实验室化验。

☆ ☆ ☆ ☆

- 至少采集 2 次样本（间隔 5～6 周）。

表 4-3　精液分析指数

量	≥ 1.5ml
pH	≥ 7.2
浓度	15×10^6 或更多精子 /ml
总量	39×10^6 或更多精子 / 每次射精
活力	≥ 32% 向前运动，或 ≥ 40% 总运动
形态学	≥ 4% 正常形态（严格标准）
生存率	≥ 58% 精子成活
白细胞	白细胞量：< 100 万 /ml

引自 Cooper TG, Noonan E, von Eckardstein S, et al. World Health Organization reference values for human semen characteristics. Hum Reprod Update, 2010, 16: 231-245.

4. 女性因素不孕

◆ 发病

- 宫颈（3%）

○ 常见原因：宫颈硬化、宫颈管发育不良、宫颈黏液异常（雌激素化不足，氯米芬可以导致）、感染。

○ 性交后检测（post coital test, PCT）。

- 输卵管（23%）

○ 常见原因：盆腔炎性疾病（PID）、子宫内膜异位症、盆腔粘连、既往异位妊娠、输卵管手术史。

子宫内膜异位症导致不孕占所有不孕的比例为 9%～15%。

1 次、2 次、3 次发生输卵管炎后发生梗阻的可能性分别为 11%、23%、54%。

○ 评估

评估输卵管情况，应用输卵管造影（hysterosalpingogram, HSG）。

可进行腹腔镜检查以排除子宫内膜异位症、粘连等。

- 卵巢因素（18%）

○ 常见原因：排卵障碍、内分泌异常、卵巢储备功能下降、卵巢早衰（premature ovarian failure, POF）（同样被认为是原发性卵巢功能缺陷）。

　　○WHO 将卵巢异常分成 3 类。

　　类型 1（促性腺激素分泌不足、性腺功能减退性无排卵）：5% ～ 10%。GnRH 分泌减少或垂体对 GnRH 无反应导致血清 FSH 水平降低或正常低值、血清雌二醇水平降低。

　　类型 2（正常促性腺激素、正常雌激素性无排卵）：70% ～ 85%。分泌正常量的促性腺激素和雌激素，偶尔排卵。但是卵泡期分泌 FSH 不正常，常见原因为 PCOS。

　　类型 3（高促性腺激素、低雌激素性无排卵）：10% ～ 30%。FSH 水平升高。原因：POF、卵巢抵抗。

　　○高泌乳素血症

　　　　继发于高催乳素血症的无排卵抑制促性腺激素和雌激素分泌，可能有正常的无排卵周期，但是大多数为月经稀发或闭经。

　　　　血清促性腺激素水平通常为正常。

　　○基础体温（basal body temperature，BBT）、尿液黄体生成素试纸或黄体中期血清孕激素水平（P_4）（预计月经前的 10d，28d 周期的第 21 日，P_4 水平 > 3ng/ml 提示排卵）监测排卵。

　　○如果年龄大于 35 岁则评价卵巢储备功能。

　　月经第 2 日或第 3 日 FSH 水平（值小于 10mIU/ml 说明储备功能正常）。

　　氯米芬（clomid）刺激试验（clomiphene citrate challenge test，CCCT）：第 3 日检测 FSH、雌二醇；患者在月经第 5 ～ 9 日每日口服氯米芬 100mg，在第 10 日测 FSH 和雌二醇水平。如果 2 次 FSH 值均小于 10mIU/ml 为正常（或第 3 日和第 10 日的 FSH 之和 < 26mIU/ml）。

　　苗勒管抑制因子（anti mullerian hormone，AMH）：窦前卵泡和窦状卵泡产生，反应卵泡池的大小。在整个周期持续存在但是如果应用激素避孕药则减少（可以在任意时间进行检测），AMH 水平 > 1ng/ml 提示卵巢储备功能正常。

　　窦状卵泡数量：周期的第 2 ～ 4 日经阴道超声测量 2 ～ 10mm 大小的卵泡；> 10 个窦状卵泡提示卵巢储备功能正常；5 ～ 10 个考虑卵巢储备功能下降。

　　●子宫因素（2% ～ 3%）

☆ ☆ ☆ ☆

○ 常见原因：宫腔问题（黏膜下肌瘤、子宫纵隔、宫腔粘连、息肉、DES 暴露）、苗勒管异常、黄体功能障碍。

○ 评估包括：HSG 检查看宫腔充盈缺陷，子宫异常本身并不是手术的指征。

如果存在黏膜下肌瘤、子宫纵隔或宫腔粘连，并且患者生育能力低下或复发流产则进行手术治疗。

生理盐水宫腔镜检查，可以在门诊进行检查，对于小的宫腔内病变敏感性更高。

● 不明原因不孕（25%）

○ 系统性检查后未发现明确导致不孕病因的不孕夫妇。

○ 治疗策略依经验而定。

5. 不孕的评估

◆ 精液分析。

◆ 激素分析

● 通过月经史对排卵情况进行临床评价。

● 如果无月经，则检查 FSH、泌乳素、TSH；进行孕激素试验。

● 孕激素试验：醋酸甲羟孕酮（Provera）10mg，应用 5 ～ 7d；药物撤退后应该引起出血；阳性结果提示卵巢功能障碍。

● 如果月经周期异常，则检查 FSH、泌乳素、TSH。

● 如果发生溢乳情况，则检查泌乳素、FSH。

◆ 性交后检测（postcoital test, PCT）：只有在考虑存在宫颈因素时进行。

● 评估精子穿过宫颈黏液的能力。

● 在排卵前 1 ～ 2d 进行（28 ～ 30d 周期的第 12 ～ 14 日），此时宫颈黏液干净且稀薄。

● 性交后 2 ～ 12h 进行黏液检查。

● 正常结果定义：每高倍视野（×400）有 5 ～ 10 个活动精子，并且清亮、无细胞黏液，成丝 8cm。

◆ BBT

● 确定是否有排卵。

● 每日起床前同一时间测口表温度。

● 排卵时体温上升约 0.3 ～ 0.5℃，并且持续时间 > 10d。

☆ ☆ ☆ ☆

◆HSG

● 在卵泡期进行，减少干扰妊娠的可能。

● 操作前给予 NSAIDs，但是疼痛和痉挛可能依然存在大于 24h。

● 如果输卵管扩张或存在 PID 病史则预防性应用抗生素治疗（多西环素 100mg 口服，每日 2 次，应用 5d）。

● 如果怀疑存在感染则不能进行此操作。

○ 造影剂的选择（碘造影）：一定记住询问是否存在碘剂过敏。

○ 水溶性（Sinografin）：优点是高度吸收性，对输卵管黏膜成像更好。缺点：腹膜刺激。

◆腹腔镜

● 诊断及治疗：评价腹腔及输卵管情况，如果可能则对相关病变进行治疗。

● 在卵泡期进行以使对妊娠的干扰最小化。

● 染色输卵管通液法：注射染料（靛蓝）通向输卵管确定其是否通畅。

6. 不孕的治疗（基于确定的病因）

◆不排卵

● 多囊卵巢综合征（PCOS）（对促排卵治疗有反应）

○ 氯米芬柠檬酸盐

（1）作用机制：雌激素拮抗剂和激动剂，通过其抗雌激素作用调节下丘脑增加 FSH 和 LH 释放。

（2）副作用：潮热、视觉症状（视物模糊、视野盲点）、头痛、情绪波动。

（3）风险：存在 10% 的多胎风险。

（4）用药方式：在月经第 2 ～ 5 日开始用药，每日 50mg，共 5d；如果第 1 个月经周期没有排卵，则增加至 100mg；用药最后 1d 的 5d 后隔日同房，持续 1 周，或者根据排卵试纸结果同房甚至在排卵前做宫腔内人工授精（intrauterine insemination，IUI）；也可以在周期第 21 日时检测血黄体酮水平来确定是否排卵（如果黄体酮值＞ 3ng/ml 则有排卵）；如果应用 6 个周期不成功，则考虑其他治疗方案。

○ 来曲唑（Femara）（促排卵治疗并不是其说明书用药范围）

（1）作用机制：芳香化酶抑制剂，减少雌激素对下丘脑的负反

☆ ☆ ☆ ☆

馈作用，增加 FSH 分泌。随着卵泡发育，负反馈作用通常引起单个卵泡发育。

（2）用药方式：开始时 2.5 ～ 7.5mg，在月经第 2 ～ 5 日开始应用，共用 5d。

（3）副作用：水肿、潮热、头痛。

（4）来曲唑与氯米芬相比活产率和排卵率更高，而且发生双胎妊娠的概率更低（NEJM, 2014, 371:119-129）。

○ 二甲双胍（Metformin）或其他胰岛素增敏剂：胰岛素抵抗在 PCOS 患者中很常见。

单用或联合氯米芬应用于超重和高雄激素的患者。

NIH 多中心研究，二甲双胍并不增加活产率。

○ 促性腺激素 [人绝经促性腺激素（human menopausal gonadotropin, HMG）和 LH/FSH 混合，或重组 FSH]：需要严密的激素和超声监测；比氯米芬昂贵；存在很高多胎妊娠风险；需要超声监测卵泡发育情况。

● 下丘脑 - 垂体轴调节功能障碍（WHO 类型 1）

○ 原因：过度增重或减重，运动过量或情绪压力。

○ 行为调整以下问题：如果 BMI ＞ 27kg/m²，且存在不排卵性不孕，建议减重。

PCOS 的肥胖妇女，减重 5% ～ 10% 时 55% ～ 100% 在 6 个月内恢复排卵。

BMI 低的不排卵女性（BMI ＜ 17kg/ m²），饮食障碍或剧烈运动者建议增加体重。

● 高泌乳素血症

○ 治疗依赖于多巴胺修复泌乳素平衡。

○ 溴隐亭（多巴胺激动剂）抑制垂体泌乳素。

开始剂量为睡前 2.5mg(如果口服不耐受可经阴道用药)；副作用：恶心、腹泻、眩晕、头痛、直立性低血压；成功率：80% 妊娠率。

○ 也可以应用副作用较少的卡麦角林。

● 甲状腺功能异常

○ 甲状腺功能亢进或甲状腺功能减退都可以导致不孕。

◆ 子宫因素

- 子宫肌瘤或子宫纵隔引起的宫腔形态异常。

○ 子宫肌瘤：主要治疗方式为宫腔镜切除。

术前应用 GnRH 可能减小肌瘤体积、但是对此方式仍存在争议，因为其可引起肌瘤内组织纤维化。

只要宫腔可见，且电切环可在病灶周围切除病灶，进行宫腔镜治疗的肌瘤无体积限制，但是大的肌瘤很可能需要再次治疗。

切除之后对胎方位的影响目前并不清楚。

如果为肌壁间肌瘤则需要开腹肌瘤剔除术。

如果黏膜下肌瘤深入肌层大于 50% 则需要开腹手术。

○ 子宫纵隔

如果直径 > 1cm 则需要宫腔镜切除。

如果切除范围较大，则将来妊娠需剖宫产分娩。

◆ 输卵管因素

- 子宫内膜异位症

○ 需要手术治疗，通常经腹腔镜切除或刮除病灶。

○ 分离粘连可能增加妊娠可能。

○ 如果手术不能促进妊娠，可进行体外受精（in vitro fertilization，IVF）。

○ 不渴望生育的患者可应用口服避孕药或 GnRHa 治疗。

- 输卵管堵塞

○ 输卵管套管或显微外科再吻合术。

○ 远端输卵管梗阻的重建成功率最高。近端输卵管重建成功率并不高而且异位妊娠风险很高（约 20%）。

- 输卵管积水

○ 输卵管切除改善 IVF 的结局。

○ 可能机制：输卵管积水的液体对胚胎存在毒性或导致子宫将胚胎排出。

三、辅助生殖技术

1. 辅助生殖技术（assisted reproductive technology，ART）的方法

◆ 控制性超排卵（controlled ovarian hyperstimulation，COH）

☆ ☆ ☆ ☆

- 拮抗剂方案
○ 月经之前无用药。
○ 在月经第 2 日开始应用促性腺激素。
○ 在月经第 6 日或卵泡长到 14mm 时加用 GnRHa。
○ hCG 促发排卵。

- 口服避孕药（oral contraceptive，OCP）——GnRHa
○ OCP 应用 21d，在月经第 1 ～ 3 日开始应用，然后应用 GnRHa（亮丙瑞林）1mg/d，共服用 21d。
○ 应用促性腺激素及醋酸亮丙瑞林 0.5mg/d。
○ hCG 促发排卵在卵泡直径达到 18mm 时。

- GnRHa 长方案
○ 下次月经前排卵后约 7d 开始应用，亮丙瑞林 1mg/d，用 21d
○ 促性腺激素 + 亮丙瑞林 0.5mg/d。
○ hCG 促发排卵。

- 小剂量 GnRHa 点火方案（flare protocol）
○ 此方案主要应用于反应较差者。
○ 应用 21d OCP，在月经第 1 ～ 3d 开始服用。
○ 停 OCP 3d 后开始使用醋酸亮丙瑞林，0.04mg，每 12 小时应用 1 次，点火效应。
○ 3d 之后开始应用醋酸亮丙瑞林。
○ 开始应用促性腺激素刺激卵巢；继续应用亮丙瑞林。
○ hCG 促发排卵。

◆ 宫腔内人工授精（intrauterine insemination, IUI）
- 指征：存在 > 100 万个活动精子的男性因素患者，宫颈因素。
- 精液去除前列腺液，浓缩精子存在小体积的培养基中，直接注射入子宫宫腔上部。
- 可以在自然排卵期之前或刺激排卵之前进行。

◆ 体外受精胚胎移植（in vitro fertilization-Embryo transfer, IVF-ET）
- 指征：输卵管因素、严重的子宫内膜异位症、卵巢衰竭（需要供卵）、稀发排卵、不能解释的不孕、严重男性因素、HIV 阳性血清不一致夫妇、需要进行移植前基因诊断的夫妇（PGD）。

☆ ☆ ☆ ☆

- 总体活产率：36%（CDC，2012）。
- 过程
- 女性进行 COH。
- 超声引导下取卵（抽吸）。
- 在实验室将取出的卵子与预先准备好的精子进行人工授精。
- 培养胚胎。
- 2～6d 后将胚胎移植到子宫腔内。

◆ 单精子胞浆内注射（intracytoplasmic sperm injection,ICSI）（活产率为 31%)

- 指征：严重男性因素（活动精子少于 100 万）。
- 可能需要睾丸活检（泌尿外科医师进行），取精子。
- 卵巢刺激并取卵（如上所述）。
- 显微镜下单精子注射入卵母细胞。

2. ART 可能的合并症

◆ 卵巢过度刺激综合征（ovarian hyperstimulation syndrome, OHSS）

- 多数自愈但是也存在严重情况。
- 如果 hCG 控制良好则很少发生；如果妊娠情况下发生则较为严重。
- 预防：可以在给予 hCG 之前停用促性腺激素等待雌二醇减少，取消周期、应用亮丙瑞林激发（在拮抗周期）或冷冻胚胎。
- 药物治疗
- 保持血容量。
- 纠正液体平衡紊乱及电解质平衡紊乱（严密监测液体出入量，每日测量体重）。
- 预防血栓栓塞事件。
- 缓解腹水和胸腔积液的继发并发症。
- 外科治疗
- 只有发生卵巢扭转、破裂、出血情况下考虑；缓解肺部症状。

◆ 异位妊娠（见妇科部分）

- 异位双胎妊娠（宫内和宫外同时妊娠）。
- 宫内宫外妊娠同时妊娠。
- 发病率：不同研究发病率不同，所有妊娠中约为 1/3900，ART

☆ ☆ ☆ ☆

中发生率为 1/100。

○ 大多数的异位妊娠发生于输卵管（90%）；但是，也可发生于宫颈、卵巢、宫角、腹腔和剖宫产切口处。

○ 异位妊娠可能危及生命并且临床上比较容易误诊。

○ 危险因素：促排卵、ART。

○ 异位妊娠通常采取手术治疗，且子宫妊娠可能正常继续。

○ 有宫腔有活胎妊娠且存在显著的腹痛时应考虑此情况（尤其是 ART，盆腔内存在游离液体，超声提示存在附件区肿物或治疗后 hCG 有增长时）。

● 多胎妊娠

○ 高阶多胎妊娠（≥ 3 个移植胚胎）：进行 ART 时不希望出现的结局。

○ 多胎妊娠增加胎儿和母亲的并发症风险。

○ 美国生殖医学会 / 美国生殖技术协会（ASRM/SART）指南为确定合适的分裂期胚胎（移植后 2 ～ 3d）或胚泡期（通常移植后 5 ～ 6d）胚胎数量指定指南，见表 4-4。

表 4-4　2009 ASRM/SART 指南

推荐移植胚胎的数量			
年龄			
预后	< 35 岁	35 ～ 37 岁	38 ～ 40 岁	41 ～ 42 岁
卵裂期胚胎 *				
理想状态 +	1 ～ 2	2	3	5
其他	2	3	4	5
胚泡期 *				
理想状态 +	1	2	2	3
其他	2	2	3	3

* 见更全的解释。如果有正当理由移植胚胎大于推荐上限的每一个胚胎都应该在病例中明确记录。+ 理想状态 =IVF 的第 1 个周期，胚胎质量好，有多余的胚胎可进行冷冻保存，或之前有成功的 IVF 周期

经许可引自 Practice Committee of the American Society for Reproductive Medicine; Practice Committee of the Society for Assisted Reproductive Technology. Guidelines on number of embryos transferred. Fertil Steril, 2009, 92: 1518-1519.

☆ ☆ ☆ ☆

四、移植前基因诊断（PGD）与移植前基因筛查（PGS）

- 患者进行 COH± 取卵及人工授精。
- 活检和基因分析在以下情况进行。
○ 卵裂期胚胎（2 ～ 3d）1 ～ 2 个卵裂球时。
○ 囊胚活检（受精后第 5 天），囊泡期。
○ 极体活检（第 1 极体 ICS 工作 0.5 ～ 1h，第 2 极体 8 ～ 14h），可判断母源性信息。
- 检测
○ 单基因疾病（应用 PCR 扩增）：筛查已知的遗传性疾病（如囊性纤维化、Huntington 病）；只有未被影响的胚胎进行移植。
○ 非整倍体检测（FISH，单核苷酸多态性芯片或比较基因组杂交测序）

　　筛查非整倍体或其他染色体异常。

　　对于母体年龄大、复发性流产、多次 IVF 失败的女性适用。

　　不足：胚胎嵌合影响准确性。
○ 同胞人白细胞抗原（human leukocyte antigen，HLA）配对

　　选择与已经存在的有潜在可纠正遗传病的兄弟姐妹 HLA 相配对的胚胎进行移植。
○ 性别选择：伦理学上存在争议。

五、与不孕相关的常见疾病

1. 多囊卵巢综合征（polycystic ovary syndrome，PCOS）
- 74% PCOS 女性存在不孕。
- 80% 存在月经失调。

◆ 诊断
- 鹿特丹标准（需要满足 3 条当中的 2 条）
○ 稀发排卵和（或）无排卵。
○ 临床和（或）实验室高雄激素的证据。
○ 多囊卵巢（超声提示）（图 4-2）。
- 过瘦或过胖的人存在胰岛素抵抗。

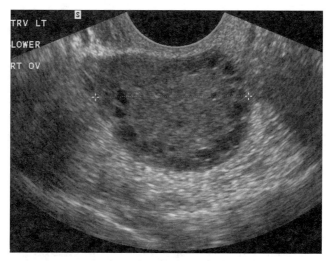

图 4-2　多囊卵巢的超声影像

经许可引自 Hoffman BL, et al. Chapter 17.Polycystic ovarian syndrome and hyperandrogenism. In: Hoffman BL, et al. eds. Williams Gynecology. 2nd ed. New York, NY: McGraw-Hill, 2012.

- 对于肥胖和（或）有家族遗传性 2 型糖尿病的 PCOS 患者应进行糖耐量试验。

◆ 治疗

- 治疗取决于患者的生育要求。

- 肥胖女性减重可以改善症状。

- OCP 是一线治疗的药物。

- 减少胰岛素水平的药物对于肥胖和正常体重女性都有效（如盐酸二甲双胍）。

- 多毛（见下文）

○ 毛发生长可单用药物治疗或结合物理除毛。

○ 治疗同时可减少粉刺。

- 子宫内膜保护

○ 慢性无排卵与子宫内膜增生及子宫内膜癌风险升高相关，应用 OCP 或间断应用孕激素治疗。

○ 孕激素拮抗雌激素产生的子宫内膜增殖作用。

2. 多毛

◆定义

- 在原本毛发不应密集的部位出现毛发过量且密集的生长。
- 雄激素敏感性多毛（男性毛发生长方式）。
- 雄激素不敏感型多毛。
- Ferriman-Gallwey 评分系统如图 4-3 所示。

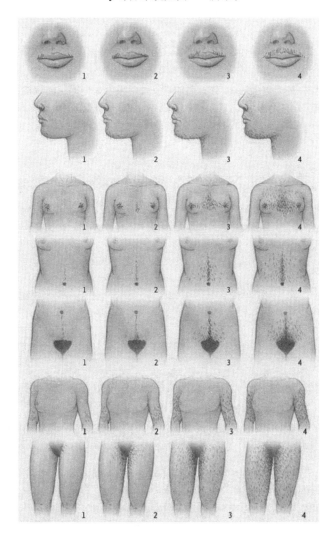

★ ☆ ☆ ☆

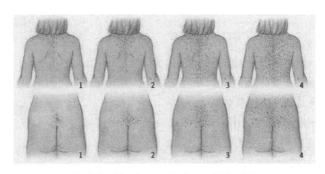

图 4-3 Ferriman-Gallwey 评分系统

毛发生长分为 0（无毛发生长）～ 4（完全且暴发分布）级，分布九个区域，最大评分为 36 分。高加索女性毛发≥ 8 分提示雄激素过量

经许可引自 Hoffman BL, et al. Chapter 17. Polycystic ovarian syndrome and hyperandrogenism. In: Hoffman BL, et al. eds. Williams Gynecology, 2nd ed. New York, NY: McGraw-Hill, 2012.

◆ 原因

● 卵巢：PCOS（泡膜细胞产生睾酮）；Sertoli-Leydig 肿瘤；胰岛素抵抗综合征 [雄激素和胰岛素水平升高，减少性激素结合球蛋白（sex hormone binding globulin，SHBG）水平，增加游离睾酮]。

● 肾上腺：癌（如果睾酮＞ 200ng/dl 则可以排除）；增生；库欣综合征。

● 妊娠（妊娠相关黄体囊肿）。

● 药物引起（如达那唑）。

● 特发性的。

◆ 检查

● 最初检查：血清睾酮（T）、17- 羟孕酮（17-OHP）、黄体酮、泌乳素、TSH、硫酸脱氢表雄酮（DHEAS）、FSH、雌二醇（E_2）。

　○ 如果总 T ＞ 200ng/dl，则需排除卵巢分泌雄激素的肿瘤。

　○ 如果 DHEAS ＞ 700μg/dl，则需排除肾上腺分泌雄激素的肿瘤。

　○ 如果 17-OHP ＞ 200ng/ml，则需排除晚发型遗传性肾上腺增生（必须在卵泡期：P_4 ＜ 3ng/dl）。

　○ 如果 E_2 下降、FSH 下降，则考虑低促性腺激素性性腺功能不良。

　○ 如果 E_2 下降、FSH 上升，则考虑 POF。

☆ ☆ ☆ ☆

○ 如果泌乳素＞ 30ng/ml 则考虑高泌乳素血症。

○ 如果 TSH 水平异常，则需要进一步检查甲状腺疾病。

○ 如果高血压或检查怀疑库欣综合征（满月脸、水牛背、腹纹），则筛查库欣综合征（见下文）。

● 库欣综合征检查

○ 过夜地塞米松抑制试验（晚 11：00 给予 1mg 地塞米松，次日晨 8：00 进行血皮质醇化验，如果＜ 5μg/dl 则可排除库欣综合征）。

○ 如果检测结果异常，进行 24h 游离尿皮质醇检测以确诊。

◆ 治疗方案

● 激素类药物：单相 OCP，甲羟孕酮避孕针（Depo provera），亮丙瑞林（抑制黄体生成素减少睾酮产生并增加睾酮清除），氟他胺，非那雄胺。

● 皮质类激素：地塞米松。

● 利尿药：螺内酯 100 ～ 200mg，每日应用（抗雄激素特点）。

● 美容：物理脱毛（刮除、脱毛蜡、电除毛或激光治疗）及药物除毛（依氟尼汀局部用药，Vaniqa）。

3. 晚发性先天性肾上腺增生（congenital adrenal hyperplasia，CAH）

● 最常见：21- 羟化酶缺乏（11β- 羟化酶和 3β- 羟化类固醇脱氢酶缺乏较为少见）。

● 17-OHP ＞ 800ng/dl 可证明晚发性 CAH 的存在。

● 如果 17-OHP ＞ 200ng/dl，则进行 ACTH 刺激试验。

● ACTH 刺激试验：250μg ACTH 静脉滴注，0h 和 1h 检测 17-OHP 水平。

4. 溢乳

◆ 定义

● 排除哺乳的前提下乳腺有乳汁分泌。

○ 需要非产状态或生育、断奶后 12 个月。

● 乳汁可能为白色或透明，也可能为绿色甚至血性。

● 血性分泌物可疑肿瘤，应进行乳腺 X 线检查。

◆ 检验检查

● 最初评估：TSH、泌乳素、孕激素试验（如果闭经）。

☆ ☆ ☆ ☆

- 如果 TSH 升高，则提示甲状腺功能减退。
- 如果存在撤退性出血并且 TSH 和泌乳素正常，则提示无排卵。
- 如果重复检测后催乳素升高，则进行头颅 MRI 检查。

5. 原发性闭经

◆ 定义

- 14 岁无月经来潮且无第二性征，或者 16 岁无月经来潮，有或无第二性征。
- 最初评估：hCG、雌激素作用征象（乳腺发育或直接检测血 E_2）、泌乳素、甲状腺功能检测（TFT）、FSH、检查流出道（盆腔检查或超声）。
  - 如果促性腺激素升高（FSH 升高），检查染色体。
  - 如果促性腺激素减低（FSH 减低），则进行 MRI 检查。
  - 如果泌乳素升高，则进行 MRI 检查。
  - 如果促性腺激素正常（正常 FSH），则需排除流出道问题。

6. 继发性闭经

◆ 定义

- 之前有过月经的女性 3 个月经周期或 6 个月无月经来潮。
- ◆ 最初评价：妊娠试验、泌乳素、TFT、孕激素试验。
- 孕激素试验：10mg 醋酸甲羟孕酮（Provera）连用 5d，阳性结果为停药后 2～7d 有撤退性出血。
- 如果有撤退性出血则提示无排卵（如果泌乳素和 TSH 正常）。
- 如果无撤退性出血，检查 FSH，进行盆腔超声检查。
  - 如果 FSH 降低或正常则提示下丘脑问题。
  - 如果 FSH 升高则提示卵巢衰竭（进行染色体检查）。
- 如果 TFT 不正常，则进一步检查甲状腺疾病。
- 如果泌乳素升高则进行高泌乳素血症的检查（如果 > 60ng/ml，需行 MRI 检查）。

7. 酶缺乏引起的疾病

此类疾病见类固醇生成通路（图 4-4）。

- ◆ 先天性肾上腺皮质增生（congenital adrenal hyperplasia, CAH）
- 此病由于 21- 羟化酶缺乏或 11β- 羟化酶缺乏（少见）。
  - 常染色体隐性遗传。

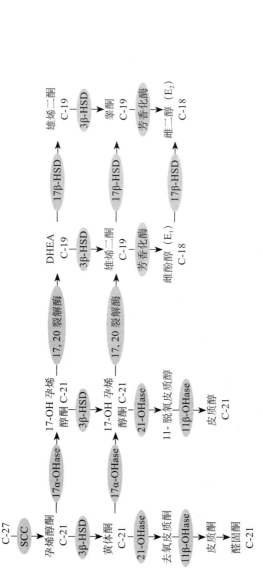

图 4-4 类固醇激素生成通路

"C" 指定反应碳原子的数目；3β-HSD，3β-羟化类固醇脱氢酶；11β-OHase，11β-羟化酶；17α-OHase，17α- 羟化酶；17β-HSD，17β- 羟化类固醇脱氢酶；21OHase，21- 羟化酶；DHEA，脱氢表雄酮；SCC，side chain cleavage enzyme，侧链裂解酶

经许可引自 Hoffman BL, et al. Chapter 15. Reproductive endocrinology. In: Hoffman BL, et al. eds. Williams Gynecology. 2nd ed. New York, NY: McGraw-Hill, 2012.

☆ ☆ ☆ ☆

- ○ 此病导致雄激素前体增加，且皮质醇和醛固酮显著减少。
- 女性表现为男性化的女性外生殖器。
- 出生时盐类丢失可能为致命性的。
- 晚发性 CAH（1 ∶ 1000）：雄激素增加在青春期发生。

◆ 5α- 还原酶缺乏

- 不能将睾酮转化为更有物理活性的双氢睾酮（DHT）。
- XY 个体可能出生时表现为女性外生殖器，然后在青春期发生男性化表现。

◆ 17α- 羟化酶缺乏

- 此情况少见，表现为高血压、低钾血症、性腺功能减退。
- XY 个体有女性生殖器，XX 者存在原发性闭经。

六、正常与不正常青春期

1. 正常青春期发育

- 机制：瘦蛋白（Leptin）的存在影响青春期的开始时间。
- ○ 大众群体中青春期提前原因为儿童期肥胖的发生。
- ○ 瘦蛋白被证明会辅助 GnRH 脉冲形成。
- Tanner 分期：用于青春期改变的系统性评价（图 4-5）。

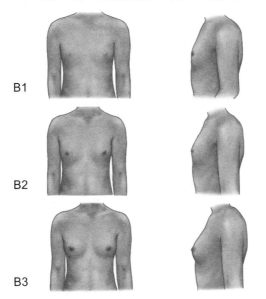

B1

B2

B3

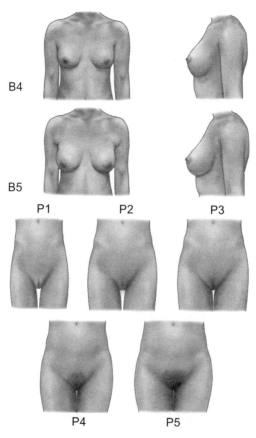

图 4-5 Tanner 分期

经许可引自 Hoffman BL, et al. Chapter 14. Pediatric gynecology. In: Hoffman BL, et al. eds. Williams Gynecology. 2nd ed. New York, NY: McGraw-Hill, 2012.

● 乳房初发育：乳房发育的开始（Tanner 2）；通常为青春期的第一个标志。

● 阴毛初现：少数女孩青春期的第一个征象为阴毛的发生。

● 身高增高最大速度

○ 发生于月经初潮之前的半年左右。

○ 17% ～ 18% 成年的身高在青春期获得。

○ 四肢生长加速早于躯干。

☆ ☆ ☆ ☆

○ 约 50% 的总钙沉积发生在青春期。

● 月经初潮

○ 通常在青春期之后 2 ～ 5 年发生

○ 通常在 12 岁时发生，非裔美国人的月经初潮早于西班牙裔及高加索人。

● 体重变化

○ 16 岁之前 BMI 的增长由于去脂肪体重。

○ 16 岁之后 BMI 的增长主要由于脂肪的增加。

○ 青少年女性有更多的脂肪组织分布于上臂、大腿和上背部。

2. 性早熟

● 定义（存在争议）

○ 非洲裔美国女孩＜ 6 岁；高加索人＜ 7 岁。

○ 在美国大多数内分泌专家应用传统的标准，＜ 8 岁。

● 分类

○ 中枢性性早熟：下丘脑 - 垂体 - 生殖腺轴的早成熟，但是功能是正常的，80% ～ 90% 无明确病因（特发性）。

○ 不完全性性早熟（第二性征的早发育）：正常青春期的各种表现。

进行放射性骨龄检测以确定生长是否过速，如果正常，不需要进行进一步检查。

3. 青春期延迟

● 定义：临床上在 95% 儿童发生性成熟的时间点无第二性征发育或发育不完全；女孩的年龄约为 12 岁。

● 机制：性腺激素分泌不足。

● 原因

○ 原发性性腺功能减退：由导致生殖器疾病的各种原因引起，特点为血清 LH/FSH 水平升高。

○ 继发性性腺功能减退：由 GnRH 引起的促性腺激素分泌消失，特点为低或正常水平的 LH/FSH。

下丘脑功能障碍（解剖性或功能性）。

垂体功能减退。

甲状腺功能降低。

高泌乳素血症。

☆ ☆ ☆ ☆

七、先天性苗勒管发育异常

1. **发病率**　较难评估，为 0.16% ～ 10%。约 3% 女性存在重复的妊娠丢失。

2. **机制**

- 6 周开始发育，此时男性和女性的生殖系统不能区别。

- 2 套管：副中肾管（Mullerian）和中肾管（Wolffian）。如果没有睾丸决定因子（存在于 Y 染色体）则中肾管退化。

- 副中肾管由隔分开，在 9 周，双侧融合下方形成一个子宫阴道腔（输卵管、子宫、上 2/3 阴道），注意：泌尿生殖窦形成下 1/3 阴道。

- 苗勒管发育异常由双侧不正常融合引起。

- 苗勒管异常者卵巢及其功能为正常。

3. **分类**

◆ 子宫纵隔（约 55%，最常见）

○ 副中肾管融合后子宫阴道隔部分或完全吸收不良。

○ 其与生育结局不良有关：流产（SAB，大为 65%）、早产、臀位等。

○ 阴道纵隔可能引起性交痛。应进行宫腔镜切除治疗。

◆ 单角子宫（约 20%）

○ 苗勒管发育或迁移异常。

○ 单角子宫与早期 SAB（41% ～ 62%）、异位妊娠、胎位异常、胎儿生长受限、早产、子宫内膜异位症、不孕、慢性疼痛相关。

○ 残角子宫可能存在。多数为无症状的，因为两者无交通且残角子宫内膜是无功能的。

○ 泌尿系统异常（通常为肾脏）在此类患者中很多见（约 40%），发生率高于其他苗勒管异常者。

◆ 双子宫（约 5%）

- 双侧苗勒管融合不全造成存在 2 套子宫和宫颈；两侧子宫腔无交通。

- 75% 存在阴道纵隔。

- 通常一侧存在梗阻且存在症状。

☆ ☆ ☆ ☆

　○半侧阴道梗阻：治疗应对阴道隔进行切除。

　○此情况也可能与单侧肾缺如有关。

●妊娠者 SAB（32%～52%）、胎位不正、早产发生增加。

●治疗应对梗阻侧进行切除。

◆双角子宫（约 10%）

●两侧苗勒管底部融合不全（图 4-6）。

　○双侧对称融合，两侧子宫腔有交通。

　○一个宫颈存在分隔（取决于两侧子宫角的分隔情况）。

●很少存在妊娠困难，SAB（28%～35%）、早产、臀位发生率增加。

●一些病例应考虑手术重新融合。

◆弓形子宫

●子宫底部内膜存在轻微缺损。

●原因为子宫阴道隔的几乎完全吸收。

●子宫外轮廓正常。

●宫底部分的子宫内膜存在宽且光滑的缺损。

◆MRKH 综合征（Mayer-Rokitansky-Küster-Hauser 综合征）

●子宫和阴道缺如。

●所有新生女婴的发病率为 1 ：（4000～10 000）。

●染色体和第二性征正常。

●＜1% 存在有功能性内膜的残角子宫。

●15% 存在重大泌尿系统异常：单侧肾缺如、单侧或双侧盆腔肾、马蹄肾。

●约 25% 存在小的泌尿系统异常：肾积水、输尿管积水、肾脏旋转不良，重复集合系统。

●5%～10% 与骨骼异常相关，通常为脊柱或鼓室。

●外生殖器正常。

●主要表现通常为原发性闭经。

●超声检查确定是否存在子宫。

●MRI 评价异常的程度；静脉肾盂造影排除输尿管异常。

●注意：不要与完全性雄激素不敏感综合征相混淆（46，XY）。

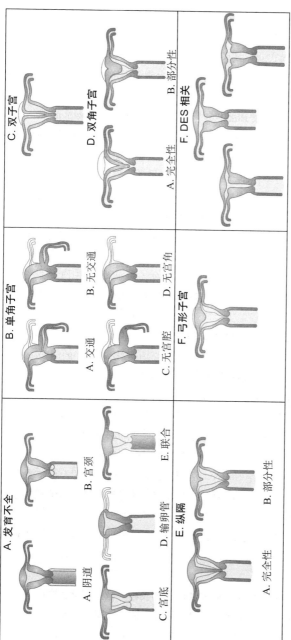

图 4-6 ASRM 分类系统对苗勒管异常的分类

经许可引自 Reynolds R, Loar PV, Ⅲ . Chapter 39.Gynecology. In: Doherty GM, ed. CURRENT Diagnosis & Treatment: Surgery, 13th ed. New York, NY: McGraw-Hill, 2010.

☆☆☆☆☆

八、更年期

1. 定义

● 更年期：最后一次月经来潮，通常在无月经来潮后 12 个月确定（排除其他原因）。停经与年龄增加引起的卵巢功能下降有关，表现为雌激素和其他激素水平的下降。标志着生殖能力的终止。

○ 更年期通常发生的平均年龄为 51 岁，正常为 43～57 岁，也有可能由于卵巢切除或医源性原因（化疗、放疗）引起的卵巢功能下降。

○ POF：40 岁之前无卵巢功能，导致暂时性或永久性闭经。

● 2001 年生殖衰老研讨会（stages of reproductive aging workshop，SRTAW）将正常女性的生育年龄段进行分期（图 4-7）。

○ 生育期和生育后期可分为很多期别，以最后一次月经为标志（final menstrual period，FMP）。

○ 5 期（－5～－1），然后 FMP 分为 2 期（+1 和 +2）。

○ 绝经过渡期：－2～－1 期（代替了"围绝经期"的词汇）。

2. 诊断

● 临床诊断，无须依赖激素测量水平。

○ 如果怀疑更年期，应首先排除其他可能引起闭经的原因。

○ 实验室检测应该包括妊娠试验和泌乳素水平。

○ FDA：无证据证明应进行唾液测验来评价激素水平。

● 血管舒缩功能障碍。

● 约 80% 绝经期女性感觉到超热及夜间出汗过多。

● 最后一次月经期前的平均 2 年左右出现症状。

● 危险因素：手术绝经（高达 90% 的女性存在血管舒缩功能障碍的症状）、绝经早、循环雌激素水平低、吸烟，可能 BMI 低也是危险因素之一。

● 血管舒缩功能障碍的治疗：应因人而异！向患者交代每种治疗方案的利弊。

3. 轻度症状

● 生活方式调整：穿着轻便的纯棉衣物，分层穿衣，应用风扇或空调以缓解热感觉，避免热饮料和食物、减重、运动、戒烟。

● 非处方用药：大豆异黄酮、黑升麻、维生素 E。

分期	−5	−4	−3	−2	−1		+1	+2
术语	生育期			绝经过渡期 围绝经期			绝经	
	早	峰	晚	早	晚 *		早 *	晚
持续时间	多样			多样		ⓐ 1 年	ⓑ 4 年	直到去世
月经周期	多样，规律	正常		月经周期长度多样（可与正常相差 > 7d）	≥ 2 次月经未来 和 ≥ 60d 月经无来潮		无	
内分泌	正常 FSH		↑ FSH		↑ FSH		↑ FSH	

末次月经期 (FMP)

↑: 升高

图 4-7 女性生育期的分期

* 分期通常依照血管舒缩症状

经许可引自 Hoffman BL, et al. Chapter 21. Menopausal transition. In: Hoffman BL, et al. eds.Williams Gynecology. 2nd ed. New York, NY: McGraw-Hill, 2012.

☆ ☆ ☆ ☆

4. 中重度症状

◆激素治疗 (hormone therapy, HT) (表 4-5)

● 推荐术语

○ EPT：联合雌孕激素治疗 (combined estrogen-progestogen therapy)。

○ ET：雌激素治疗 (estrogen therapy)。

○ HT：激素治疗 (EPT 和 ET)。

● 激素治疗对血管舒缩功能障碍最为有效 (75% 有效)。

● 有子宫的女性应该用孕激素来拮抗持续应用 ET 治疗患者的子宫内膜癌的风险。

● 建议：最小有效的剂量用最少的时间，以最小量开始，如有必要则调大剂量。

● 用药方式：无证据表明哪种用药方式效果更优。经皮用药比口服药物发生 DVT 的风险低。

● 如果单纯治疗阴道症状，可选择局部 ET。阴道雌激素用药同样可缓解泌尿生殖系统萎缩的症状。

● 激素治疗过程中每年进行重新评估。

● 停药：很多推荐激素治疗 5 年后应停药。逐渐停药和突然停药的症状复发情况相类似。目前并没有关于如何停药的建议。

● OCP 可在绝经过渡期应用，起到减轻血管舒缩功能障碍的症状和避孕的作用。

● 如果周期性出血的出现 < 21d，持续超过 8d，出血较多或在闭经 6 个月后出现，应该进行子宫内膜的评估以排除肿瘤。

◆HT 的替代方案

● 选择性 5- 羟色胺和去甲肾上腺素再吸收抑制剂 (SSRI/SNRIs) (表 4-6)。

○ 与安慰剂相比在减少潮热的发生频率和严重程度上有效 (50% ～ 60%)。

○ 停止用药时需要减量停药

● 其他

○ 加巴喷丁 (Neurontin)：900 ～ 2400mg/d，抗惊厥药，对于潮热的作用机制不明确。

降低潮热的发生和严重程度 (54%)。

表 4-5　激素治疗选择

药物	名称	用法
口服雌激素		
17 β - 雌二醇 *	Estrace，Gynodiol	每日 0.5 ～ 2.0mg
结合雌激素	Premarin	每日 0.3 ～ 1.25mg
合成结合雌激素	Cenestin，Enjuvia	每日 0.3 ～ 1.25mg
酯化雌激素	Menest	每日 0.3 ～ 2.5mg
哌嗪雌酮硫酯（雌酮结晶形态）	Ogen，其他产品	0.75mg=0.625mg 雌酚酮
经皮雌激素制剂		
17 β - 雌二醇 *	Alora，Climara，Estraderm，Estradot，Minivelle，VivelleDot，Menostar，Vivelle	剂量很多样：每周使用 1 次或 2 次
皮贴	Divigel，EstroGel，Elestrin	
凝胶	Estrasorb	乳液
局部乳膏	Evamist	
喷剂		

☆ ☆ ☆ ☆

续表

药物	名称	用法
阴道雌激素制剂		
乳霜		
17β-雌二醇*	Estrace	外阴阴道萎缩
结合雌激素	Premarin	萎缩性阴道炎，性交痛
环		
17β-雌二醇*	Estring (90d)	中-重度泌尿生殖器症状（绝经后萎缩）
醋酸雌二醇*	Femring (90d)	血管舒缩症状；减轻症状，如果存在子宫则应用孕激素
雌二醇*	Vagifem	片剂
结合雌孕激素		
连续口服—周期性		
结合雌激素(E)+醋酸甲羟孕酮(P)	Premphase	E和P的剂量多样，第1~14日应用E，第15~28日应用E+P
连续口服—联合		

续表

药物	名称	用法
结合雌激素（E）+ 醋酸甲羟孕酮（P）	Prempro	E 和 P 的剂量多样
炔雌醇（E）+ 醋酸诺酮（P）	Femhrt	
17β-雌二醇（E）+ 醋酸诺酮	Activella	
17β-雌二醇（E）+ 屈螺酮	Angeliq	
间断口服用药—联合用药		
17β-雌二醇（E）+ 醋酸诺酮（P）	Prefest	单独用 E 3d，然后用 E + P 3d，重复
经皮连续用药—联合		
17β-雌二醇（E）+ 醋酸诺酮（P）	CombiPatch	剂量多样；每周 2 次
17β-雌二醇（E）+ 左炔诺孕酮（P）	Climara Pro	剂量多样，每周 1 次
口服孕激素		
醋酸甲羟孕酮	Provera	2.5 ～ 10mg
微粒化黄体酮 *	Prometrium	每日 100mg 持续应用，或 200mg 周期性应用
其他孕激素		
左炔诺孕酮 IUD	曼月乐®	20μg/d
黄体酮阴道凝胶	Prochieve 4%，8%	4% 的涂抹器 =45mg

* "生物同一性"：与身体产生的激素结构一致

更新：http://www.menopause.org/docs/default-source/2014/nams-ht-tables.pdf

☆☆☆☆

副作用：嗜睡、疲劳、眩晕、皮疹、心悸、外周水肿。

○可乐定（0.05～0.15mg/d），作用有限，毒性大。

◆中药制剂

●异黄酮（大豆类制品）：存在弱雌激素和抗雌激素作用。

○应用剂量为80～120mg/d

○数据目前存在矛盾（可能优于安慰剂或无效果），需要长期数据证实对子宫内膜和乳腺癌的影响。

●黑升麻40～80mg/d，大多数随机对照研究证实其与安慰剂相比存在微弱作用或无改善。

◆生物激素（根据医师的指导）

●可能为多种剂量、成分并且常规的应用并没有被批准。

●没有有效性或安全性的检测。

●标准化及纯度并不确定。

●美国FDA很多研究表明，生物激素药物的安全性和有效性并不确定，可能存在误导。

表 4-6　HT 的替代方案（SSRI/SNRI）

法拉辛（venlafaxine ER，Effexor EF）	每日 75mg 有效，起始剂量为 37.5mg/d；缓慢增量
帕罗西汀（Paroxetine，Brisdelle）*	睡前每日 7.5mg
氟西汀（Fluoxetine，Prozac）	20mg/d
依他普仓（Escitalopram，Lexapro）	10～20mg/d
西酞普兰（Citalopram，Celexa）	20mg/d
去甲文拉法辛（Desvenlafaxine，Pristiq）	100mg/d

* FDA 首个批准用于血管舒缩功能障碍的非激素类用药

5. 患者治疗的关键点

●NIH 研究开始于 1991 年至今，包括随机对照临床研究和观察性研究。

●包括 161 808 个 50～79 岁的绝经后（PM）女性（平均年龄为 63 岁）。

☆ ☆ ☆ ☆

- 最大的问题为平均年龄（距离绝经时间点较远）。

- 临床研究包括 68 132 个绝经后（PM）女性，随机分配接受 HT 或安慰剂。最初结果为冠状动脉性心脏病（coronary heart disease, CHD）。

○ 2 个研究：① 雌激素 + 醋酸甲羟孕酮 2.5mg/d（Prempro；E + P），用于有子宫的女性；② 雌激素 0.625mg/d（Prematin）用于无子宫女性。

○ 2002 年，5 年后 E + P 组提早结束，因为 HT 增加乳腺癌的风险。1 年中，10 000 个应用 E + P 的绝经后女性中有 38 人诊断出乳腺癌，而安慰剂组为 30：10 000。

○ 2004 年，单独应用雌激素组也停止，因为增加脑卒中风险，但是 CHD 发病风险并无下降。

○ 两组应用激素治疗组发生骨折及结肠癌的数量都减少。

○ 再次分析数据后表明，绝经距离开始应用 HT 的时间较短可降低 CHD 风险（与绝经和开始应用 HT 时间距离较长相比）。

○ 激素治疗效果的总结如图 4-8 所示。

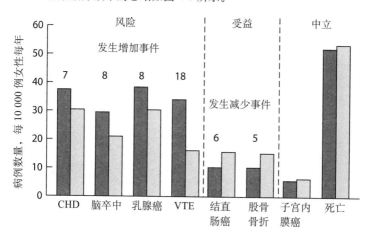

图 4-8　激素作用的效果
深色：E + P 组；浅色：安慰剂

经许可引自 Lindsay R, Cosman F. Chapter 425. Osteoporosis. In: Kasper D, et al. eds. Harrison's Principles of Internal Medicine 19th ed. New York, NY: McGraw-Hill, 2015.

☆☆☆☆

九、骨质疏松

- 骨质疏松患者在发生骨折之前均无症状。
- 骨质疏松可以在骨折发生之前预防、诊断并治疗。
- 初次骨折之后有效的治疗方式减少再次骨折的发生风险。
- 每年有 200 万由骨质疏松引起的骨折。
- > 67 岁发生骨质疏松相关骨折的患者，只有 23% 在骨折后的 6 个月之内进行了骨密度(bone mineral density,BMD)检测和药物治疗。

1. 危险因素　如表 4-7 所示。

表 4-7　骨质疏松的危险因素

骨质疏松的家族史；一级亲属发生低创伤性骨折	滥用酒精
体重 < 57kg（BMI < 20kg/m²）	先前发生骨折的病史
吸烟	与骨质疏松相关的疾病
物理运动不足	绝经早、皮质激素应用、地仑丁应用
活动障碍	其他危险因素

2. 建议

- 每日合理服用钙剂（表 4-8）。

表 4-8　钙和维生素推荐（美国国家骨质疏松基金会）

儿童和成年人	钙剂（每日）	维生素 D（每日）
1～3 岁	700mg	400IU*
4～8 岁	1000mg	400IU*
9～18 岁	1300mg	400IU*
成年女性		
19～50 岁	1000mg	400～800IU**
51 岁以上	1200mg	800～1000IU**
妊娠和哺乳期女性		
≤ 18 岁	1300mg	400～800IU
19 岁及以上	1000mg	400～800IU

* 美国儿科学会推荐

** NIH 推荐 70 岁以下女性 600IU，70 岁以上女性 800IU

引自 http://ods. od.nih. gov/factsheets/Calcium-HealthProfessional/; http://ods. od. nih. gov/factsheets/VitaminD-QuikFacts/#h2.

☆ ☆ ☆ ☆

○如果饮食来源不足则应该给予补充。50 岁以上每日饮食钙摄入应在 600 ～ 700mg，服用钙剂 > 1200 ～ 1500mg 可增加肾结石、心脑血管疾病和脑卒中的风险（文献资料存在争议）。

○服用钙剂在 500 ～ 600mg 或更少时吸收效果最好。

○大多数钙剂同食物一起服用，除非是柠檬酸钙，其无论是否与食物一起服用吸收效果均佳。

●每日合理服用维生素 D（表 4-8）。

○2 种维生素 D 制剂，即维生素 D_2（钙化醇）和维生素 D_3（胆钙化醇），均对骨骼健康有好处。

○依据美国医学研究所（Institute of Medicine，IOM）的意见，对于大多数成人来说，安全的最大剂量为每日 4000IU。

●日常做负重和肌肉加强锻炼。

●评估跌倒风险并且给予合适的调整措施。

●戒烟和避免过量酒精应用（对女性来说每日饮酒 > 2 次）。

●每年评估身高。

3. 应用　双能 X 线吸收仪（dual energy X-ray absorptiometry，DXA）进行骨密度（bone mineral density,BMD）检查。

●与 2 个正常值进行比较，"年轻正常值"和"年龄匹配正常值"。

○T-score：与相同性别的 30 岁成人的理想 BMD 进行比较。

○Z-score：与患者年龄、性别和种族情况的理想 BMD 相比较。

●计算患者评分与正常值之间的差距（应用标准差，SD），高于或低于平均值。

●脊柱和髋部，BMD 下降 1 个 SD 与 2 倍的骨折风险相关。

●检测 BMD 的指征

○女性年龄 ≥ 65 岁，不论是否存在危险因素。

○绝经早或绝经过渡期，且存在骨折危险因素的女性。

○50 岁以后发生骨折的成人。

○存在与骨量降低或骨质流失相关的情况（如类风湿关节炎）或服用相关药物（糖皮质激素，每日剂量 ≥ 5mg 波尼松或等量的其他激素，持续应用 ≥ 3 个月）的成人。

○每 2 年检查 1 次 BMD 即可，除非患者存在可能导致快速骨质流失的疾病（如皮质激素应用）。

☆ ☆ ☆ ☆

4. 椎体成像

● 脊椎骨折与骨质疏松诊断相一致（即使不存在 BMD 的诊断），并且是为减少再发骨折的治疗指征。

● 大多数脊椎骨折最初都是无症状的，通过影像学诊断。

● 单椎体骨折增加 5 倍继发性骨折、2～3 倍髋部或其他骨折风险。

● 包括胸腰椎外侧 X 线或椎体外侧骨折评估（DXA），可与 BMD 同时进行。

● 指征

○ 所有 ≥ 70 岁，T-score ≤ - 1.0 的女性（脊椎、全髋或股骨颈）。

○ 所有 65～69 岁，T-score ≤ - 1.5 的女性（脊椎、全髋或股骨颈）。

○ 存在危险因素的绝经后（PM）女性：成年期（50 岁）发生低创伤性骨折。历史高度减少 ≥ 1.5in（4cm）；间断评估预计高度减少可能 ≥ 0.8in（2cm）；近期或正在进行长期糖皮质激素治疗。

○ 如果不能进行 BMD 检测，根据年龄进行影像学检查。

5. WHO 骨折风险分析（www. nof. org；www. shef. ac. uk/FRAX）

● 进行股骨颈 BMD 评估和风险因素评估，而计算 10 年发生髋骨骨折和重大骨质疏松型骨折的可能。

● 对 PM（绝经后）的女性进行，年轻女性不进行。

● 最近或之前进行骨质疏松药物治疗的患者结果不准确。

6. 骨质疏松的诊断　如表 4-9 所示。

表 4-9　骨质疏松的诊断

WHO 对于骨质疏松的定义（基于腰椎和股骨颈的 BMD）	
骨骼分类	T 评分
正常	≥ - 1
骨质减少	- 1～- 2.5
骨质疏松	≤ - 2.5
严重 / 确定的骨质疏松	≤ - 2.5，合并 ≥ 1 处骨折

注：WHO 分类并不适用于绝经前女性，其使用 Z 评分可能更为合适

☆ ☆ ☆ ☆

7. 骨质疏松的治疗

◆谁应该被治疗?

● ≥ 50 岁的绝经后女性存在以下情况应该考虑治疗

○髋骨或椎骨骨折（临床可诊断或依据椎体成像诊断）。

○ T-score ≤ − 2.5（股骨颈、髋或腰椎）。

○ 骨量低（股骨颈或腰椎的 T-score 为 − 1.0 ～ − 2.5），根据 WHO 分析按评估计算 10 年发生髋部骨折的风险 ≥ 3%，或 10 年内发生重大骨质疏松相关骨折的可能 ≥ 20%。

◆FDA 批准的预防和治疗骨质疏松的药物。

A. 双膦酸盐

● 配方

○阿仑膦酸钠（Fosamax，Binosto）；阿仑膦酸钠 / 胆钙化醇或维生素 D_3（Fosamax Plus D）

（1）批准应用于预防和治疗；每日或每周用药。

（2）如果之前发生椎体骨折或髋部骨质疏松，3 年减少髋和脊椎骨折风险的 50%。

（3）如果之前未发生过椎体骨折则 3 年减少 48% 椎体骨折。

○利塞膦酸盐（Actonel，Atelvia）；利塞膦酸盐 + 钙剂。

（1）批准应用于预防和治疗，可每日或每周用药。

（2）3 年减少椎体骨折 41% ～ 49%，非椎体骨折 36%；对于存在既往椎体骨折的患者 1 年内显著减少其风险。

○伊班膦酸盐（Boniva）

（1）批准用于治疗。

（2）3 年减少椎体骨折风险 50%，但是对于非椎体骨折效果并无资料记载。

○唑来膦酸盐（Reclast）

（1）批准用于预防和治疗。

（2）每年静脉注射 1 次（治疗）；每 2 年 1 次（预防）。

（3）对于椎体骨折和 BMD 证明存在髋骨骨质疏松的患者来说，3 年减少 70% 椎体骨折、41% 髋骨骨折和 25% 非椎体骨折。

● 副作用

○吞咽困难、食管炎、胃溃疡、视觉障碍（少见）、颌骨坏死（罕

★ ☆ ☆ ☆

见）、可能损害肾功能。长期应用与低创伤性非典型股骨骨折相关。

B. 雌激素激动剂 / 拮抗剂

● 剂型

○ 雷洛昔芬（雌激素拮抗，Evista）

（1）批准用于预防和治疗。

（2）如果存在椎体骨折史 3 年减少椎体骨折风险约 30%，如不存在椎体骨折史 3 年减少椎体骨折风险约 55%。

（3）对于非椎体骨折的作用目前并无记载。

（4）同样减少 PM 的骨质疏松患者发生浸润性乳腺癌风险。

● 副作用：增加 DVT、潮热、腿痉挛风险。

C. 激素治疗

● 剂型

○ 雌激素或联合雌孕激素治疗

（1）批准用于预防骨质疏松。

（2）WHO：5 年的 HT 治疗减少 34% 临床椎体骨折和髋骨骨折风险、减少 23% 其他骨质疏松相关骨折风险。

○ 注意：FDA 建议首先选择非雌激素类药物治疗。

D. 降钙素鲑精组蛋白

● 剂型

○ Miacalcin、Fortical

（1）批准用于 PM 至少 5 年女性，且其他治疗方案不合适情况下骨质疏松的治疗。

（2）鼻喷制剂或皮下注射。

（3）先前发生椎体骨折患者减少其椎体骨折风险 30%。

（4）并未证明对非椎体骨折有效。

● 副作用：鼻炎、鼻出血或对鼻喷剂存在过敏反应（特别对鲑鱼过敏者）。本类药物可能增加恶性病变风险。

E. 组织选择性雌激素复合物：结合雌激素 / 巴多昔芬。

● 结合雌激素与雌激素激动剂 / 拮抗剂联合应用

● 剂型

○ Duavee

（1）批准用于预防（中重度血管收缩舒张功能障碍症状）。

（2）巴多昔芬减少子宫内膜增生风险（无须应用孕激素）。

（3）增加腰椎 BMD 和总髋 BMD。

● 注意：只应用于还存在子宫的女性，短期应用并且仅在慎重考虑非雌激素替代治疗情况下应用。

F. 甲状旁腺激素

● 剂型

○ 特立帕肽（Fortéo）。

○ 批准用于治疗。

○ 合成代谢制剂。

○ 应用 18 个月后减少椎体骨折约 65%，非椎体骨折约 53%。

○ 治疗不应超过 18 ～ 24 个月。

● 副作用：腿痉挛、恶心、眩晕。本类药物增加大鼠的骨肉瘤风险。

G. 核因子 - κB 配体受体激活因子（receptor activator of nuclear factor kappa-B ligand，RANKL）抑制剂。

● 剂型

○ 狄迪诺塞麦（Denosumab、Prolia）

（1）批准用于有骨折高风险 PM 女性的治疗。

（2）应用 3 年后减少椎体骨折 68%，髋骨骨折约 40%，非椎体骨折约 20%。

（3）每 6 个月皮下注射 1 次。

● 副作用：本类药物可能导致低钙血症、蜂窝织炎、皮疹，很少与颌骨坏死和非典型性股骨骨折相关。

8. 治疗时间

● 无明确确定的治疗时间要求。双膦酸盐在治疗停止后也存在残余效果，而非双膦酸盐制剂在停药后很快失去作用。

● > 5 年的有效性并不明确，但是发生严重副作用的风险升高。

● 治疗应该个体化。

第五部分 ☆☆☆☆
泌尿妇产科学
☆☆☆☆

一、正常泌尿功能

1. 解剖

●逼尿肌："膀胱肌肉"——平滑肌；神经支配是副交感神经（蕈毒碱乙酰胆碱，M_2 和 M_3；收缩）和交感神经（β_3 肾上腺素能受体；抑制逼尿肌或松弛逼尿肌）（图 5-1）。

●尿道括约肌

○尿道内括约肌（internal urethral sphincter, IUS）：平滑肌；交感神经支配（α_1）；蕈毒碱乙酰胆碱，α 和 β 肾上腺素能受体。

○尿道外括约肌（external urethral sphincter, EUS）：横纹肌，通过阴部神经 - 躯体运动神经支配 $S_2 \sim S_4$；乙酰胆碱受体。

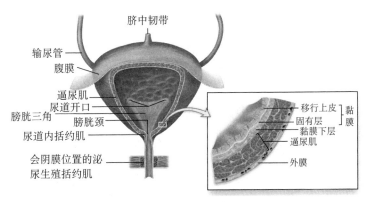

图 5-1 膀胱解剖的前后位观

经许可引自 Hoffman BL, Schorge JO,Schaffer JI, Halvorson LM,Bradshow KD, Cunningham F, Calver LE. Chapter 23. Urinary incontinence. In:Hoffman BL, Schorge JO, Schaffer JI, Halvorson LM, Bradshaw KD, Cunningham F, Calver LE, eds. Williams Gynecology, 2nd ed. New York, NY: McGraw-Hill, 2012.

○黏膜下血管垫。

○周围组织支持（吊床理论）：阴道前壁和其与盆腔筋膜的腱弓的连接部分形成了尿道和膀胱颈下方的吊床，支持尿道和膀胱颈避免其下移，腹压增加时尿道被压迫闭合。

2. 生理

◆膀胱充盈 = 交感神经支配 = "STORAGE"（储存尿液）

● L_1 ～ L_3 →腰交感神经节→形成腹下神经至盆腔。

● 去甲肾上腺素分泌→减少膀胱平滑肌的张力。

○ 逼尿肌松弛：膀胱 β_3 肾上腺素能受体受到刺激（膀胱充盈）。

○ IUS 收缩：IUS 的 α 肾上腺素能受体受到刺激（括约肌紧张）。

● 经过训练的自主 EUS 收缩（阴部神经源自 S_2 ～ S_4 控制 EUS 和会阴肌肉 - 乙酰胆碱）。

◆排尿（膀胱排空）= 副交感神经支配 = "PEEING"（小便）

● 膀胱充盈由膀胱的机械受体感知。

● S_2 ～ S_4 →骶脊髓→形成盆腔神经。

● 乙酰胆碱刺激膀胱通过释放一氧化碳使尿道松弛。

○ 逼尿肌紧张：M_3 受体激动（膀胱收缩）。

○ IUS 松弛：M_3 受体激动（括约肌松弛）。

○ 经过训练的自主 EUS 松弛（阴部神经源自 S_2 ～ S_4—乙酰胆碱）。

二、尿失禁

1. 定义　不自主排尿，在美国成年女性的发病率为 50%。

2. 种类

● 压力性尿失禁（stress urinary incontinence，SUI）：最常见类型（50% ～ 70% UI）。

○ 体力劳动、用力、打喷嚏或咳嗽时的不自主漏尿。

○ 高危因素包括年龄、产次、阴道分娩。

○ 压力试验检测膀胱容量和残余尿量（post void residual, PVR）正常（PVR 通常 < 150ml 或 < 1/3 排尿量被视为正常）。

○ 尿道高活动性（Q-tip 试验中角度变化 ≥ 30°）在 SUI 女性中很常见。

○ 尿动力 SUI：在充盈性膀胱测压过程中，随着腹压增加，在逼

☆ ☆ ☆ ☆

尿肌不收缩时出现不自主漏尿。

- 急迫性尿失禁
  ○ 有尿意同时出现漏尿或马上出现漏尿。
  ○ 通常由突然、不自主的逼尿肌收缩引起。
  ○ 经常为特发性；但是也可由感染、应激、结石、神经病变、排尿梗阻、排尿量增加引起。
  ○ 尿动力学：如果尿动力学可看出逼尿肌收缩，即为逼尿肌过度活动（detrusor overactivity，DO），逼尿肌不稳定，膀胱容量减少，PVR 正常。
- 混合型尿失禁（表 5-1）
  ○ 同时存在压力性和急迫性尿失禁。
  ○ PVR 在正常范围。
  ○ 压力试验存在漏尿，尿动力学可见逼尿肌收缩。
- 功能性尿失禁：与先天因素、生理或机体障碍相关，干扰到正常的排便，可能为暂时性的。
- 结构性尿失禁。

表 5-1 引起尿失禁的原因

功能	结构
D，delirium or acute confusion，谵妄或急性精神错乱	上运动神经元病变溢流
I，infection，感染（有症状的 UTI）	出口梗阻
A，atrophic vaginitis or urethritis，萎缩性阴道炎或尿道炎	膀胱结石或肿瘤 尿瘘
P，pharmaceuticals，药物	尿道憩室
P，psychological，心理（抑郁、行为障碍）	异位输尿管
E，excess urine output，尿排除过多（摄入多、利尿剂、CHF）	
R，restricted mobility，活动受限	
S，stool impaction，大便嵌塞	

3. 下尿路症状的定义（lower urinary tract symptom，LUTS）

- 尿急：主诉突然产生尿意，存在或不存在急迫性尿失禁。

- 尿频：主诉排尿过频（觉醒时间内＞7次）。

- 夜尿：主诉睡眠时每晚起夜排尿1次或更多次。

- 遗尿：主诉睡眠时发生尿失禁。

- "充盈性尿失禁"目前不推荐应用（international continence society，ICS）。

4. 尿失禁的检查

◆ 基础评估

- 病史

○ 漏尿的频率/尿量，诱发因素，漏尿对日常生活的影响，尿垫的应用，与其他事件的关系[生育、损伤、新药应用、手术、放疗、内科疾病（如支气管炎和哮喘等）]，诱发因素（药物、含咖啡因饮料、酒精、物理活动、咳嗽、大笑、听见水声或把手放入水中），盆腔膨胀/压力增大，尿频或尿急，夜尿，血尿，复发性UTI，排尿困难，失禁，排大便困难，用力过多，排尿被中断，排空不全，需加腹压排空膀胱，肠道和性功能（排空、肠道控制、性功能同样受到骶神经支配；大便失禁在尿失禁患者中更常见），排尿日记通常很有帮助（24h至3d）。

- 物理检查

○ 盆腔检查：包块、盆腔器官脱垂（pelvic organ prolapse, POP），阴道萎缩。

○ 咳嗽压力试验：告知患者观察咳嗽时是否存在漏尿。

○ 触诊盆腔肌肉（肛提肌）的对称性和是否肿大及自主收缩肌肉的能力。

○ 棉签试验：检测是否存在尿道活动度过大；将Q-tip放置于膀胱颈水平，测量用力时变化的角度；＞30°提示尿道活动度过大。

○ 盆腔POP-Q（pelvic organ prolapse quantification system）评分（图5-4）。

○ 神经检测-骶神经反射（肛门反射和球海绵体肌反射）（阴部神经 $S_2 \sim S_4$）；肛门反射：刺激肛门周围的皮肤；引起肛门外括约肌收缩。球海绵体肌反射：触碰或挤压阴蒂；引起球海绵体肌和（或）肛门外括约肌收缩。

○ 残余尿：被动或主动；正常值为150ml且＜1/3排尿量。

○ 化验室检查：尿液分析、尿培养、肾功能、血糖、血钙。

☆ ☆ ☆ ☆

◆进一步评估

● 尿动力测验：测量尿道和膀胱功能（充盈及排空）的很多物理学指标。

● 膀胱尿道镜检查。

三、压力性尿失禁

1. 定义　用力、排便、喷嚏或咳嗽时不自主的漏尿。

2. 病理生理学

● 膀胱内压力超过尿道内压力时出现漏尿。

● 影响尿道内压力的因素：膀胱颈位置，尿道括约肌和神经的完整性，尿道平滑肌和血管丛、周围支持组织。

3. 机制

● 尿道高活动性：尿道支持薄弱；用力时阴道前壁活动增大。

● 内括约肌障碍：神经疾病、放疗、瘢痕引起尿道内压力降低。

4. 治疗

◆生活方式干预：减重，减少咖啡因摄入。

◆盆底功能锻炼：Kegel 运动。

◆药物：目的是增加尿道括约肌张力。

○丙米嗪 $10 \sim 20mg$，每日 $1 \sim 4$ 次口服。

◆器械：子宫托及尿道插入物。

◆手术

● 稳定尿道，防止增加腹压使尿道下降。

● 手术为尿道压迫提供的稳定支持。

○SUI 的手术方式

耻骨后悬吊术：

膀胱尿道悬吊术（Marshall-Marchetti-Krantz，MMK），缝线置入尿道每侧，通过耻骨宫颈筋膜固定于耻骨联合后方骨膜，对筋膜进行支持；存在骨膜炎和耻骨骨炎的风险。

Burch 尿道悬吊术（图 5-2），将尿道中段和近端附近的纤维肌组织与耻骨上肢后侧表面的 Cooper 韧带相连接（而不是与耻骨联合的骨膜连接）。

相似的治愈率：1 年 $80\% \sim 90\%$，5 年 $70\% \sim 90\%$，10 年 $> 70\%$。

☆ ☆ ☆ ☆

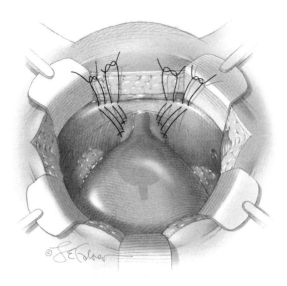

图 5-2 Burch 尿道悬吊术

图 5-2 和 图 5-3 经 许 可 引 自 Hoffman BL, Schorge JO, Schaffer JI, Halvorson LM, Bradshaw KD. Cunningham F, Calver LE. Chapter 43.Surgeries for pelvic floor disorders. In: Hoffman BL, Schorge JO, Schaffer JI, Halvorson LM, Bradshaw KD, Cunningham F, Calver LE, eds. Williams Gynecology, 2nd. New York, NY: McGraw-Hill, 2012.

尿道中段悬吊术：可作为治疗 SUI 的选择；指征，由尿道高活动性引起的 SUI（± 内括约肌功能障碍）；无张力阴道吊带术（tension-free vaginal tape, TVT），耻骨后（Retzius 间隙）（图 5-3），类似吊床，为膀胱颈和尿道提供支持，尿道中段做 2 个小切口，耻骨弓上部做 2 个小切口，85% ～ 94%的治愈率，既往有尿失禁手术的患者膀胱穿孔发生率为 4.4% ～ 19%；血管损伤发生 < 1%。

经闭孔吊带术（transobturator tape, TOT）：膀胱损伤风险小（< 0.1%），避开耻骨后 Retzius 间隙；in-to-out 或 out-to-in 路径。

尿道周围注射，填充剂（FDA 批准了很多可以选择的制剂），适用于内括约肌损伤但不伴有尿道高活动性的患者，50% ～ 60% 患者有显著改善，20% ～ 30% 治愈率，并发症，尿潴留、刺激性排尿、5% UTI，时间限制，50% ～ 90% 在 6 个月内有效，长期成功率低，需要经常重复。

☆ ☆ ☆ ☆

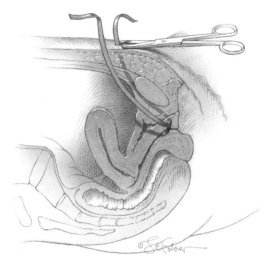

图 5-3　无张力阴道吊带术

四、排尿试验

1. 通常来说，需要主治医师对排尿试验的结果进行 2 次确认。

2. 排尿试验：上午拔出 Foley 导尿管（或者钳夹耻骨上导管）。患者应该在 4h 内排尿。如果 4h 没有排尿或患者感觉到疼痛（避免膀胱过度扩张和长时间尿潴留）则应插入导尿管。

● 目标：排尿量 > 200ml；PVR（残余尿）< 1/3 尿量或 PVR < 100ml 且尿量大于 200ml。

●如果患者 2 次排尿试验均通过，可移出导尿管。

● 如果患者未通过，留置导尿管出院、进行导尿管护理教育或进行间断自行导尿术教学。

3. 膀胱充盈试验：用 300 ～ 600ml 的液体充盈膀胱，或者充盈至患者有尿意的程度，拔出导尿管，告知患者排尿，测量尿量。如果排尿量≥ 2/3 置入液体量也试验通过。试验需要重复进行。

●如果患者 2 次均通过，可拔除导尿管出院。

● 如果 2 次均未通过，可带导尿管回家或间断自行导尿术。

● 如果患者 1 次通过 1 次失败，告知负责的主治医师进行最后决定。未通过的患者需要在一周之内重复进行排尿试验。

五、膀胱过度活动

1. 定义

● 白天或夜间尿急，伴有或不伴有急迫性尿失禁，且不存在病理情况。

● 由逼尿肌的不合适收缩引起。如果尿动力学检测确认，则称为逼尿肌过度活动（DO）。

● 也被认为是特发性 DO，逼尿肌不稳定或膀胱不稳定。

2. 治疗

◆ 行为治疗

● 按时排尿，逐渐增加排尿时间间隔。

● 生物反馈治疗 ±Kegel 运动。

● 功能性电刺激和阴道球 / 锥。

◆ 药物治疗

● 抗胆碱能制剂

○ ACH：逼尿肌收缩的原发神经递质。

○ 奥昔布宁（Ditropan）2.5 ～ 5mg 口服，每日 3 ～ 4 次；Ditropan XL 5 ～ 15d，每日 1 次；皮贴。

○ 酒石酸托特罗定（Detrol）1 ～ 2mg 口服，每日 2 次；Detrol LA 2 ～ 4mg，每日口服。

○ 其他抗胆碱制剂：达非那新、索利那新、曲司氯铵。

○ 副作用：口干、眼干、视物模糊、胃轻瘫、便秘、胃食管反流、嗜睡。

○ 禁忌证：狭角性青光眼。

● 三环类抗抑郁药

○ 抗胆碱、α 肾上腺能。

○ 增加尿道和膀胱颈张力。

○ 丙米嗪（Tofranil）75mg 口服，每日 1 次。

○ 多塞平（Sinequan）50mg 睡前口服 + 25mg 每日晨口服，减少夜尿及遗尿。

○ 副作用：虚弱、疲劳、细震颤、直立性低血压、心律失常。

● 抗利尿激素

☆ ☆ ☆ ☆

- 用于儿童夜间遗尿及成人夜尿；延迟利尿。
- 去氨加压素（DDAVP）。
- 副作用：年长人更常见，水潴留、低钠血症。
- 米拉贝隆（Myrbetriq）：止痉挛、β_3 受体激动药、逼尿肌松弛且增加膀胱容量。每日口服 25 ～ 50mg。开始用药后每 1 ～ 2 周检查血压，因为其有增加血压作用。

◆ 手术治疗

- 复杂病例应用
- 骶神经根神经电调节术（InterStim）。
- 60% ～ 90% 症状缓解，10% ～ 30% 治愈率。
- 用可置入电池刺激骶脊髓（$S_{3～4}$）。
- 膀胱扩大成形术。
- 回肠尿流改道术。
- 逼尿肌内肉毒素 A（Botox）：15 ～ 30mg 上皮下注射，40% ～ 80% 成功率，每 6 ～ 12 个月注射 1 次；风险包括长期尿潴留、膀胱炎等。

六、盆腔器官脱垂

- 盆腔器官由子宫骶韧带 / 主韧带、肛提肌、盆腔内筋膜提供支持。
- 盆腔器官脱垂（pelvic organ prolapse, POP）包括阴道前后壁膨出、阴道顶部脱垂、内脏膨出。
- 到 80 岁为止终生接受 POP/UI 手术的风险为 11%，高达 1/3 的人可能接受重复手术。

1. POP 的危险因素

- 年龄增加。
- 肥胖。
- 多产（尤其阴道分娩）。
- 子宫切除，特别是因为脱垂。
- 其他 POP/UI 的手术。

2. 症状

- 盆腔压力增加、负重。
- 由于尿道前壁支持减弱引起的尿道高活动性而引起 SUI。

- 由尿道梗阻引起的排尿障碍：排尿犹豫、尿频、排空不全。
- 排便症状：过度用力，直肠排空不全，需要增加腹压或阴道压力来完成排便。
- 性功能改变或不能性交。

3. 物理检查

- 阴道旁缺陷进行加压试验：放置于阴道前壁外侧沟，上抬，判断缺陷是否解决，如果好转则存在阴道旁缺陷。
- POP-Q 系统（图 5-4）：以处女膜为界限测量脱垂的阴道前壁、宫颈或阴道顶部、阴道后壁的距离（cm）。
  ○ 对脱垂进行临床分期（表 5-2）。

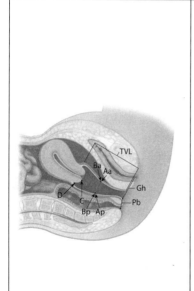

	1. Aa：阴道前壁中线距离处女膜缘 3cm 处 = 膀胱尿道皱褶尿道膀胱连接部
	2. Ba：阴道前穹窿的反折或阴道残端（子宫切除者）距离 Aa 点最远处
	3. Ap：阴道后壁中线距离处女膜 3cm 处
	4. Bp：阴道后穹窿的反折或阴道残端（子宫切除者）距离 Ap 点最远处
	5. C：子宫完整者，代表宫颈外口最远处；子宫切除者相当于阴道残端
	6. D：阴道后穹窿或子宫直肠窝的位置，解剖学上相当于宫骶韧带附着于宫颈水平处；对于子宫切除术后无宫颈者，D 点无法测量，D 点用于鉴别宫颈延长
	7. Gh：尿道外口到阴唇后联合中点的距离
	8. Pb：阴唇后联合到肛门开口中点的距离
	9. TVL：当 C/D 在正常位置时阴道顶部至处女膜缘的总长度

图 5-4 POP-Q 分期

经许可引自 Hoffman BL, Schorge JO, Schaffer JI, Halvorson LM, Bradshaw KD. Cunningham F, Calver LE. Chapter 24. Pelvic organ prolapse. In: Hoffman BL, Schorge JO, Schaffer JI, Halvorson LM, Bradshaw KD, Cunningham F, Calver LE, eds. Williams Gynecology, 2nd. New York, NY: McGraw-Hill, 2012.

☆ ☆ ☆ ☆

表 5-2　盆腔器官脱垂的临床分期

0 期	支持状态佳 C、D 点位置在 -TVL 至 TVL-2cm 处
1 期	脱垂最远端小于 − 1cm
2 期	脱垂最远端 − 1 〜 +1cm
3 期	脱垂最远端 +1 至 TVL − 2cm
4 期	完全脱垂，脱垂远端大于 TVL − 2cm

● 盆腔肌肉功能：检查者手放置于阴道、直肠，使患者如排尿中断一样收缩肌肉，而后像终止排便一样收缩肌肉。

○阴道内的手指指示盆壁的 4 点钟和 8 点钟位置的肛提肌，患者能够对这些肌肉进行定位吗？如果可以则进行 Kegel 运动。

○肛门括约肌：肛门环能够环状收缩吗？存在前括约肌缺陷吗？放松时压力减低？自主收缩减弱或消失？

4. 膀胱测验

● 筛查 UTI。

● PVR 尿量（< 50 〜 100ml 且尿量 > 150ml 为正常）。

● 存在或不存在膀胱感觉（通过有排尿前膀胱充盈感、排尿日记或膀胱灌注均可证实）。

○发现隐匿的 SUI；如果发现，考虑行脱垂手术同时进行尿失禁手术。

● 尿动力学检查

○是否适用于 POP 目前仍存在争议。

5. POP 的治疗

◆ 观察（通常常用于无症状患者）

● 告知相关信息，且如果存在症状时确定是否可以进行治疗。

● 告知在早期脱垂时很少发生迅速的病情变化。

● 考虑存在持续性 / 复发性 UTI 的风险及如果发生部分性尿潴留可能出现尿源性脓毒血症的可能；暴露的阴道上皮有坏死的风险，如发生次上述情况则不能进行观察治疗。

◆ 物理治疗——Kegel 运动。

◆ 子宫托应用

● 子宫托减少症状，延迟或避免手术，可能避免脱垂加重。

☆ ☆ ☆ ☆

- 应用子宫托时局部加用雌激素。
- 子宫托的种类如图 5-5 所示。
- 放置不成功与以下因素相关
○ 阴道短（＜ 7cm）。
○ 阴道口过宽（4 指）。
○ 肛提肌力量不足。
- 并发症：直肠阴道瘘 / 膀胱阴道瘘，持续阴道溃疡坏死。
- 禁忌证：不能进行清洁、大生殖器裂孔、肛提肌薄弱、阴道坏死；但是每人都可尝试应用。
- 护理：每晚或每周取出，早晨放置，或每 3 个月由医师取出。

◆ 手术

- 手术操作可分为 3 组

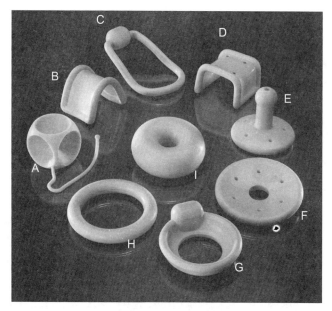

图 5-5　子宫托的种类

经许可引自 Hoffman BL, Schorge JO, Schaffer JI, Halvorson LM, Bradshaw KD, Cunningham F, Calver LE. Chapter 24. Pelvic organ prolapse. In: Hoffman BL, Schorge JO, Schaffer JI, Halvorson LM, Bradshaw KD, Cunningham F, Calver LE, eds. Williams Gynecology, 2nd ed. New York, NY: McGraw-Hill, 2012.

☆☆☆☆

○ 恢复性：利用患者内源性支持结构。

○ 补偿性：尝试置入外源性组织对薄弱位置提供支持，包括合成物及同种的、异种的或自体材料。FDA 在 2011 年 7 月强调了应用网片治疗脱垂的副作用事件，包括网片侵蚀（12 个月内发生 10%）、疼痛、感染、泌尿系症状、出血和器官穿孔。

○ 闭塞性的：阴道封闭。

● 阴道前壁修补

○ 阴道前壁修补：将阴道上皮和其下的纤维肌肉结缔组织分离，通过间断可吸收线缝合进行阴道肌层及耻骨颈筋膜折叠术，切除多余的上皮组织，缝合。

5 年成功率为 30% ～ 40%。

○ 缺损部位修复：分离耻骨宫颈筋膜缺损的部位并关闭，以恢复正常解剖位置。

○ 阴道旁修补：将阴道前外侧沟再次附着于闭孔内肌和盆腔腱膜弓（白线）平面的筋膜上，通常进行双侧手术，经阴道或耻骨后（开腹或腹腔镜路径）。

76% ～ 96% 成功率。

● 阴道后壁修补

○ 后壁修补：将阴道上皮与其下的纤维肌肉结缔组织分离（包括阴道直肠隔、阴道肌层与阴道直肠外膜之间），间断沿中线折叠，切除多余的上皮组织，缝合。常见的并发症为性交困难。

○ 肛提肌手术：因为有性交困难的风险，目前存在争议。

○ 会阴修复术：折叠会阴，球海绵体肌肉；存在性交困难风险。

○ 局部缺损修补：分离子宫直肠的缺损部分并缝合，恢复正常解剖结构。

○ 并发症：网片侵蚀、瘘、血管损伤、慢性盆腔痛、性交困难。

● 肠膨出修补

○ Moschowitz 手术（经腹）：于子宫直肠窝进行向心性荷包缝合（阴道后壁的浆膜层、骨盆右侧壁、乙状结肠浆膜、盆腔左侧壁）。

○ McCall 后穹成形术（经阴道）：经阴道全子宫切除的同时进行肠道复位。

○ Halban（经腹）：在矢状面缝合子宫骶韧带，将子宫直肠窝封闭。

● 阴道顶端修补

○ "阴道顶端脱垂"为子宫脱垂＋阴道穹脱垂。

○ 通常进行全子宫切除和阴道穹悬吊。

○ 骶棘韧带悬吊术

● 将阴道顶端（通常为右侧）缝至骶棘韧带（尾骨肌肌腱部分）。

● 在坐骨棘内侧做 2 指宽缝合。

● 此术式继发阴道前壁脱垂概率很高，可能由于严重的阴道轴向后倾斜（37%）。

● 成功率为 63%～97%。

● 并发症：出血、神经损伤、臀部疼痛、SUI、性交困难。

○ 髂尾肌：将阴道顶部缝合于坐骨棘下方的髂尾肌筋膜。

○ 子宫骶韧带悬吊：在坐骨棘水平将阴道顶端缝合至子宫骶韧带。80%～100% 的成功率。

并发症，输尿管扭结（去除相关缝线）尿道损伤风险高达 11%。

● 经腹阴道顶端修补（经腹骶骨悬吊术）

○ 建立顶端支持结构，将顶端的前侧和阴道后壁悬吊至骶骨岬前侧。

○ 治愈率：78%～100%。

○ 并发症：骶中动脉／静脉丛出血，3%～4% 网片侵蚀。

● 封闭性手术

○ 全阴道封闭：手术切除阴道，子宫切除之后，去除阴道上皮且荷包缝合关闭穹窿。

○ 部分阴道封闭：关闭阴道腔，子宫仍然存在，侧方为宫颈分泌物流出引流通道。

进行宫颈刮片、内膜活检和经阴道超声，在操作前应该排除需要进行子宫切除的病变。

86%～100% 治愈率。

对于无阴道性生活要求的人满意度很高。

并发症为隐匿 SUI。

七、解剖

1. 会阴前三角和后三角如图 5-6 所示。

☆☆☆☆

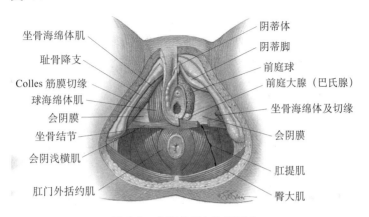

坐骨海绵体肌
耻骨降支
Colles 筋膜切缘
球海绵体肌
会阴膜
坐骨结节
会阴浅横肌
肛门外括约肌

阴蒂体
阴蒂脚
前庭球
前庭大腺（巴氏腺）
坐骨海绵体及切缘
会阴膜
肛提肌
臀大肌

图 5-6　会阴前三角和后三角

会阴前后三角。左侧：取出 Colles 筋膜后，右侧：取出会阴表面肌肉后

图 5-6～图 5-9 经许可引自 Hoffman BL, Schorge JO, Schaffer JI, Halvorson LM, Bradshaw KD, Cunningham F, Calver LE. Chapter 38. Anatomy. In: Hoffman BL, Schorge JO, Schaffer JI, Halvorson LM, Bradshaw KD, Cunningham F, Calver LE, eds. Williams Gynecology, 2nd ed. New York, NY: McGraw-Hill, 2012.

2. 盆腔的结缔组织和手术间隙如图 5-7 所示。

3. 骶前、直肠后间隙的解剖

● 骶中动脉。

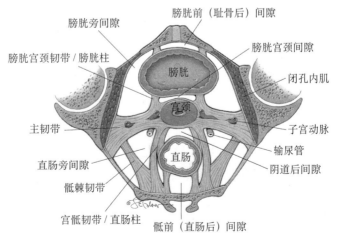

膀胱旁间隙
膀胱宫颈韧带 / 膀胱柱
主韧带
直肠旁间隙
骶棘韧带
宫骶韧带 / 直肠柱

膀胱前（耻骨后）间隙
膀胱宫颈间隙
闭孔内肌
子宫动脉
输尿管
阴道后间隙
骶前（直肠后）间隙

膀胱
宫颈
直肠

图 5-7　盆腔结缔组织和手术间隙

☆ ☆ ☆ ☆

- 腹下丛
- 静脉丛
- 前纵韧带

◆ 肛提肌

- 耻骨直肠肌
- 耻骨尾骨肌
- 髂骨尾骨肌

4.盆底和盆壁肌肉的上面观如图 5-8 所示。

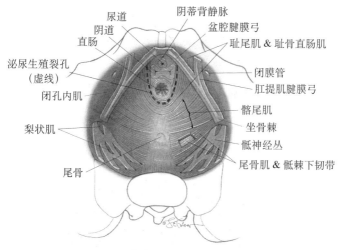

尿道　阴蒂背静脉
阴道　盆腔腱膜弓
直肠
泌尿生殖裂孔　耻尾肌 & 耻骨直肠肌
（虚线）　闭膜管
闭孔内肌　肛提肌腱膜弓
髂尾肌
梨状肌　坐骨棘
骶神经丛
尾骨　尾骨肌 & 骶棘下韧带

图 5-8　盆底和盆壁肌肉的上面观

5.盆腔脏器及结缔组织支持如图 5-9 所示。

6.直肠阴道隔 / 筋膜的连接

- 上：宫骶 / 主韧带
- 前：肛提肌 / 腱膜弓
- 下：会阴体
- 后 / 侧：腱膜弓、阴道直肠筋膜

7.耻骨宫颈筋膜的连接

- 侧：腱膜弓
- 后：耻骨联合

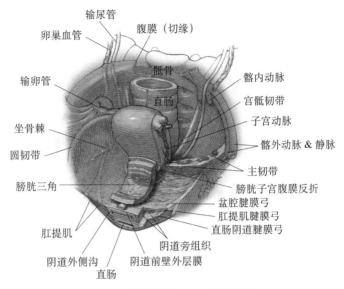

图 5-9　盆腔脏器和支持结缔组织

- 上：宫颈、主韧带

8. Delancey 支持水平如图 5-10 所示。

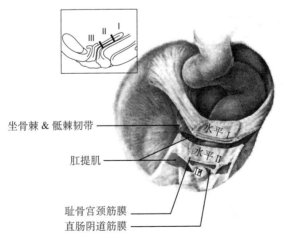

图 5-10　Delancey 支持水平

引自 DeLancey, JO. Anatomic aspects of vaginal eversion after hysterectomy. Am J Obstet Gynecol. 1992, 166(6): 1717-1728.

☆　☆　☆　☆

- 上垂直轴上层支持结构：主韧带和宫骶韧带。
- 水平轴 [旁侧支持结构（肛提肌群及直肠 / 膀胱阴道筋道）]：坐骨棘至耻骨联合后侧。
  ○ 阴道旁膀胱支持组织。
  ○ 上 2/3 阴道。
  ○ 直肠。
- 下垂直轴 [远端支持结构（会阴体及括约肌）]：提肌间隙、泌尿生殖道、肛门三角垂直平面。
  ○ 阴道下 1/3，尿道，肛门。